信頼の主治医

名医シリーズ

明日の医療を支える
信頼のドクター

2024 年版

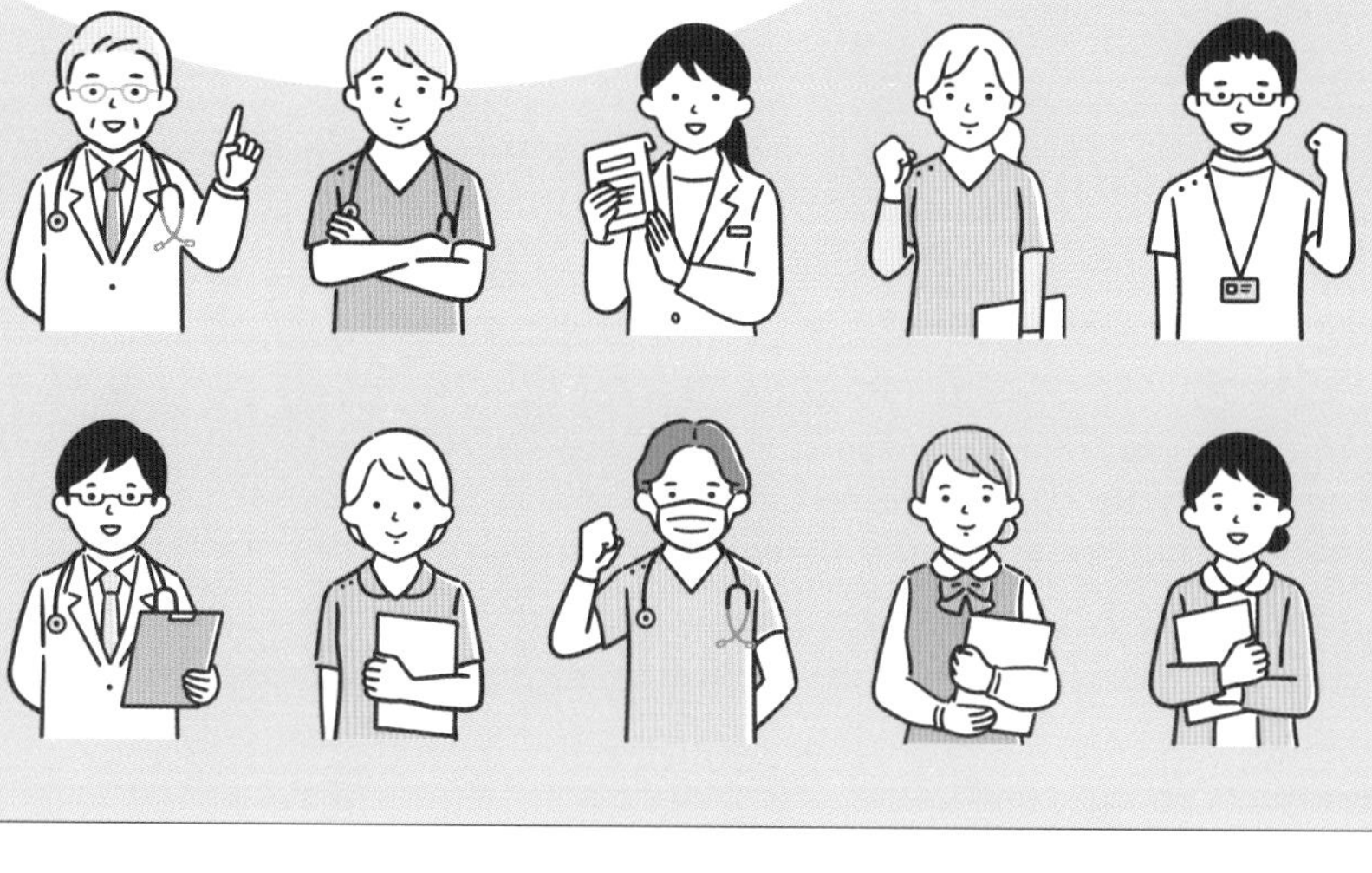

浪速社

はじめに

能登半島地震で幕を開けた2024年。死者約240名、避難者数は約1万4,000名にも及び、被災者数は震災から1カ月が経過した今でも、日を追うごとに増加しています（2024年2月現在）。

特に被害が大きかった地域では水や電気、ガスといったインフラが断絶し、非常に厳しい避難生活を強いられることとなりました。また雪や厳しい冷え込みといった悪天候で、行方不明者の捜索も思うように進まないといった状況が続いています。

そんな中、医療現場も非常に困難な局面に陥っていると言わざるを得ません。被災により負傷した患者や、被災した病院から転院してきた患者、避難所で体調を崩した患者など、医療ニーズは日に日に増しています。中でも通院が必要となる透析患者や出産を間近に控えた妊婦への医療確保は喫緊の課題です。

被災地の患者を受け入れている病院でも、やはり病床はひっ迫の一途を辿っております。中には未使用だった病床を開放した上で、病床使用率が89%を示す病院もあるようです。故に医療現場では、救急患者の受け入れを断る、予定されていた手術を延期するといった一般患者への影響も見受けられるようになりました。

震災による医療機関へのダメージがどれほど日本全国に影響を及ぼすのかを痛感させられる昨今において、私たちは今一度、病院やクリニックをはじめとする医療機関の在り方を考え直すべきなのかもしれません。

本書「信頼の主治医　明日の医療を支える信頼のドクター　2024年版」では、注力する専門分野や最先端の治療法といった様々な切り口から、医療の最前線で活躍中のドクターたちに迫りました。彼らが如何に人々の健康について心を砕いているのか、患者の健康のために如何に日々進化を続けているのかが各々の記事に盛り込まれております。

2009年から刊行を続けております「信頼の主治医」シリーズも、本書で14巻を数えることとなりました。本書が出版に至ることが出来たのは、ご多忙にも関わらず快く取材を引き受けてくださり、また多分なお力添えを賜りましたドクター、並びにスタッフの皆様のおかげです。この場をお借りして改めて厚く御礼申し上げますと共に、本書がよりよい明日の医療を形作るための足掛かりとなりましたら幸甚の至りでございます。

2024年4月

ぎょうけい新聞社

Contents

目　次

（掲載は取材順）

Contents

Contents

Contents

信頼の主治医―明日の医療を支える信頼のドクター　２０２４年版

腰痛に対して低侵襲の内視鏡手術と再生医療を組み合わせた日帰り手術を提供

すべては患者のために、ワンストップの治療を実現

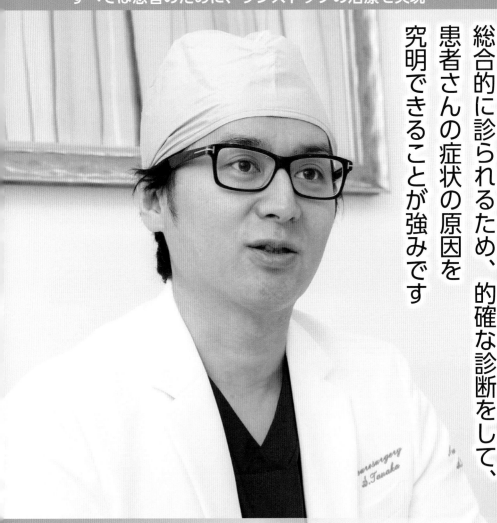

総合的に診られるため、的確な診断をして、患者さんの症状の原因を究明できることが強みです

表参道総合医療クリニック

院長　田中　聡

2023年3月に開院したばかりの表参道総合医療クリニック。脳神経外科、脊椎など整形外科を専門にする田中聡院長が治療に当たっている。洒脱なショップが立ち並ぶ東京・表参道の一角にクリニックを構え、スタートから1年経たずして、地元だけでなく全国からも治療の相談に来院する患者が増えている。「痛みと再生のクリニック」をコンセプトに膝痛、腰痛に対して先進的な治療や日帰り手術、がんの先進治療などを提供。痛みに関する治療で改善が見られない患者に対し、オーダーメイドの専門的治療を行っている。また整形外科・脳神経外科・腫瘍内科・内科と幅広く対応している。痛みの総合クリニックとして、脊柱管狭窄症、椎間板ヘルニアの手術を日帰りで受けられるほか、頭痛・腰痛・膝痛・肩の痛み・頚部痛など日常でよくある痛みにも対応する。

同院の特徴は、低侵襲の内視鏡手術と再生医療を組み合わせた、日本ではまだ珍しい治療方法を行うこと。これを象徴するようにクリニックのロゴマークには再生のシンボル、フェニックス（不死鳥）のデザインをあしらっている。

同院は専門性の高い医療をオーダーメイドで提供しており、腰痛の日帰り手術、再生医療（PRP、幹細胞上清液）脳卒中の後遺症に対してサイトカインカクテル療法やがんの最新治療（遺伝子治療、免疫療法）など、常に新しい技術や手法を積極的に採り入れている。豊富な経験を基に得た専門性で、痛みを取り、治癒に導く治療をワンストップで提供できるのが強みだ。

確かな技術と専門知識に加え、常に新しい医療に取り組もうとする田中院長の積極性が、他院ではあまり見られない先進的な医療に繋がっている。

「人の役に立てる仕事に就きたい」と思い医師に興味を持つ
脳神経外科に魅力を感じ、ハードな現場で経験を積む

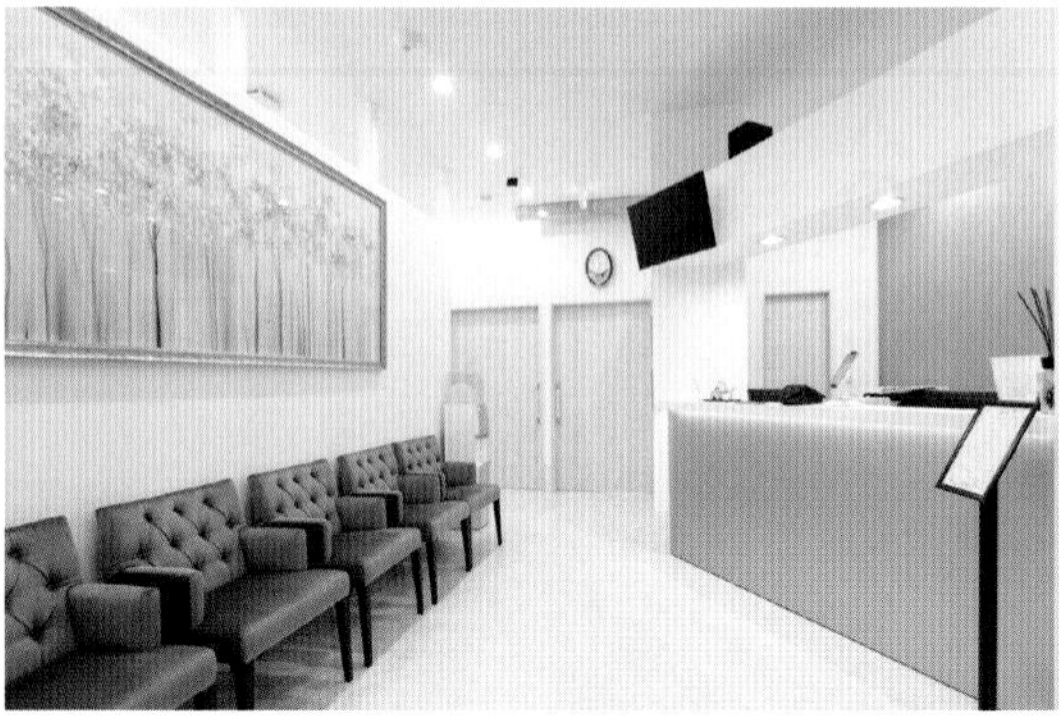

平日の来院が難しい患者のため、
土日も19時まで診療している

田中院長が医師に関心を抱いたきっかけの1つが、幼少期の体験だった。当時、急病の母に親身に治療に当たる医師を見て、人の役に立てる仕事に就きたいと思ったという。

脳神経外科に興味を抱いたのは大学生の時。複雑な構造である脳の外科手術を見学して、その奥深さに魅了された。「本当に神秘的だと思いました。脳に関してはまだまだ解明されていないことが多い点にも興味を引かれました」

そして、手術など高い技術を使い、自分の力で患者を治療できる、やりがいを感じられる外科医を目指した。

湘南鎌倉病院で研修医として医師のキャリアをスタートさせた田中院長は、患者の全身を診ることができる環境で、多くの手術や治療に当たった。

その後、NTT東日本関東病院でも脳神経外科の経験を積む。再び湘南鎌倉病院に戻った後、稲波脊椎関節病院で低侵襲の技術を学び、脊椎の内視鏡手術を体験した。さらにその後は森山記念病院へ出向いて、鼻経由で行う下垂体の内視鏡手術にも立ち会った。「脊椎や下垂体の内視鏡手術をたくさん経験することができ、身に付けたい医療技術をモノにすることができました」

つらい〝腰の悩み〟に低侵襲な日帰り手術を提供
患者に合わせて治療方法を選択するオーダーメイドの診療

十分な経験を積んで、専門技術と知識を会得した田中院長。開院の機は熟していた。2023年3月、表参道にクリニックを開院。患者が病院を掛け持ちしなくても良いよう、「総合医療」を謳っている。

開院した背景には、手術を受けても完治せず、後遺症に苦しむ患者を見てきた経験も影響している。また保険診療の制約など、既存の医療では実現できない治療があることに限界を感じていた面もあった。田中院長が積極的に幅広い知見を求めた行動の源泉と言ってもいいだろう。

治療の柱は大きく4つ、「腰の日帰り手術」「再生医療」「脳卒中の後遺症に対する再生医療」「最新のがん治療」だ。そのほかにも、男性の更年期やエイジングケアなど守備範囲は広い。「腰の日帰り手術」は、患者の病気、要望に応じて、「PED」（経皮的内視鏡下椎間板摘出術）、「PLDD」（椎間板ヘルニアのレーザー）や「PEL」（脊柱管狭窄症内視鏡下手術）や「PDR法」（経皮的椎間板再生治療）など手法を使い分けている。

PLDDは椎間板ヘルニアに対して行うレーザー治療だ。レーザーを椎間板内の髄核に照射することで、椎間板を縮小し神経の圧迫を軽減することで痛みを改善する。1時間弱で完了するため、短期間で社会復帰したい人に適した治療方法だ。

PEDは椎間板ヘルニアに対して行う日帰り内視鏡手術で、腰痛の原因である椎間板ヘルニアを摘出する根治的治療法だ。

「当院では局所麻酔での内視鏡手術で専門性が非常に高い治療法であり、確実に治したい人向けです。内視鏡を入れるための穴（約8㎜）を開けるだけなので、身体への負担も軽くて済みます」

PELは脊柱管狭窄症に対して行う低侵襲の日帰り内視鏡下手術だ。

従来の術式では長期入院が必須であり、背中の筋肉を一部剥がす必要があることや全身麻酔が必要であることなどから、内科的な合併症のある患者には適用できないなど、いくつかの制約があった。

「当院では小さな切開で済み、局所麻酔で日帰り手術可能です。特に治療中の重篤な病気があり、

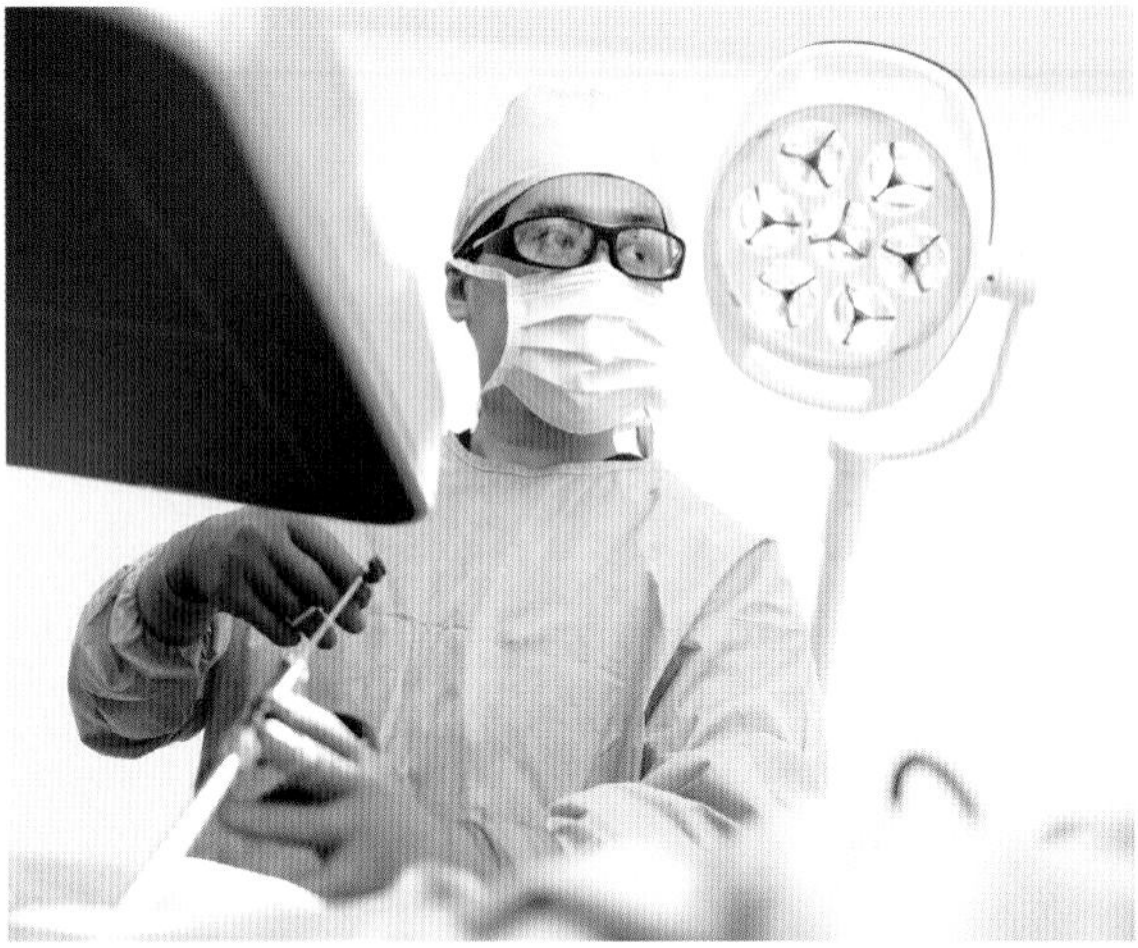

低侵襲の内視鏡手術と再生医療を組み合わせることで、患部の早期治癒に繋がっている

全身麻酔での手術が受けられない高齢の患者さんにとっては利点が非常に大きいと思います」

ＰＤＲ法（経皮的椎間板再生治療）は、損傷した椎間板の再生治療だ。

患者の血液より濃縮血小板由来の成長因子を抽出し、濃縮血小板由来の成長因子と幹細胞上清液を穿刺針で椎間板に挿入、血管造影透視装置を使って損傷した椎間板に成長因子を投与する。この治療法には、様々な論文で再生治療としての注目が集まっている。

再生医療の治療内容としては、膝痛の原因の1つである変形性膝関節症に対しては、日帰りによる「再生因子注入療法」や「幹細胞培養上清液」の注入療法も取り入れている。また椎間板性腰痛に対しても、ＰＲＰ－ＦＤ療法や幹細胞培養上清液の注入療法を行っている。ダメージを受けている神経や組織の修復を助けるために、これらの腰痛治療を組み合わせている。

圧迫を取り除くのみでは修復に時間がかかる神経や椎間板に、再生医療由来技術を用いた治療を取り入れるのは、理にかなった治療法と言えるだろう。

脳卒中の代表的な後遺症には運動障害と認知機能低下がある。運動障害は、日常生活に与える影響は障害巣の大小よりも、むしろ障害部位とそれに関連する神経症状の部位によって決定される。

同クリニックでは後遺症改善に「サイトカインカクテル療法（歯髄幹細胞培養上清治療）×Ｅ

ＥＣＰ（最新リハビリ機器）」という新しい提案を行っている。この治療法は、脳や神経に刺激を与え、肝細胞の神経細胞再生能力の効果をより高めることを目的としている。

今までは根本的な回復な困難と言われていた脳卒中や脊髄損傷、パーキンソン病の後遺症などで、損傷した箇所の再構築を目指す方法だ。

サイトカインカクテル療法は、筋萎縮性側索硬化症（ＡＬＳ）や認知症脊髄損傷などの脳神経の後遺症を改善する可能性が報告されている。

「最新のがん治療」にはがん遺伝子治療、免疫療法がある。がん遺伝子治療は、がん抑制遺伝子を利用する治療法だ。傷ついた遺伝子を正しい情報を備えた遺伝子に置き換えることで、がん細胞の増殖を抑制し、死滅を促す。同クリニックでは10種類のがん抑制遺伝子を用意し、それぞれの特徴を考えながら、患者の体内に点滴投与する。多くのがんに適応でき、その後の抗がん剤治療や放射線治療の効果が高まることも期待できるという。

ニーズが高いのは腰痛などの治療、再生医療、がん治療。保険診療に加え、自由診療も駆使して、最新の治療方法を導入し何とか患者のニーズに応えようとしている。「たとえば〝しびれ〟は腰が原因の場合と脳が原因の場合があります。僕は両方診ることができるので、その場で的確な診断ができる。患者さんの症状の原因を究明できることが強みです」

多種多様な治療方法を実践できるのはとりもなおさず、田中院長が高いスキルを持っているからだ。保険診療と自由診療を織り交ぜながら、患者が求めるオーダーメイドの治療が実現できている。

脳卒中、脊髄損傷の後遺症改善にサイトカインカクテル療法を提案
脳内に存在する幹細胞を活性化して自己修復を促す再生医療

中でも独自性のある治療が、低侵襲の内視鏡手術と再生医療を組み合わせた方法。ＰＥＬやＰＥＤなどの内視鏡手術に、再生医療である「ＰＲＰ（多血小板血漿）療法」を組み合わせるやり方だ。日本ではほとんど例がない治療法だが、患部の治癒も良くなるなどメリットは多い。「手術ではどうしても患部が傷ついてしまうので、回復にも時間が掛かります。ならばそこに再生医療を組み合わせればいいのではと思ったのがきっかけです。手術で患部を治して、症状の緩和を再生医療でカバーする。圧倒的に治りが良いですね」

熟練の技術と専門知識が必要で、「他院で手術したが治らない」と同クリニックを頼る患者も少なくない。「再生医療は10年くらい勉強して、知見があるからこそできることなのです。的確に診断できるかどうかも重要。高い専門性と経験がないと難しい治療法です」

がん治療も力を入れている分野の１つだが、当然この治療にも専門性が求められる。脳神経外科を専門にする田中院長はその治療を通して、腫瘍や転移したがん、脊椎から骨に転移したがんなど様々な症例をつぶさに見てきた経験がある。

「脳神経外科を介して多くの事例に出会い、色々ながん治療を経験し、勉強すると必然的に詳しくなります」

同クリニックではがん治療にゲノム治療を採用している。正常な人はがんを抑制する遺伝子が働くので増殖を防ぐことができるが、歳を重ねるとその力が弱くなり、がんが増殖しやすくなるのだという。

ゲノム治療では、そのがんを抑制する遺伝子を点滴で注射し、活性化を促す。クリニックの「院内ラボ」で行っている治療方法だ。「ステージ４や転移が見つかった末期がん患者の場合、諦めてホスピスなどで様子を見ましょうという結論になりがちです。しかし末期がん患者に対しても当院の免疫療法、ゲノム治療を行うことは可能です。また手術、化学療法、放射線療法などの標準治療に当院のゲノム療法を併用することも可能です。ゲノム療法の特徴としては、化学療法と違い副作用が強く出ない点が挙げられます。他にも再発予防に対してゲノム療法を行うことも可能です。当クリニックのすい臓がんの患者さんはゲノム治療を受けて、術後5年経っても生存されているケースもあります」

がん治療の選択肢を広げるゲノム治療
複数の知見を駆使して、最良の解決手段を模索する

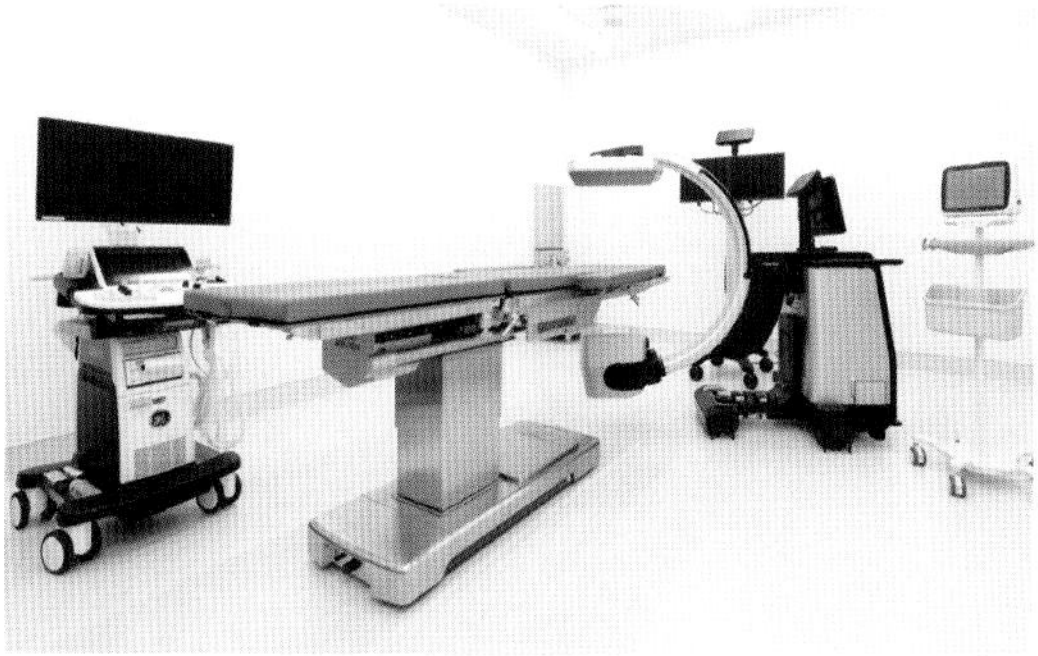

脳神経外科、脊椎外科の内視鏡手術を多数行った経験豊富な専門医が確かなエビデンスに基づいた専門性の高い治療を行う

こうした独自性、先進性が功を奏したのか、開業から半年ほどで患者からの確かな信頼を得ることができた。遠方からの来院も少なくないほか、インバウンド──アジアを中心とした外国人の利用もある。

コロナ禍が収束したこともあり、同院は今後、インバウンド患者の取り込みにも力を入れようとしている。いわゆる医療ツーリズムと言われるものだが、現地では日本の医療に対する注目度、需要は高いようだ。

同クリニックの上階フロアにスペースを確保し、そこで待機しながらインバウンドの患者に治療を受けてもらう体制を整えた。「中国や韓国、ベトナムなどからの患者さんに対し、われわれの医療を提供しようと考えています」

現在は、非常勤の医師もいるが実質的に田中院長が1人

で治療に当たっている。近い将来には分院を展開する計画があり、医師や看護師などを新たに募集し、さらに質の高い医療が提供できる組織を作ろうとしている。

同時に取り組むのが現場のＩＴ活用だ。現在の医療現場は非効率なことが多く、改善できる点がまだまだあるという。「医療従事者の労働環境にも問題がありますし、ＩＴを活用して効率化を図ろうと考えています。オンライン診療も始める計画です」

信条は「グリット」、困難なことも「やり抜く力」分院の開業、インバウンドへの医療提供を目指す

田中院長は、患者を自分の家族のように思って診療に当たるよう心掛け、患者一人ひとりの要望を汲み取り、オーダーメイドの治療方法を考える。「そうやって親身になれば、治療を間違えることもなくなりますし、また患者さんに合った新しい治療を提供することも可能になります」

患者に感謝されることが医師の醍醐味だと話す田中院長。「患者さんのためになるという気持ち」が、その貪欲で積極的な向上心を下支えしている。

信条は「グリット」。「Ｇｒｉｔ」という英単語で、「やり抜く力」という意味がある。何事もやり遂げる持続力が大事だと考えている。「特に新しいことや特殊なことに挑戦する時、一発で成功しないものです。そんな時に粘ってやり遂げる力が必要になってきます」

分院の開業、さらにはインバウンドへの医療提供も視野に入れている表参道総合医療クリニック。その将来像は無限の可能性を秘めている。患者のためを想う、田中院長の研鑽の日々は今後も続く。

PROFILE

田中　聡（たなか・さとし）

1984 年生まれ。
2010 年、大阪医科大学医学部医学科を卒業。
同年 4 月、湘南鎌倉総合病院の初期研修医。
2012 年 4 月、NTT 東日本関東病院の脳神経外科に入局。
2013 年 4 月、湘南鎌倉総合病院の脳神経外科に入局。
2020 年 4 月、稲波脊椎関節病院に入局。
同年 12 月、森山記念病院の脳神経外科脊椎外科に入局。
2023 年 3 月、表参道総合医療クリニックを開院。

【所属・活動】
日本脳神経外科学会。日本脳神経外科コングレス。日本脊髄外科学会。日本低侵襲・内視鏡脊髄神経外科学会。日本神経内視鏡学会。日本再生医療学会。日本頭痛学会。日本抗加齢医学会。日本遠隔医療学会。日本メディカル AI 学会。日本メンズヘルス医学会。日本脳神経血管内治療学会。日本脳腫瘍の外科学会。日本脳卒中学会。日本間脳下垂体腫瘍学会。日本予防医学会。

【専門医・認定医】
日本脳神経外科専門医。脊椎脊髄外科専門医。日本脊髄外科認定医。テストステロン治療認定医。厚生労働省指定オンライン診療研修終了。

INFORMATION

所在地
〒 150-0001
東京都渋谷区神宮前 5-46-16　イル・チェントロ・セレーノ 1F
TEL 03-6805-0328

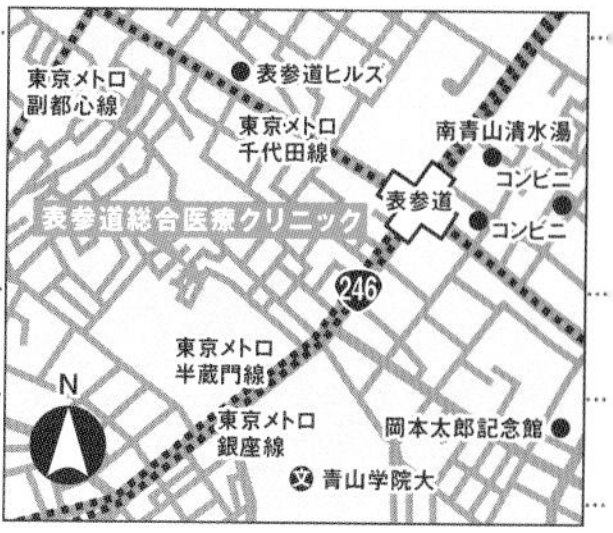

アクセス
東京メトロ銀座線・千代田線・半蔵門線「表参道」駅より徒歩 5 分
クリニック前にパーキング（タイムズ有）

設立
2023 年

診療内容
整形外科、脳神経外科、腫瘍内科、内科、

診療時間
〈月～水・金～日〉10：00 ～ 19：00
〈木〉9：00 ～ 12：00
〈休診日〉祝

理念
身近な医療から専門性の高い医療まで
安心して受けられるように
常に知識・技術の向上に努めます。

痛みの治療やがん治療で標準治療を受けているが
改善しない患者様に対してオーダーメイドの専門性の高い
再生医療・がん遺伝子治療を提供する事を約束します。

https://www.omotesando-amc.jp/

救急から在宅まで 切れ目のない地域医療を提供する

世界基準も意識、あるべき理想の病院像を追い求める

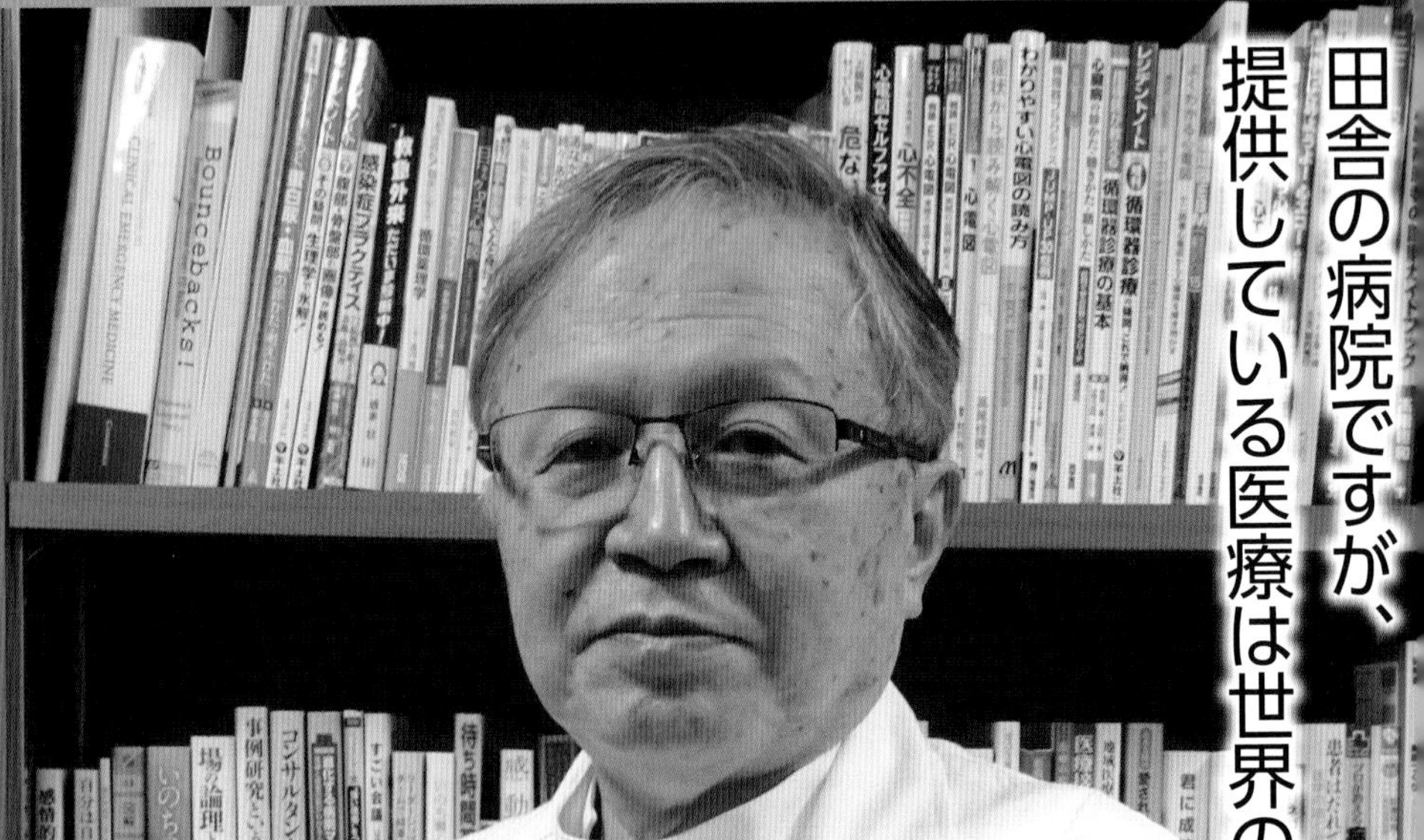

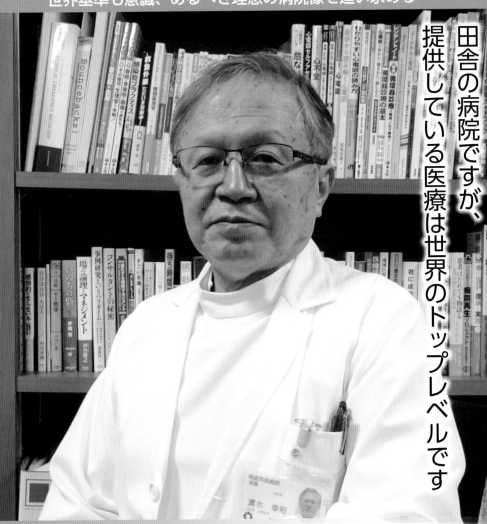

田舎の病院ですが、
提供している医療は世界のトップレベルです

南砺市民病院

院長　清水　幸裕

1953年、日本海気候の風光明媚な地、富山県・井波町に厚生病院としてその歴史が始まった南砺市民病院。半世紀以上の歴史がある地域に根差した由緒ある病院である。1970年には現在の地に移転し、1992年には公立井波総合病院に名称変更した。2004年、町村合併により南砺市が発足、これを機に名称を現在の「南砺市民病院」に改めた。

日々の診療の陣頭指揮を執るのは、清水幸裕院長。富山市で生まれ育った清水院長は、京都の病院で経験を積み、米国でも研鑽を重ねて内科の専門医としてのスキルアップに勤しんだ。2008年、内科部長として南砺市民病院に招かれ、2014年には院長に就任した。

清水院長の方針は明確である。地域密着型の「救急から在宅まで」切れ目のない医療の提供を目指して、組織の構築や人材育成など必要な取り組みを強化している。地方病院では珍しい施策も少なくない。院長就任後ちょうど10年という節目を迎えたが、その向上心や行動力は衰えるどころかますます活発になっているようだ。

父の人生を救った医師に感銘を受け、医学の道に「何でだろう?」と疑問を持ち追求していく好奇心旺盛な性分

清水院長が医師を志すようになったのは、父が心臓の先天性疾患を患っていたことが影響している。しばしば倒れて、医師の世話になることも珍しくなかったようだ。幼少期に父が家族を呼び集め、「私がいなくなってもみんな仲良くしなさい」と遺言を聞かされたことも1度や2度ではなかった。

しかしその後、運良く優秀な心臓外科医の手術を受けることができた父の病状は劇的に改善。

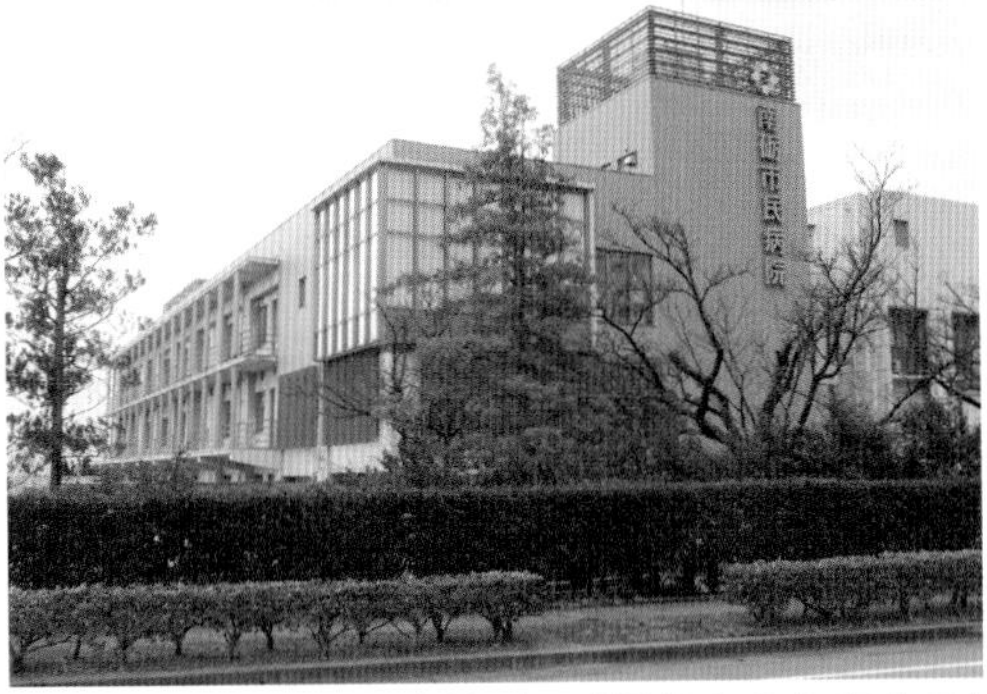

地域密着型の「救急から在宅まで」
切れ目のない医療の提供を目指している

日常生活に支障をきたさないまでに回復し、その後は充実した人生を送ることができた。「元々、医師に対する憧れもあったのでしょうが、手術を受けて元気に過ごせるようになった様を見て、父が蘇ったように感じました。執刀してくれた先生は冗談ではなく本気で『神様』だと思いました」

実は父も医師を目指していたのだというが、心臓疾患が災いして、志半ばで断念した経緯があった。そうした父の意志も背負っていたのだろう。「神様」だと思った医師を目指すのは自然な成り行きだった。

富山の医科大学に進んだ清水院長は当初、父が世話になった心臓外科や循環器系を学ぼうと考えていたが、良縁に恵まれ、消化器——肝臓の専門科の道を歩むことになる。生来、あらゆることに対し「何でだろう？」と疑問を持ち追求していく好奇心旺盛な性分だった清水院長は、肝臓の治療を極めたい一心で、2度にわたり米国に滞在、現地の専門機関で研究に没頭する。患者を診る臨床に加え、学術研究への関心も高かった。こうした若い頃に培われた積極性は、院長になった現在もあらゆる場面に活かされている。

困難の解決に発揮された持ち前の好奇心や積極性
「温かな、やさしい医療」という要素を付け加える

前院長の推挙もあり2014年、南砺市民病院の院長に就任した清水院長。院長という立場は病院全体を見る必要がある上、経営面の管理も新たに職域に加わり、肝臓の専門医として治療に当たってきたそれまでとは求められる能力が異なるものだった。しかし持ち前の好奇心や積極性があらゆる困難の解決を容易にしてしまったようである。「それまでの臨床医としてのスタイルを替える必要があった上、経営も含めた病院の全体をマネジメントしないといけない立場になりました。加えて、組織を構成するスタッフといかに付き合うのかも課題の1つでした。解決策を模索するため、人と組織のあり方について学ぶところの多いドラッカーの著書を読み、行動経済学も勉強しました」

最初に考えたのは、「地域を支えられる病院とはどんな存在か?」という問いだった。地域全体を支える病院の理想像とは何か?〝かかりつけ医〟の側面は勿論のこと、救急救命や各種専門医、在宅診療などの幅広い部署や人材も必要不可欠になる。こうした試行錯誤から「地域密着型の救急から在宅まで切れ目のない医療の提供を目指す」という方針が生み出されたようだ。

前任の院長が掲げていた理念「(安全に由来する)安心で確かな質の医療」に、「温かな、やさしい医療」という要素を付け加えた。「患者にとって一番良い医療を提供する」ことを新たに掲げた。救急から在宅まで「安全で確かで温かい医療」を提供することで、地域医療を守り、さらに地域医療の将来を支える人材を育てる病院を目指すという長期的観点に立った目標設定である。

「安全で確かで温かい医療」を支える3つの柱
人材育成は病院の成長に不可欠の要素

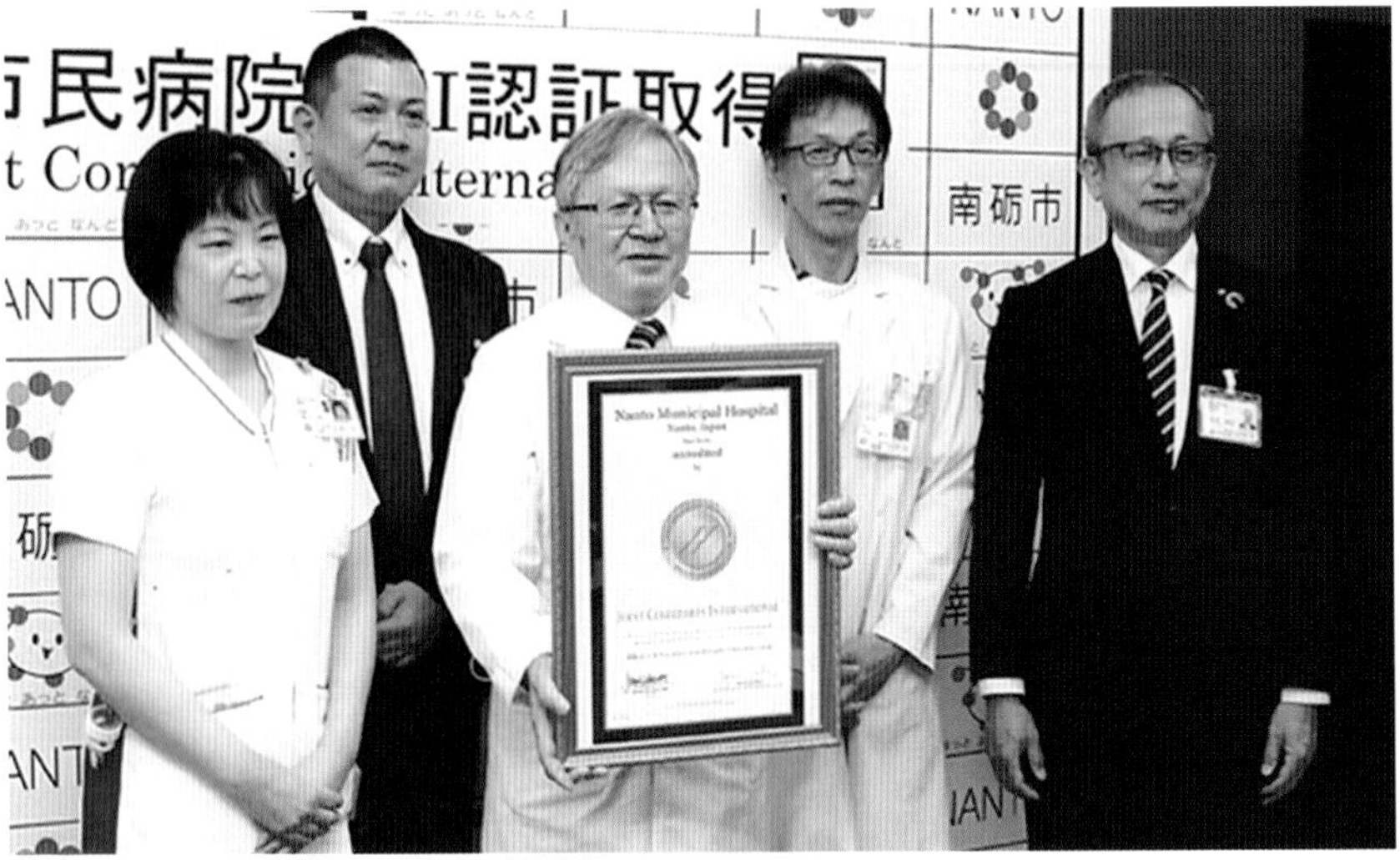

国際的に最も厳しい基準で評価する、世界レベルの病院機能評価「JCI」を認定

前述の大きな目標は、同院が大切にしている3つの柱に支えられている。1つ目は、「質が高く安全な医療の提供」。院長に就任して2度、わが国の病院機能評価認証を受けており（病院としてはこれまでに5度認証）着実に実績を積み上げてきた。ただ、世界にはもっと厳しい基準があることを院長に就任してから知ったという。それが国際的に最も厳しい基準で評価する世界レベルの病院機能評価「JCI」（Joint Commission International）だ。

「世界で求められている1番質の高い医療とは何なのか、そうしたまだ知らない世界を病院のスタッフが体験することもプラスになるのではと考えました。現場のスタッフには『こんな認証があるのだけど、どう思う？』と無理強いせず、時間をかけて相談していきました。有難いことに最終的には現場からの同意が得られ、田舎の病院ですが『じゃあやってみよう』ということになりました」

JCIの認証には1200項目以上の条件を達成していることが審査されるだけでなく、200頁以上の書類を英文に翻訳して提出する必要がある。しかし、英語翻訳は院長の米国での数年間の経験が役に立った。

ＪＣＩ認証は全国の病院で32番目、自治体病院・北陸では初めてのケースだ。「これは私個人の夢ですが、将来的にはＪＣＩに『これほどまでにレベルの高い病院が日本にもあったのか』と驚かせてやりたい。田舎の病院ですが、提供している医療は世界のトップレベルだよ、と認めさせたい想いもあります」

２つ目の柱は、「温かな医療」に繋がる「臨床倫理の実践」。１つ目の柱とも密接に関連する項目だ。２０１５年に、病院内に倫理問題を検討するチームと臨床倫理の基礎を学ぶ委員会を設置し活動を開始した。その後、２０２１年７月には南砺市の在宅療養現場あるいは施設内における医療介護ケアの倫理問題を検討する臨床倫理研究会を立ち上げ、これまでに10回の検討会を開催した。南砺市の介護施設や訪問看護ステーションから、毎回十数名が参加している。

さらに、２０２３年９月には清水院長が発起人、代表世話人となって富山県臨床倫理研究会を立ち上げた。患者に優しく接し、患者の意向を尊重しながら常に患者にとっての最善を考えるのは医師として当たり前のことだが、現場で実行されていない事例があるのも事実。こうした課題を少しでも解決できるようにするためだ。主だった県下の公的医療機関が世話人として参加する会で、「県単位で実施することは珍しいと思う」と院長が語るように、これも新しい試みの１つと言えるだろう。

診療の中で現在も常に大切にしているのは、「患者さんのわがままとも言える想いを含め、希望をできるだけ聞いてあげること」。どれだけ患者のニーズに応えられるか、医師としての実力を試されていると考えている。さらに、「診断名だけでなく、目の前の患者さんに起こっている病態が何かを考え理解しようとする姿勢が、医学的な最善の対応にとって大事」だと清水院長。「ただ、いくら勉強して経験を積もうが人間の体は複雑で、患者の病態を完全に理解するのは不可能です。ですから、謙虚な姿勢で勉強し続けることが大切だと思っています」

3つ目の柱は、「地域包括医療・ケアを支える医療人の育成」。これは同院が今後も成長を続けるためには必須の要素だと認識している。「地域密着型の救急から在宅まで切れ目のない医療の提供を目指す」という大きな方針を遂行する上でも欠かせないものである。

将来の南砺市の地域医療、そして同院の成長を支える人材を育成するべく、初期研修医や総合診療医、特定看護師の受け入れと教育に積極的に取り組んでいる。

特定看護師とは、「特定行為」と呼ばれる医師の指示なしに特定の医療行為ができる看護師を指すが、研修医や総合診療医と共通の〝学び〟があるという。

総合診療医は日々の病院の診療では欠かせない人材であると同時に、在宅医療でも重要な存在だという。切れ目のない地域医療を継続して提供していくために、人材育成の面でも工夫が凝らされている。

ドクターカーで医師と看護師を派遣、救急体制をサポート ジェネラリストとスペシャリストの適材適所の配置も重要な課題

大きな3つの柱の他にも、独自性の高い試みが数多く実践されている。その1つが、「地域密着型のドクターカー」（車）だ。3年前からスタートした取り組みで、消防機関からの要請に応じ、救急車の出動と同時に病院側から医師と看護師を自前の車で現場に派遣する。急患に応急措置を施し、搬送は救急車両に委ねるというスタイルは、過去3年余りで1000回以上の出動実績を積んだ。

50代の急患を救った事例ではその成果が着実に表われている。働き盛りでまだまだ活躍できる年代

地域医療の実践と病院の人材育成、〝一兎を追う〟難しい課題
「正しいと思ったことは万難を排して実行するべき」

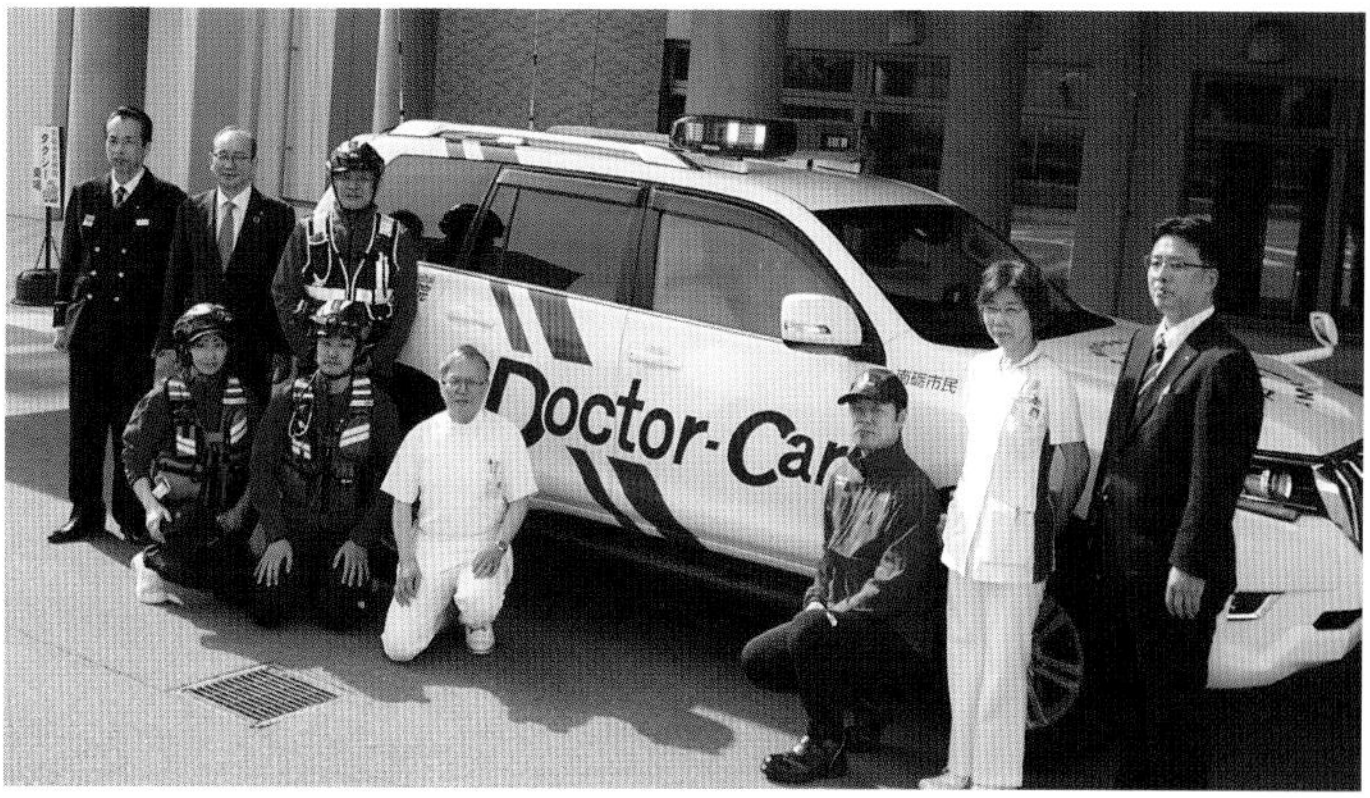

救急車の出動と同時に、医師と看護師を現場に派遣するドクターカー

の患者を救命できたことに、清水院長も「大変意義のあることです。たとえ、救える人が年に1人だとしても、地域の救急医療にとっては価値があると思います」と手応えを感じている。

その他に、3つのセンターを抱えている点も特長だ。糖尿病ライフセンター、呼吸器センター、消化器センターがあり、この他にも血液疾患の専門医が3人、同院に所属している。総合診療医と連携を取り、適宜専門性の高い医療を提供する体制が整っている。

地域密着の安全で確かな医療を提供するため、かかりつけ医のような総合診療医をどう活かしていくか。さらに高度な医療には各科目の専門医が必要になってくる。ジェネラリストとスペシャリストの適材適所の配置も重要な課題のようだ。「総合診療医とのバランスも考え、どこまで各臓器専門医を揃えるべきか、これからの解決すべき事柄でしょう。互いをどうやってフォローし補完していけるかが肝だと思います」

今後の目標は、「地域住民の健康を守る病院として切れ目のない質の高い医療を提供し続けること」で、基本軸は全くぶれていない。ドクターカーの取り組みも大事な構成要素の1つであり、また継続した人材育成も重要である。地域医療を実践し続けると同時に、病院の次世代を担う人材を育てていくという、〝二兎を追う〟難しい課題に取り組む必要がある。

しかし清水院長は、「正しいと思ったことは万難を排して実行するべき」だと考えている。生来の積極性が後押ししているのかも知れないが、「必要であれば、実行するべき。障害があるなら言い訳をする前に、それを取り除くことに知恵を絞るべき」だと考えている。

常日頃、「何が正しいのか、より大切なことは何かを基準に考える」ように気を付けている。また病院のスタッフには「まず全体像を見なさい、それから細部を把握しなさい」とアドバイスしている。表現は異なるが、「正しいものを見極めるために良く考える」という点では、共通したものがありそうだ。

活力あふれる行動力が信条の清水院長だが、「何かになりたい、有名になりたい」という願望はないのだという。「強いて言えば、『自分を越えていきたいだけ』なのでしょう。自分の人生の中で納得する行動を取りたい。理想の自分を思い描きながら努力し続けることに魅力を感じているのかも知れません」

好きな言葉は、経営の神様と呼ばれた松下幸之助氏の「人と比較をして劣っているといっても、決して恥ずることではない。けれども、去年の自分と今年の自分とを比較して、もしも今年が劣っているとしたら、それこそ恥ずべきことである」。正にその言葉通りに有言実行している。

幼少期、父の病を治してくれた医師を「神様だ」と思った清水院長。経営の「神様」の言葉を胸に、かつて憧れの対象だった神様の領域に少しでも近付けるべく、今日も自己研鑽の日々が続く。行動力ある清水院長の薫陶を受けた新しい人材が台頭してくる日も近いだろう。

PROFILE

清水　幸裕（しみず・ゆきひろ）

1958年生まれ。
1982年、富山医科薬科大学医学部医学科を卒業。
1986年、富山医科薬科大学医学部医学科研究科を修了。
1987年、京都桂病院内科に入局。
1988年、米国ピッツバーグ癌研究所研究員（肝がんの局所免疫の研究）。
1991年、富山医科薬科大学附属病院助手。
1996年、米国スクリプス研究所研究員（ウイルス肝炎の免疫学的機序の研究）。
2001年、富山医科薬科大学附属病院講師。
2004年、京都桂病院消化器センター内科部長。
2008年、南砺市民病院内科部長。
2013年、同病院副院長。
2014年、同院長に就任。

INFORMATION

所在地	〒932-0211　富山県南砺市井波938 TEL 0763-82-1475　FAX 0763-82-1853
アクセス	〈電車〉 JR北陸本線「高岡」駅より加越能バス（戸出、砺波、庄川、城端方面行き）約60分 「井波」停留所より徒歩10分 城端線「砺波」駅より　加越能バス（庄川、城端方面行き）約15分「井波」停留所より徒歩10分 城端線「福野」駅より　加越能バス（加越線庄川町行き）約13分「北川」停留所より　徒歩3分 〈車〉 北陸自動車道　砺波ICで降りて、国道156号線を南下約15分
設立	1953年
診療内容	内科、循環器内科、呼吸器内科、消化器内科、腎臓内科（人工透析）、糖尿病・代謝、内分泌内科、外科、消化器外科、肛門外科、小児科、整形外科、眼科、耳鼻咽喉科、婦人科、皮膚科、泌尿器科、脳神経外科、心療内科、精神科、歯科口腔外科、リハビリテーション科、放射線科、血液内科、病理診断科
診療時間	〈月～金〉8：30～12：00、13：00～17：00 〈休診日〉土・日・祝
理念	皆さまの意向を尊重した質の高い医療の提供により地域社会に貢献します

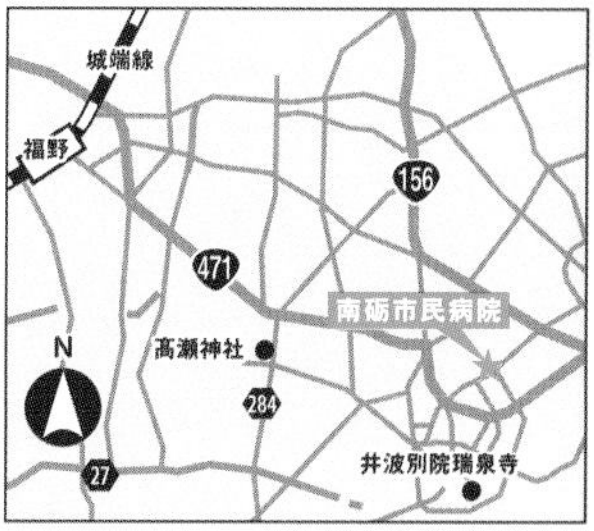

https://shiminhp.city.nanto.toyama.jp/www/index.jsp

歯の悩みを解決してきた入れ歯分野のエキスパート

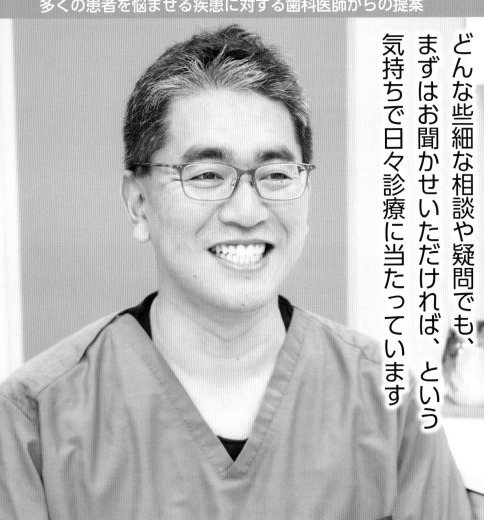

多くの患者を悩ませる疾患に対する歯科医師からの提案

どんな些細な相談や疑問でも、まずはお聞かせいただければ、という気持ちで日々診療に当たっています

日比谷公園前歯科医院

院長　乙丸　貴史

私たち人間は睡眠によって日々の疲れを回復させている。しかし『睡眠時無呼吸症候群』を発症すると、寝不足を引き起こすだけではなく、脳梗塞や心筋梗塞などのリスクまで高めてしまうという。

そんな危険疾患に対する新たな治療法を提案するのが、日比谷公園前歯科医院院長の乙丸貴史医師だ。乙丸院長は歯科医師として義歯の分野に長年携わり、患者の歯の健康を守り続けてきた実績を持つ。義歯の分野は一見すると睡眠時無呼吸症候群とは縁の無いように感じるかもしれない。だが乙丸院長は、歯科医師ならではの着眼点で、義歯の分野に睡眠時無呼吸症候群の治療への有用性を見いだしたのだ。

「困ってる人を助けたい」という想いが原動力
難易度の高い顎顔面補綴学を極め、多種多様な症状に治療を施してきた

乙丸院長が東京医科歯科大学の歯学部を卒業したのは2005年のこと。そして2009年、東京医科歯科大学大学院の顎顔面補綴学分野を修了した。『顎顔面補綴』とは、怪我などによって失われた歯茎、顎や顔のパーツの一部を修復させるための特殊な義歯や装置のこと。入れ歯に関わる分野の中で最も難しい部類に入るという。

「入れ歯で悩む祖母の姿を見る内に、歯のことで困っている患者さんを助けたいという想いが募っていきました。患者さんに最善の処置を提供するためにも、しっかりと治療技術を身に着けるべく顎顔面補綴学分野を極めることにしたのです」

2012年からは同大学の附属病院にて、顎義歯外来の外来医長を務めた。これまでの学びを

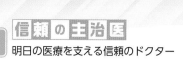

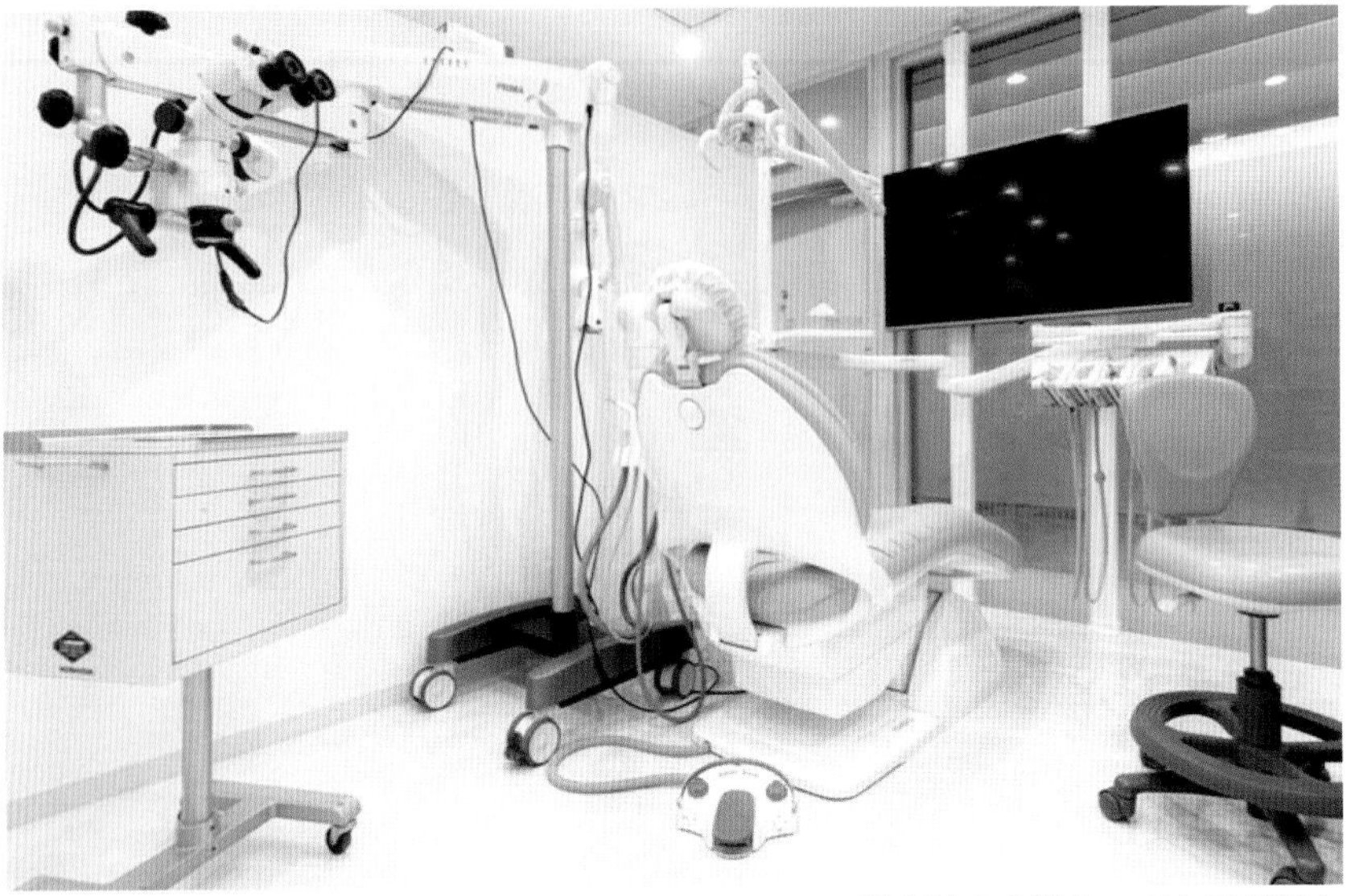
駅直結の良好なアクセスが魅力

生かし、口腔がんや頭頸部がん患者、口唇口蓋裂の患者の歯科治療や義歯作成を担当。

こうした日々の診察や治療は勿論のこと、同大学の助教授という立場として研修医への指導もこなしていた。

「『何故自分の教えが最良なのか』という根拠がなければ、研修医に対して技術や知識の指導は難しい。この時期に得た学びや経験は、こうして開業した今でも役立っていると感じます」

長年の学びと経験の積み重ねが結実し、日本補綴歯科学会認定の指導医、専門医を取得。更に日本顎顔面補綴学会の認定医も併せ持っており、これまで培ってきた高い技術力を裏付けている。

9年間、外来医長として診察や治療、そして後進の育成に寄与してきた乙丸院長。2021年、ここ東京都千代田区にて、かねてより念願であった開業を果たす。これまで携わってきた義歯の作成は勿論のこと、インプラントやホワイトニングも請け負い、歯にまつわるトラブルで悩む多くの患者に治療を施し、笑顔を取り戻している。

合併症のリスクが非常に高い『睡眠時無呼吸症候群』
身体的、社会的影響を及ぼす疾患

口腔内の健康状態と身体は密接に関わっている。「舌の状態から、いろいろ推察できることが多く、胃の不調について問診して医科受診を促すようにすることもあります」という。乙丸院長はピロリ菌についても造詣が深く、「胃の不調の理由には、ピロリ菌が関わっていることが多いのです。歯周病とピロリ菌に関する論文もあることから、場合によっては歯周病の方に、医科受診を勧めることもあります」

また、ピロリ菌の感染は歯茎の治癒の早さにも影響するという。

「医師は菌を取り除く『治療』が出来ます。ですが歯茎が治る、つまり『治癒』出来るのは患者さんご自身しか居ません。感染したままだと栄養が歯茎に行き届かず、治癒ができないのです。ですから医師の診察を受けていただくことが重要です」

患者の健康のためには、歯科医師と医師の連携が如何に肝要であるかを強調。ピロリ菌感染が疑われる患者に対して病院の受診を促し、連携を図っている。しかし、連携が必要だと考えている疾患はこれだけではない。

「睡眠時無呼吸症候群の患者さんに対してこそ、このような連携が必要だと考えています」

『無呼吸』とは10秒以上の呼吸停止状態を指す。7時間の睡眠の内、30回以上の無呼吸が認められると『睡眠時無呼吸症（OSA）』だと診断される。

『閉塞性睡眠時無呼吸症候群（OSAS）』の場合、疾患メカニズムは次の通り。睡眠時に舌根や軟口蓋が弛緩して気道を塞いでしまう。この状態で呼吸をすると軟口蓋が振動し、いびきが発生する。気道が塞がったままだと呼吸停止の状態に陥ってしまう。そして酸素を取り入れるべく脳が意識の覚醒を促し、睡眠不足に陥るのだ。

ＯＳＡは合併症リスクが高いことで知られている。血中の酸素不足が心臓への負担増大に繋がり、脳梗塞、心筋梗塞や高血圧、突然死の危険すらある。

また、睡眠の質の低下は昼間の眠気となって現れ、注意力低下を引き起こす。

「運転士の居眠りによって停車駅を過ぎてしまったという新幹線の事故がありました。この運転士も、重度のＯＳＡによって睡眠不足だったのです」

生活に身近でありながらも重大な危険性を孕むＯＳＡ。近年では様々なクリニックや病院が、検査や治療に力を入れているのも頷ける。しかしその多くは内科や耳鼻咽喉科などの領域として扱われている。一体、歯科はどのような形でこの疾患に関係してくるのだろうか。

ＣＰＡＰにおける課題をカバーできるマウスピース　オーストラリアで開発された『ソムノデント』

睡眠時無呼吸症候群の治療法に『持続陽圧呼吸療法（ＣＰＡＰ）』がある。鼻に装着したマスクから空気を送ることで気道を広げ、睡眠時の呼吸を確保するというもの。２０１９年時点で約40万人以上の患者が利用している、代表的な治療法だ。しかしその一方で、継続利用率は低い。「マスクから送り込まれる空気が咽頭痛や口渇の原因となり、その不快感から継続利用をやめてしまう患者さんが少なくありません。また、ＯＳＡの患者さんには働き盛りの年代の方も多くいらっしゃいます。ＣＰＡＰの機器が大きいため、出張先に持っていくことができないのが難点です」

さらに、CPAPの保険適用条件にも課題がある。

「その条件とは『無呼吸低呼吸指数（AHI）』が20以上あること。ですがこの数値は測定誤差も十分あり得ます。つまりOSAに苦しんでいても、測定時に数値が足りなければ、それだけで保険適用外となってしまいます」

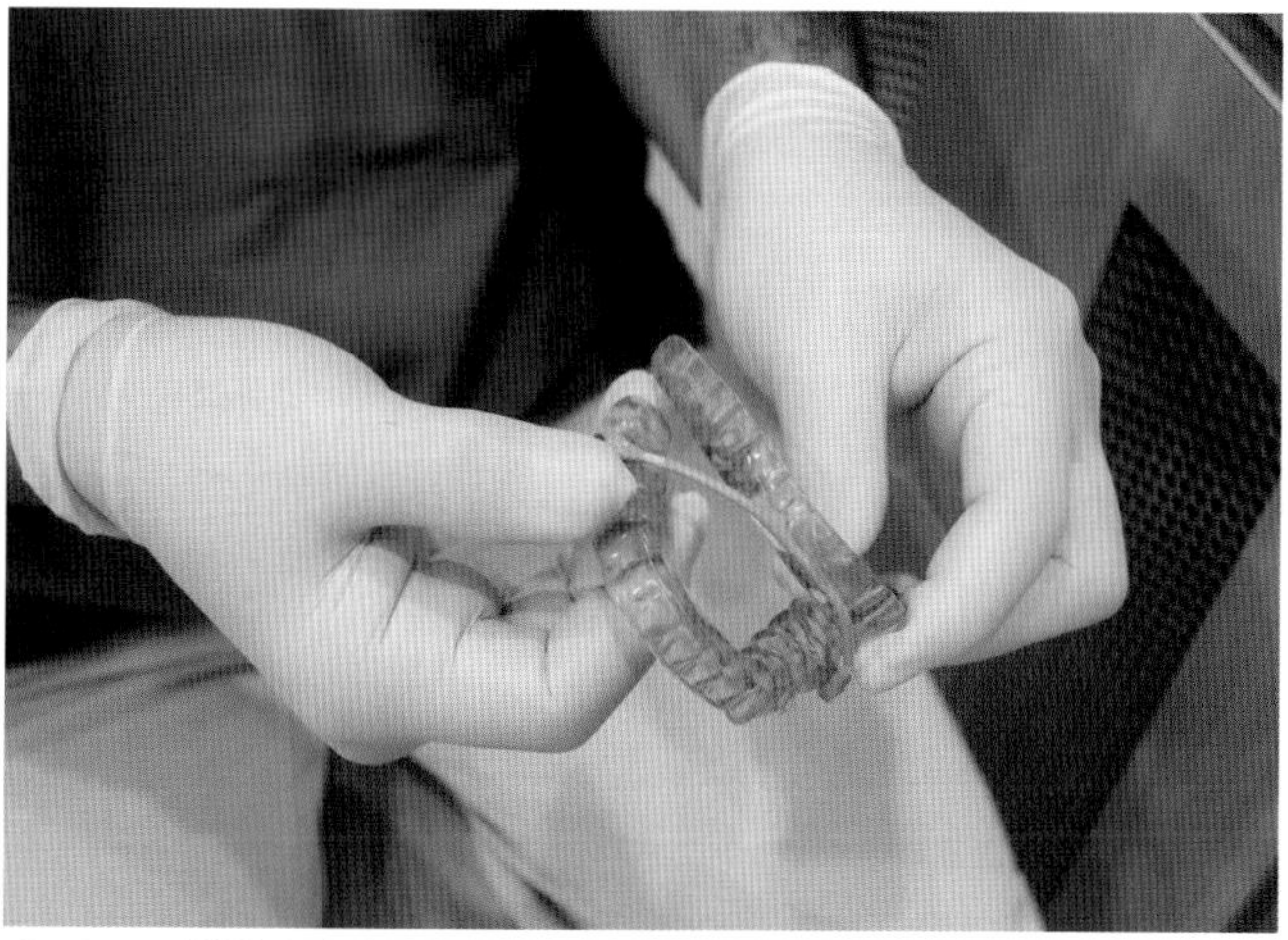
CPAPの継続率向上が期待される『ソムノデント』

多くの患者が利用している治療法でも、こういった課題が残されている。そこで乙丸院長は、それらの課題解決に1歩近付くため、ある口腔内装置、つまりマウスピースの取り扱いを始めた。

「当院で扱っているのはソムノメッド社の『ソムノデント』というマウスピースです。これを装着すると下顎が少し前に出た状態で固定されるため、気管支も少し前に出る形となります。それによって気道を確保できるのです」

オーストラリア生まれのこのマウスピースは、歯の検査とスキャンを行えば3週間ほどで完成するため、患者への負担が少ないのも魅力的だ。

「マウスピースなので持ち運びも楽ですし、お手入れも簡単です。また、AHIの数値不足などでCPAPの適用外となった患者さんにもお使いいただけます」と、乙丸院長も効果を後押しする。

ＣＰＡＰ＋マウスピースで継続利用率アップに期待
綿密な医科歯科連携が鍵となる

ソムノデントが発揮する効果として大きく期待されているのが、ＣＰＡＰ継続利用率の向上だ。

「ＣＰＡＰを併用することで低圧力の空気による治療が可能となるため、不快感が減り継続利用率が上がるといわれています」

乙丸院長は現在、口腔内装置装着によってＣＰＡＰの継続率向上に寄与できるのかどうか、ということに興味を持っており、同院では、より患者に負担の少ない形で提供を行っている。またビタミンＤ濃度との関連性の論文もあることから、指先でビタミンＤ血中濃度の検査も行っている。

ソムノデントの製作は保険外診療となる。そこでより多くの患者に効果を実感してもらい、データを採集するために日比谷公園前歯科医院では、リーズナブルな価格での提供を考えているという。

また、現在は適応外であるソムノデントの医療ローン（治療費の負担を小さくするためのローン）を組めるようにするための取り組みも行っている。多忙の合間を縫って、積極的にソムノデントの普及に努めている。

ただし、乙丸院長はやみくもに装置の使用を勧めているわけではない。

「歯科医院では、患者さんからの希望があり、尚且つ効果が見込めそうだと判断できれば、装置の製作は可能です。しかし、患者さんの症状に対してこの装置の使用が正しい治療法だといえるのか、という懸念があります。ＣＰＡＰ適用ではない別の疾患である可能性もあるので、そこをはっきりさせるためにも医科と歯科が連携し、患者さんにしっかりと医師の診察を受けてもらう必要があります」

そして医科歯科連携の重要さは、ソムノデント併用による治療が始まってからも変わらない。

「CPAPを使用する前に、患者さんにとって最適な空気の圧を確認するための『タイトレーション』というステップがあります。もしもソムノデントを併用するのであれば、医師にこの検査を行ってもらう必要が生じます。また、マウスピースとCPAPの併用によって患者さんに回復の兆しが見られた時も、今後の治療の判断は医師に下していただく必要があります。ですからやはり医科歯科連携は欠かせないものなのです」

来院する患者の中には、主治医の先生から『マウスピースを作ってほしい』との内容が記載された紹介状を持ってくる者も居るという。乙丸院長の熱意が少しずつ周りに影響を及ぼし始めているのだろう。

「ですがこのような治療を知らず、患者さんの治療に行き詰っている医師はまだまだいるかもしれません。医科歯科連携の重要さと共に、周知に努めていけたらと考えています」

コミュニケーションから得られる治療のヒント
丁寧な治療は患者だけでなく日本の未来も明るくする

医科歯科連携は日本の医療費削減にも繋がる、と乙丸院長。

「OSAの治療をしっかり行うと、合併症である脳梗塞や心筋梗塞などの予防にも繋がり、医療費の削減になるというわけです。もちろん当院は歯科ですから、受診していただければ歯の健康もしっかりサポートします」

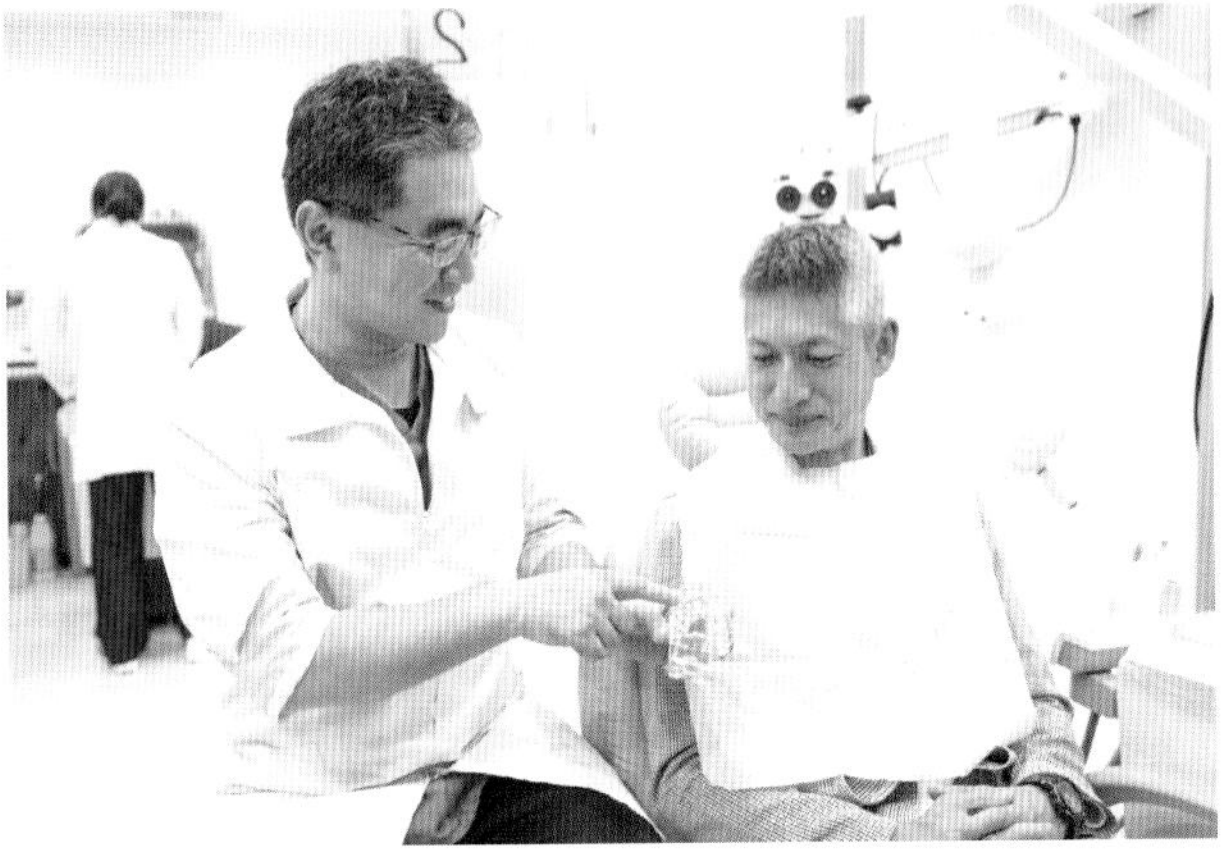
歯の健康をサポートし患者に笑顔を届ける

歯の健康は身体の健康と密接に繋がっている。しかし医院の診察において、患者の歯の健康状態を気に掛ける医師はまだまだ少ないのが現状だ。

「もしも医科歯科連携がより強固になり、コミュニケーションが密になれば、このソムノデントのように、今までになかった治療法が見つかるかもしれません。そうでなくても、普段から互いの知識を共有し合うことで、必ず患者さんの健康への貢献ができます。医師と歯科医だけに限らず、医療従事者同士の連携が促進していけば、医師にとっても患者さんにとっても良いことづくめです」

そんな乙丸院長のモットーは『丁寧な治療をすること』『患者さんにきちんと説明すること』『相談しやすい雰囲気を作ること』だ。ただ治療をするだけではなく、患者とのコミュニケーションを大切にしていることが伺える。

「治療は患者さんとの信頼関係なくしては成功しません。ですからどんな些細な相談や疑問でも、まずはお聞かせいただければ、という気持ちで日々診療に当たっています。実際に患者さんからも『先生は何回でも質問に答えてくれる』というお声を頂戴することも多いです」

目の前に課題が立ちはだかった時、それを打破するヒントはコミュニケーションから生まれてくる。どんな小さな声にも耳を傾け、新たな方法を模索する乙丸院長の在り方こそ、ますます多様化する健康課題の解決の有効打となるだろう。

PROFILE

乙丸　貴史（おとまる・たかふみ）

1980 年、東京生まれ。
2005 年、東京医科歯科大学歯学部 卒業。
2009 年、東京医科歯科大学大学院顎顔面補綴学分野 修了。
2012 ～ 2020 年、東京医科歯科大学歯学部附属病院顎義歯外来 外来医長。
2021 年、日比谷公園前歯科医院 開院。

【所属・活動】

日本補綴歯科学会。

日本顎顔面補綴学会。

日本口蓋裂学会。

日本口腔インプラント学会。

点滴療法研究会。

American Academy of Anti Aging Medicine(A4M).

INFORMATION

所在地	〒 100-0011　東京都千代田区内幸町 2-2-2 富国生命ビル 地下 1F TEL 050-1807-9329、0120-598-843（入れ歯治療専門電話番号）
アクセス	都営三田線「内幸町」駅　A6 出口より徒歩 1 分 千代田線・日比谷線・丸ノ内線「霞ヶ関」駅より徒歩 4 分 千代田線・日比谷線・都営三田線「日比谷」駅より徒歩 6 分 銀座線「虎ノ門」駅より徒歩 7 分 銀座線・都営浅草線・JR・ゆりかもめ「新橋」駅より徒歩 7 分 「東京」駅よりタクシー乗車　5 分 都営バス三田線「内幸町」 東急バス「内幸町」
設立	2021 年
診療内容	歯科、小児歯科、歯科口腔外科、矯正歯科
診療時間	〈月～土〉9：00 ～ 13：30、14：00 ～ 18：30 〈休診日〉日・祝・年末年始
院長挨拶	歯をしっかり残したい 大切な自分の歯を守ってもらいたい 食事を楽しんでほしい いつまでも健康なカラダで その思いで歯科医療を行っています

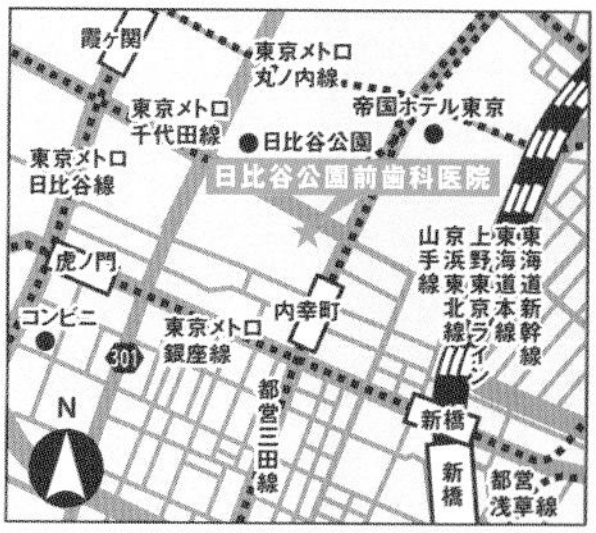

https://hibiya-parkfront.com/

高血圧・睡眠時無呼吸症候群のエキスパートドクター

丁寧な検査と患者の希望を尊重した診察が魅力

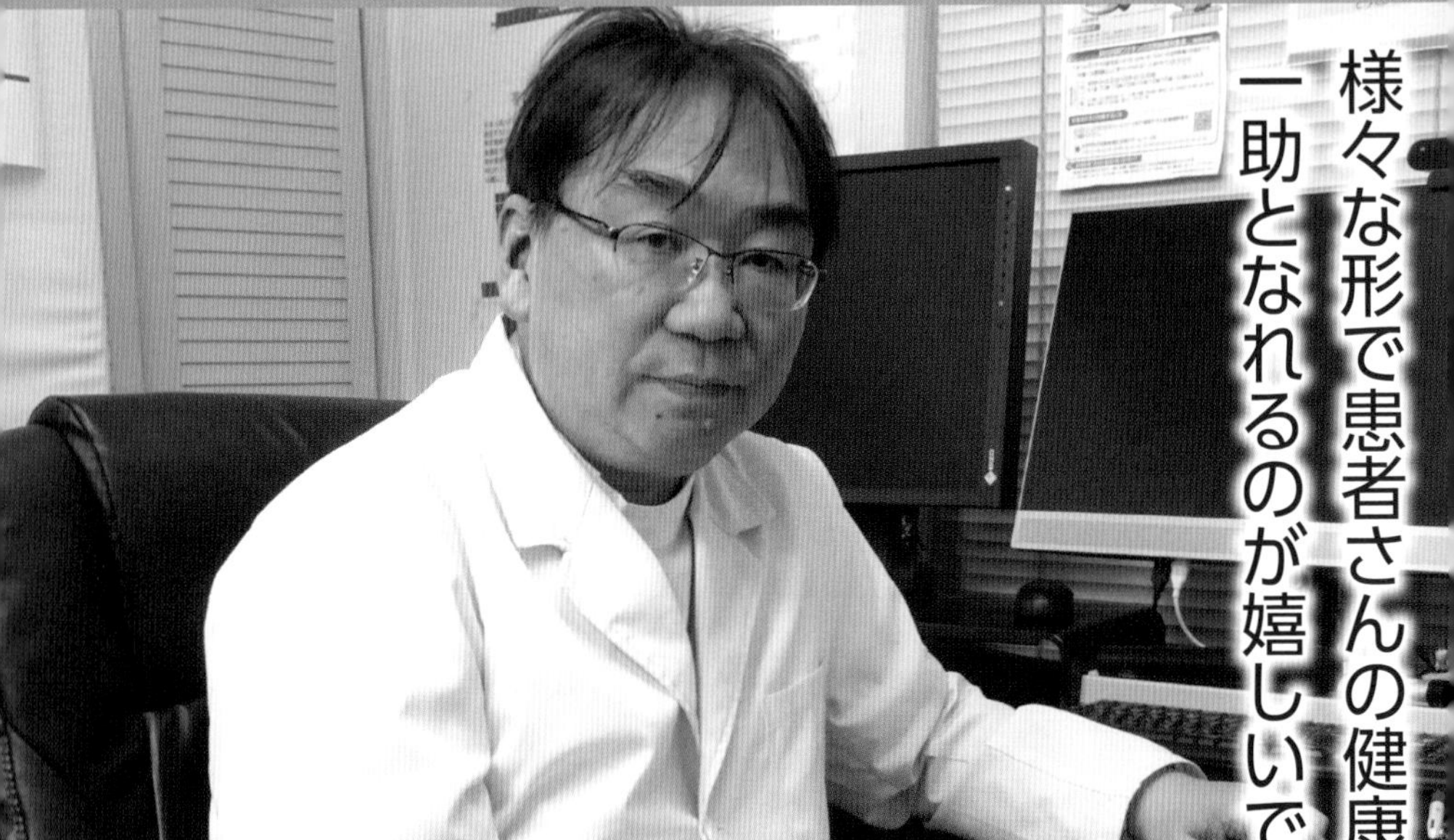

様々な形で患者さんの健康を守る一助となれるのが嬉しいです

医療法人甲翔会 **かい内科クリニック**

院長 **甲斐　達也**

大阪府南部に位置する大阪狭山市は、落ち着きのある静かな雰囲気を活かして子育て支援に力を入れているのが特徴だ。『狭山池まつり』といった季節ごとのイベントが充実しているのも魅力。かい内科クリニックは、そんな暮らしやすい町の中に位置している。

院長の甲斐達也医師は「コツコツやる」を座右の銘に、患者の生活に寄り添い、患者と歩幅を合わせた治療を行っている。そんな甲斐院長が特に力を入れている生活習慣病。中でも高血圧や睡眠時無呼吸症候群に関しては開業前の勤務医時代から取り組んでおり、エキスパートとして日々診察に当たっている。多様化する健康面での人々の悩みに、甲斐院長はどのようにして寄り添っているのだろうか。

激動の医師人生を歩みながら実力を身に着けていく 医師として経験を積む中で感じた『理想の医療』

1992年に医師免許を取得後、近畿大学医学部附属病院の循環器内科に入局した甲斐院長。研修医として初めての勤務先は救命救急センターの心臓部門。緊急を要する患者が集まる中でも、施す処置が命に直結する重要な部署に足を踏み入れたのが、医師人生の始まりだった。

一般病棟勤務では、受け持った末期がん患者のために1カ月半病院に泊まり込み、24時間体制を構築して全力で患者と向き合った。

その後は大学院にて血圧に関する研究に従事し医学博士の学位を取得する一方で、出向先の病院では消化器疾患と救急医療を重点的に学ぶとともに内科疾患全般の診療を行うなど医師として着実に成長していった。出向先の病院から大学病院に戻った後は、脳神経内科に出向し脳神経

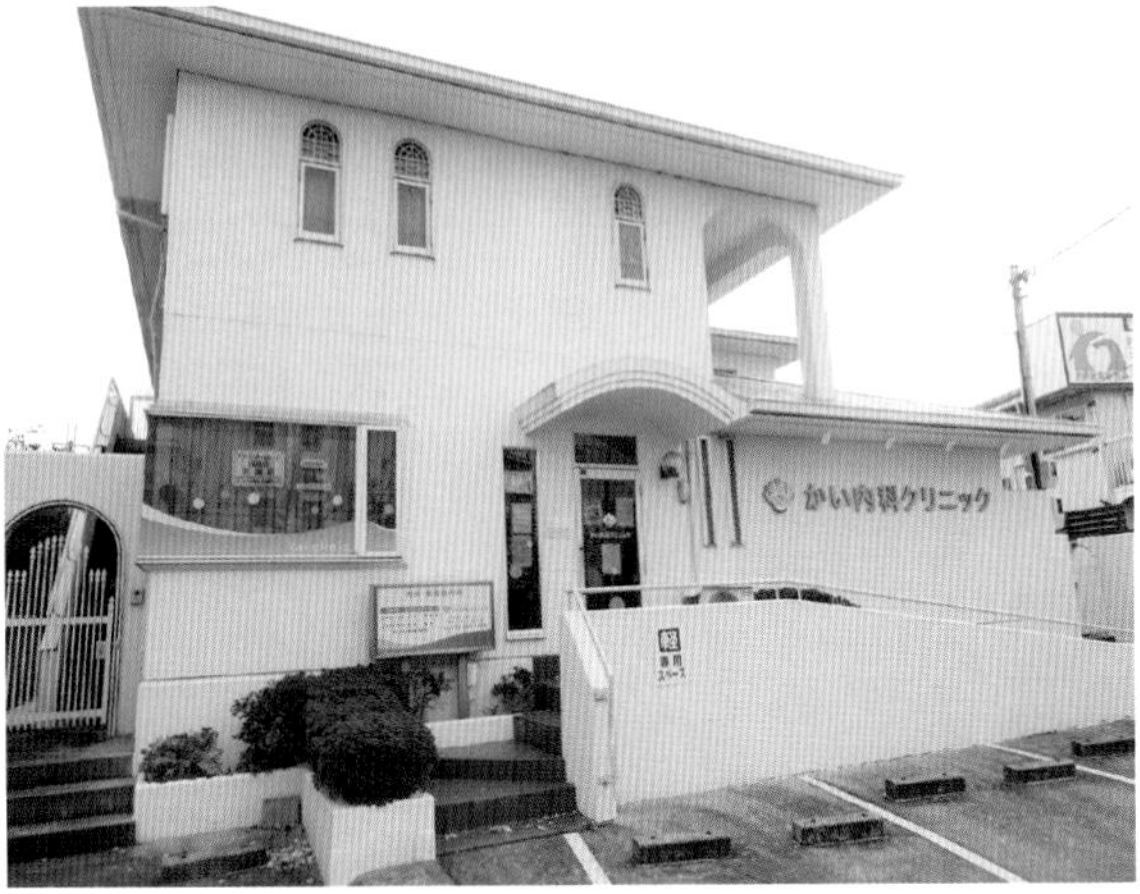

なるべく患者の希望に沿い、
相談しやすい雰囲気作りを心掛けている

内科の知識も磨き、その後は高血圧・老年内科の講師、医局長として後進の指導に当たった。

15年間にもわたり近畿大学医学部附属病院で勤めた後は、医学部長からの要請で済生会富田林病院へ赴任。これまで培ってきた知識と技術を活かして、循環器内科部長として高血圧や心血管疾患の治療に当たると共に、日本内科学会認定内科指導医としての立場から済生会富田林病院内科臨床研修指導責任者として、入職する内科研修医の指導を行った。

そんな日々を過ごす中で、「自分にとって理想となるような医療を提供したい」という想いが強まっていった甲斐院長。他院に内科部長として赴任して脳神経疾患や血液透析治療を学び、対応できる診療科目の幅を広げた。その後、実際にクリニックに勤務し診療を実践するなど、新しい挑戦への準備を怠ることはなかった。

そして2020年7月、前任の院長から引き継ぎ、晴れてかい内科クリニックが開業した。

「開業したての頃は、地域の皆様に受け入れてもらえるかどうか、不安でした。前任の頃から通院していただいていた患者さんが来て下さりましたが、医師と患者さんの間には相性というものが必ずあります」しかし、その不安は杞憂だったようで、甲斐院長の治療は地域の患者に受け入れられている。

かい内科クリニックが開業して3年半（2024年1月現在）。甲斐院長は、「かつて自分が提供したいと考えていた医療を提供できていると思います」と手応えを語る。

2つの高血圧の性質を見極めることが重要
睡眠時無呼吸症候群と高血圧の深い関連性

総合内科、循環器、高血圧、脈管、老年病など様々な領域での専門医資格を有する甲斐院長。中でも積極的に取り組んでいる疾患の1つが『高血圧症』だ。

「高血圧は成人病の中でも特に患者数が多い疾患です。内科以外の医師からもアムロジピンなどの降圧薬を処方することができ、初期治療のハードルが低いと言えます」

薬剤を服用しさえすれば、確かに血圧値は下がる。しかし甲斐院長はこのような対症療法に警鐘を鳴らす。

「高血圧には『本態性』と『二次性』、2つの分類があります。患者さんの高血圧はどちらに当てはまるのかをきちんと調べないと、適切な治療が出来ません」

『本態性高血圧』とは原因疾患が無く、遺伝的素因や生活習慣が複合して引き起こされる高血圧のこと。たとえば肥満や運動不足といった生活習慣の乱れが原因として挙げられる。

一方、『二次性高血圧』とは、血圧を上昇させる要因となる病気の存在により引き起こされる高血圧を指す。たとえば『原発性アルドステロン症』という疾患は、副腎に原因疾患があるためにアルドステロンというホルモンが自律的に分泌過多になり高血圧を引き起こす。

「済生会富田林病院に勤務していた頃、脳卒中を繰り返してしまう患者さんが居ました。調べてみると、原発性アルドステロン症により引き起こされた二次性高血圧が原因だったのです。このようにきちんと検査しなければ、原因疾患を見落としてしまう危険性があります。二次性高血圧は血圧値のみを正常化させても心血管疾患の発症リスクはあまり低下しないことも多いので、こういった事態を防ぐためにも、内科の専門医への早めの受診をお勧めします」

甲斐院長が力を入れて取り組んでいるもう1つの疾患が『睡眠時無呼吸症候群（以下、SAS）』だ。

「気道の狭まりや閉塞により、睡眠中、10秒以上の呼吸停止もしくは気流の大幅な低下が1時間当たり5回以上ある状態を『SAS』といいます。頻度が1時間に15回以上もしくはSASの症状を伴う場合には、治療を考えることになります」

肥満や鼻中隔湾曲症（鼻腔を隔てる中心の仕切りが曲がっている状態）などが原因の1つだ。そのほか、日本人の場合は下顎の骨格が小さいために舌が収まりきらず、睡眠時に気道が舌に塞がれてしまうこともある。

「SASとはすなわち呼吸を堪えているのと同じ状態です。我慢していた呼吸が再開されると胸腔が一気に広がり、同時に血圧も一気に上昇します。つまり1時間の睡眠の内、血圧が激しい上昇と下降を何度も繰り返しているのです」

血圧が激しく変動する間に体内に血栓が飛び、寝ている間に脳梗塞や心筋梗塞が引き起こされる可能性もある。このように、SASとは様々な疾患を併発する恐れのある危険な疾患なのだ。

睡眠時無呼吸症候群への多様なアプローチ
治療の鍵は〝治療の継続と生活習慣の改善〟

クリニック開業前、済生会富田林病院に在籍していた甲斐院長。当時、病院全体をあげて取り組んでいたのがSASの診療だった。既にSASと関わりの深い二次性高血圧に力を入れていた甲斐院長は、同病院にてＳＡＳ治療に関わっていく。

「高血圧やＳＡＳを放置していると起こるかもしれない、動脈硬化や脳心血管疾患を予防したいという想いが第一にあったのです。こうして開業した今も、当院の特色として血圧に関する疾患や心血管に関する疾患は特に力を入れて取り組んでいます」

ＳＡＳに対する基本的な治療とされているのが『持続陽圧呼吸療法（ＣＰＡＰ）』という治療法。空気を送り込む装置に接続された鼻マスクを装着し、気道に空気を送り込むことで無呼吸を改善させる。甲斐院長はＣＰＡＰ治療が保険適応になった１９９８年からＣＰＡＰ装置を用いた治療を開始しており、約25年の診療経験を有する。

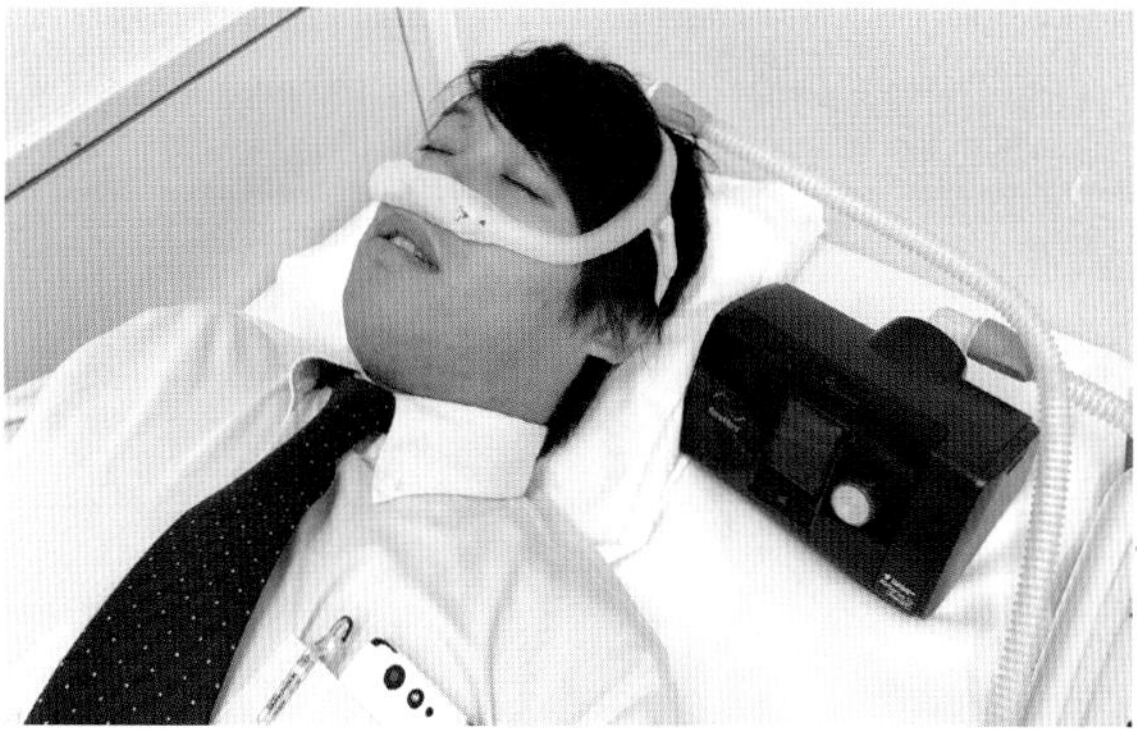

睡眠時無呼吸症候群（SAS）に対する基本的な治療
『持続陽圧呼吸療法（CPAP）』

クリニックではこのＣＰＡＰ治療の他、マウスピースを用いた治療も積極的に取り入れている。ＳＡＳ用のマウスピースを装着すると下顎が前に出た形で固定されるため、気道を確保することに繋げられる。

「このマウスピースは患者さんの歯型に合わせてその患者さん専用に製作します。しかし、下顎が出すぎた状態で固定されてしまうと、顎関節症を招く恐れもあります。逆に下顎をあまり出さないように固定すると効果が殆ど認められません。当院ではそういった加減を見極められるほど経験豊富な歯科医をリストアップし、患者さんに紹介するという形で連携を図っています」

これらのように同院ではＳＡＳに対する豊富なアプローチ方法が用意されており、様々な状況の患者に対応が可能だ。

しかし、それらの治療法でＳＡＳが根本的に回復するというわけではない。

「私がよく患者さんにお伝えするのは、『ＣＰＡＰなどの治療法は、いわば眼鏡と同じようなもの』ということです。塞がっている気道を空気圧によって広げることはできますが、気道が塞がってしまう要因そのものを取り除いているわけではありません」

それを理解した上で１番大切なのが「長期的に治療を続けつつ、生活習慣を見直すこと」だと甲斐院長は語った。

正確に検査を行うための工夫の数々
患者の声を取り入れ見出したかい内科クリニック独自の検査法

かい内科クリニックではＳＡＳの治療と共に、検査にも力を入れている。

まずは簡易睡眠検査。パルスオキシメーターと呼吸センサーを装着し、睡眠中の様子をスクリーニング検査することで数値を把握する。

「機械の装着もそれほど難しくないため、患者さんのご自宅で検査していただきます。当院と契約している業者がご自宅まで検査キットをお送りしますので、患者さんの状態をご自身で計測していただくのです」

より詳細なデータが必要な場合は『終夜睡眠ポリグラフ検査（ＰＳＧ）』を行う。脳波や呼吸状態、酸素飽和度などを調べることが可能な検査だが、ネックは通常の病院の場合、検査入院が必要になる点だという。

「患者さんの中には、自宅で毎晩のように軽い晩酌をするのが習慣になっていたり、夜中になってから眠りについたりする人も少なからずいらっしゃいます。しかし、通常の入院だと患者さんの普段の生活を再現できない恐れがある」と危惧する。

「SASが悪化する大きな原因の1つとして、日常的な飲酒が挙げられます。ですが、入院するとアルコールが規制され、患者さんの普段の生活習慣が再現されないまま検査が実施されてしまい、結果が過小評価されます。入院中の生活リズムと実生活のリズムのずれに対しても、同じことが言えます」

甲斐院長は勤務医時代、この検査時における患者の健康状態のギャップを埋めるべく四苦八苦した。

「当時勤めていた病院の規定違反を犯さず、なおかつ患者さんの普段の健康状態を少しでも再現するため、検査入院の直前でもなるべく普段通りに生活、飲酒をしてもらうようにお願いすることもありました」

試行錯誤を重ねた末、現在同院では理想的な方法で検査を実施することが可能になった。

「患者さんのご自宅に検査機器を扱う技師を派遣するというやり方です。ご自宅で検査機器を装着していただき、あとは普段通りの生活を送ってもらいます。翌日には再び技師が訪問して機器を回収し、検査を実施するという仕組みにしたのです」

この方法であれば入院の負担もなく、普段の健康状態のまま検査が可能となる。もちろん通常通り入院しての検査を希望する場合には、入院での検査の段取りを行う。

「患者さんの健康を守る一助となれるのが嬉しい」
地域のホームドクターとしてあらゆる悩みにも対応

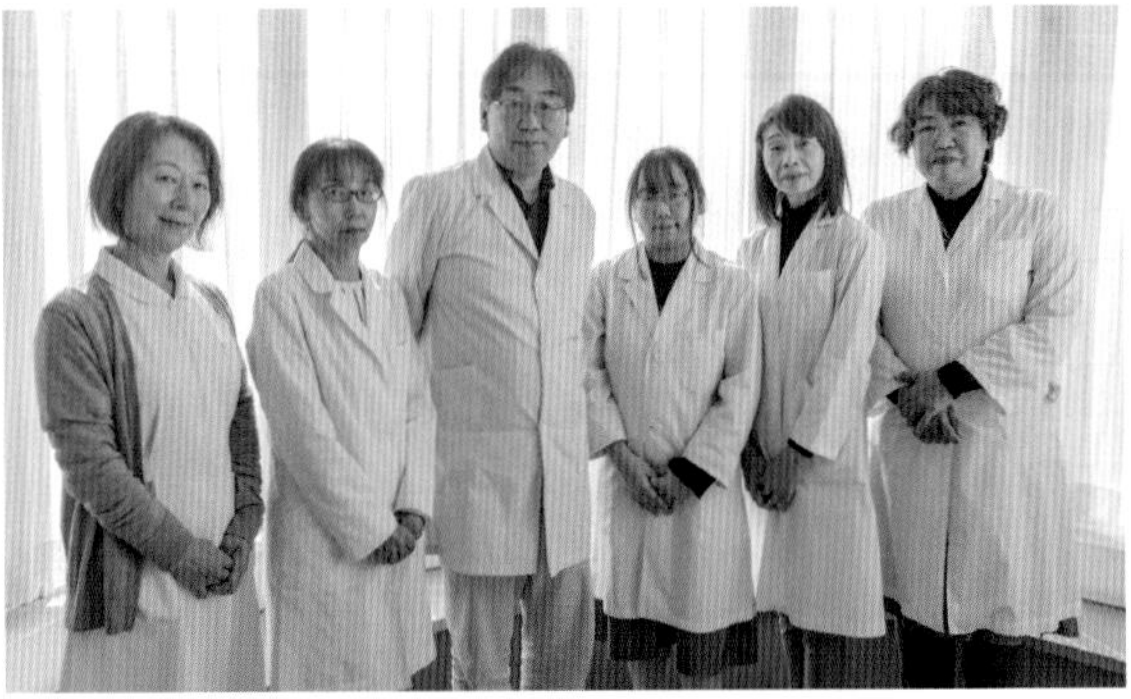
患者目線を第一とした診察や検査を提供している

地域のホームドクターとして、また専門性を発揮したスペシャリストとして患者に寄り添う医療を提供し続ける甲斐院長は、医師という仕事の醍醐味を次のように語った。

「勤務医時代には、入院患者さんに対する早急な検査の実施が、迅速に手術に繋がったということがありました。開業してからも、患者さんを他院に紹介した後日、がんの早期発見に繋がったとお礼のお言葉をいただいたことがありました。様々な形で患者さんの健康を守る一助となれるのが嬉しいですね」

医療職に求められる『連携』を着実に遂行することで患者の命を守る、医師にあるべき姿勢と言える。

「普段の診察で心掛けているのは、相談してもらいやすい雰囲気作りです。内科の領域以外のご相談を受けた際も、その患者さんの悩みに合った先生を紹介し、なるべく患者さんの希望に沿えるように尽力しています」

できる限り患者の生活に寄り添った治療を行いたい、という甲斐院長の想い。それは長年にわたり、人々の生活に密接に関わる高血圧といった疾患の治療に携わり、あらゆる生活環境や患者の想いに触れてきたからこそ溢れるのだろう。

「やはり当院は高血圧やSASをはじめとする生活習慣病の治療に力を入れておりますから、たとえば検診の結果が良くないなど、少しでも気になることや心配なことがありましたら、1度来院いただき、相談していただければと思っています」

患者の目線を第一とした診察や検査、そして「気になることはなんでも相談できる」と思えるような空気が、患者にとっての安心へと繋がるのだ。

PROFILE

甲斐　達也（かい・たつや）

1992年、近畿大学医学部を卒業。

近畿大学病院第一内科にて初期研修後に大学院へ進学。

卒業後は堺市内の総合病院にて勤務後、近畿大学医学部高血圧・老年内科講師を務める。

2009年、済生会富田林病院循環器内科部長、睡眠時無呼吸センター長に就任。その後、さくら会病院内科部長に就任。

2020年7月、「かい内科クリニック」を開設。

INFORMATION

所在地	〒589-0023　大阪府大阪狭山市大野台6-1-3 TEL 072-366-1366　FAX 072-366-1367
アクセス	南海バス「大野台6丁目」停留所より徒歩3分、「西山台南」停留所より徒歩3分 大阪狭山市循環バス「大野台7丁目北」停留所より徒歩4分、「西山台南」停留所より徒歩4分 専用駐車場8台完備（クリニック前4台、第2駐車場2台、提携駐車場2台）
設立	2020年
診療内容	高血圧、睡眠時無呼吸症候群、生活習慣病、循環器疾患、老年科疾患、その他内科全般
診療時間	〈月・火・木・金〉9：00～12：00、16：00～19：00 〈土〉9：00～12：00 〈休診日〉水・日・祝
理念	一人一人の患者さんに寄り添い、良質かつ信頼のある医療の提供に努め、地域医療の発展に貢献する

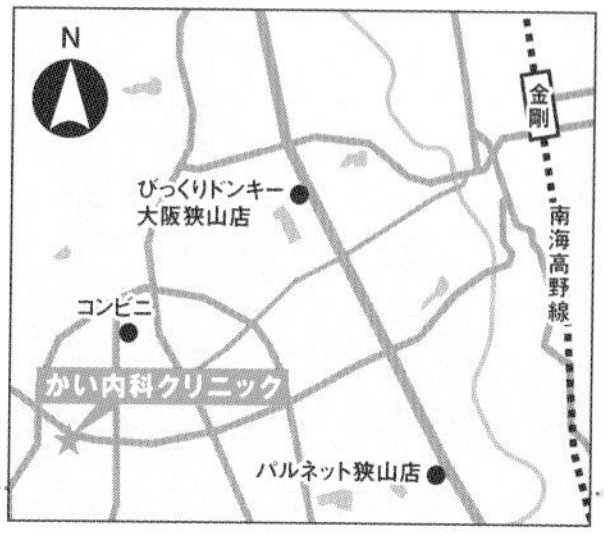

https://kai-clinic.net/

脳と神経領域における
百戦錬磨のスペシャリスト

病院並みの手術・検査設備を備える唯一無二の医療機関

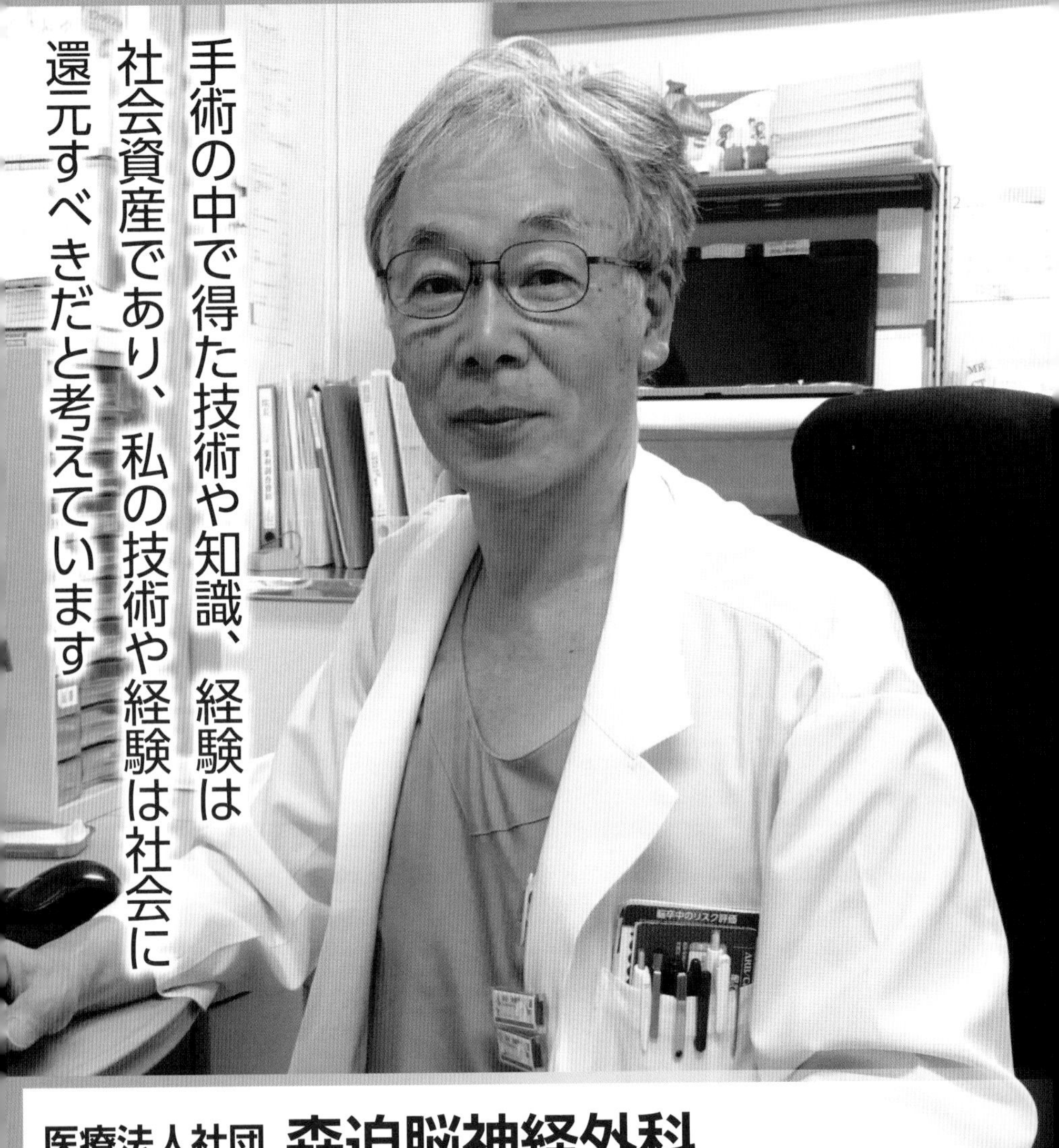

手術の中で得た技術や知識、経験は社会資産であり、私の技術や経験は社会に還元すべきだと考えています

医療法人社団 **森迫脳神経外科**

理事長・院長 **森迫　敏貴**

兵庫県宝塚市。阪急宝塚線山本駅より徒歩3分程の所にある医療法人社団 森迫脳神経外科。脳や神経領域を専門とする同院は、個人開業医では珍しいMRI・CT、19床の入院ベッドと手術環境を備える。こうした設備を駆使して、検査・診断・治療をワンストップで行い、開院以来、地域の患者に良質な医療を提供し続けている。

「〝足が痛い〟、〝腰が痛い〟、〝手がしびれる〟など、色んな悩みや症状を訴えて患者さんは来られます。当院では対症療法的に薬を出すだけではなく、それらの原因がどこからきているのか、根本原因の見極めを大事にしています」

こう穏やかな表情で話すのは、理事長・院長の森迫敏貴医師。「医療は患者さんの不安を取り除き、安心していただくためにあるもの」という考えのもと、患者とその家族と向き合い、「患者のため」という一心で日夜働き続けている。

根本原因の見極めを大切にする診察スタイル
専門医として原因が神経か否かを明確に分類

森迫脳神経外科に一歩足を踏み入れると、眼前に飛び込んでくるのは待合にある大きな水槽。来院患者を亀や熱帯魚といった癒しのペットたちが迎えてくれる。

いざ診察が始まると、森迫院長は根本原因の見極めに心血を注いでいく。「悩みの種となっている症状や機能低下はどこからきているかを明確にします。その後、治療すべきか、経過観察でいいかなど、今後の方針を患者さんと一緒に考え、決めていきます」

こうした見極め段階における森迫院長の強みは、根本原因が神経かそうでないかを明確に分類

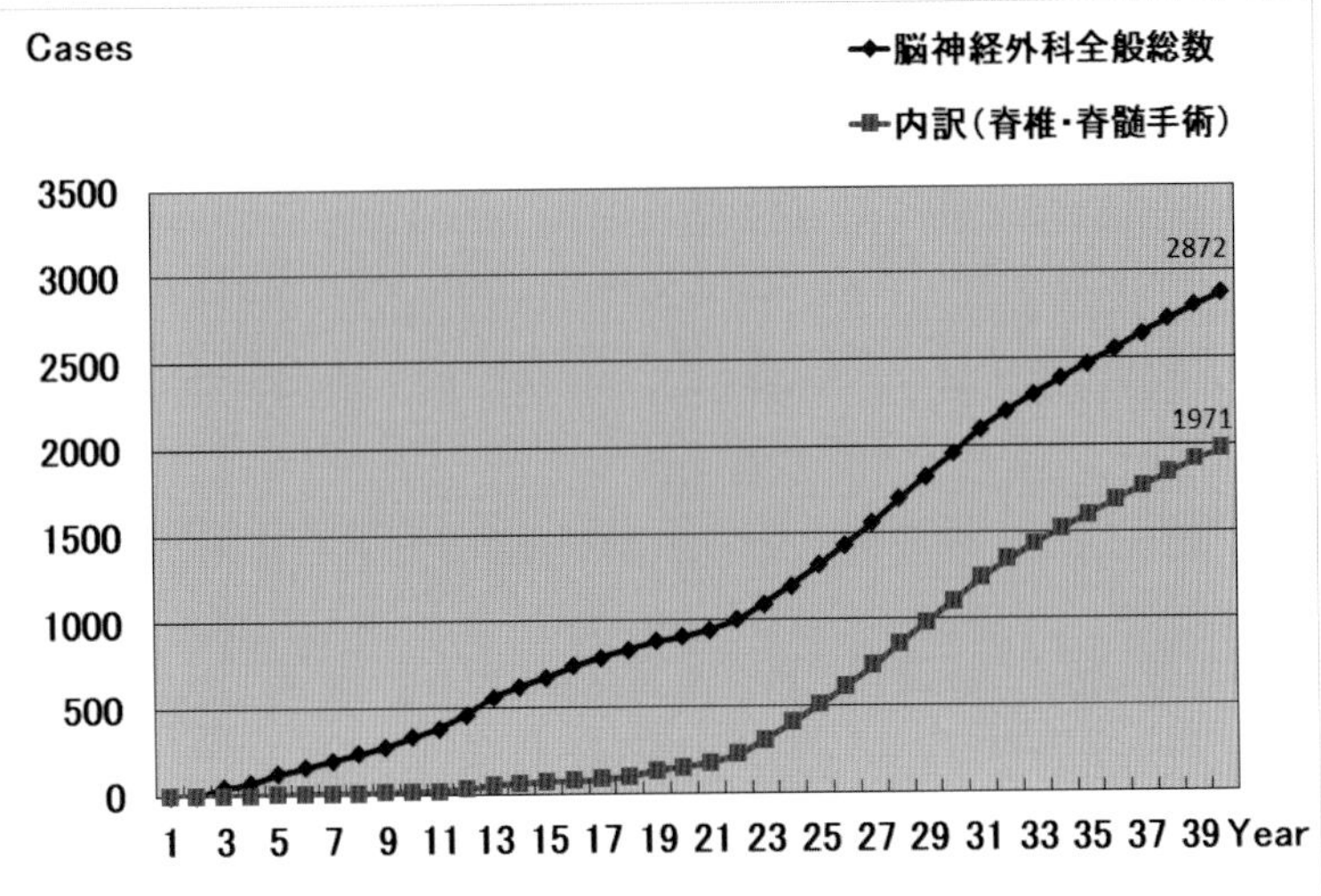

Personal Cases of Surgery

森迫院長が手掛けてきた執刀手術件数

できる点。これは長く脳神経外科専門医として膨大な数の患者を診てきたからこそなせる業だ。

原因が神経であれば専門領域として対応し、その他であれば対応をアドバイスし、必要に応じて最適な科、医療機関を紹介。いずれにせよ、患者が森迫脳神経外科を後にするときには安心を感じてもらうことを心掛ける。

病歴、診察、検査などで原因を見極める一方、患者ニーズとしてあるのは、『早く今ある痛みや苦しみを和らげて欲しい』というもの。第1手段として薬の処方が挙げられるが、「薬は使うタイミングや期間、ご自身の年齢、状況などを十分に考慮しながら利用することが大切。40歳前と、80歳以上では薬の最適な使い方も変わってきますから」と森迫院長。

「今は強い痛み止めが多数使えるようになりました。気をつけていただきたいのは依存や副作用、そして原因の本質を見失ってしまう可能性。痛みは身体がトラブルを起こしていることを教えてくれているサイン。薬で一時しんどい症状から解放されるかもしれませんが、根本的な解決にはなりません。薬ももちろん苦しみから解放されるという点では大切ですが、デメリットもあるということを患者さんには知っていただきたい」

脳、脊椎・脊髄の手術を3000件近く手掛ける「手術は患者さんの喜びの声を聞くための手段の1つ」

森迫脳神経外科2階にある手術室。同院の全ての手術がここで行われるわけだが、森迫院長が医師となってから現在（2023年12月）までの執刀手術件数は2872件。開業に際しメスを置く医師が多いが、彼は自身の医院に病院並みの設備を整え、開業後もペースをあげ、多くの手術を手掛けてきた。

「開業前までに私は1000件ほどの手術を行ってきましたが、その中で得た技術や知識、経験はもはや私だけのものではなく、社会に還元すべき資産であるという風に考えています。その想いが手術設備を備えた森迫脳神経外科の原点になっています」

開業までに森迫院長が主に行ってきたのは脳腫瘍や脳血管疾患の手術。そして、開業後は椎間板や脊椎（背骨）による神経の圧迫を取り除く神経減圧の手術だ。

「術後の患者さんから、『ゴルフに行けるようになった』、『買い物に行けるようになった』、『山登りができるようになった』など、喜びの声をいただくことがありますが、大切なのは術後に何年も痛みなく歩いていること。そこで初めて手術をした意味が出てくるのだろうと思っています。私にとって手術は患者さんに提供できるアイテムの1つに過ぎません」

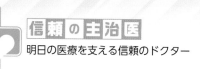

多くの患者に手術を提供してきた森迫院長だが、その中には実の父親も。

「80代の父が転倒後、しばらくして言動がおかしくなり、転びやすくなりました。脳と硬膜の間に血液がたまる慢性硬膜下血腫でした。手術は研修医のころからやっている簡単なものでしたが、いざ父の手術を始める前は、『今日、この手術を行うため自分は脳神経外科を続けてきたんだ』と、そういう心持ちになりました。この時、父からの教えでしょうか、この気持ちがその後の私の手術に毎回意識されるようになりました」

その後、父親は気丈に一人暮らしをしていたが、肝臓癌になり森迫院長に看取られ96歳の天命を全うした。

目の前の患者にこれまでの医師人生の全てを捧げる経験・データの蓄積は森迫脳神経外科の大きな強み

森迫院長が診察で患者と相対する前、そして手術に臨む前に必ず意識することがある。それが、前述の父親のケースと同様、「今日、この患者さんを診るためにこれまで医師を続けてきた」「これまで得た全てをもって目の前の患者さんを診る」というもの。

「患者さんを診ていけば診ていくほど、手術をすればするほど、医師としての引き出しや経験が増え、臨床医としてアップデートされていきます。最新版が目の前の私です」

「たとえば私が20年～30年前に手術を行った患者さんのその後の経過をずっと診させていただくと、術後にその方はどのように過ごされたのか、困ったことはなかったのか、また我々はその間どのような医療を提供してきたのかを知ることができます。それらは全て、私を含め森迫脳神経外科で取り込まれ、久しぶりに訪れる患者さんや初めて出会う患者さんに還元することができるのです」

このため、森迫院長は勤務医時代から、そして開業後も自ら手術を行った患者には、極力経過観察のために診察に来てもらう。

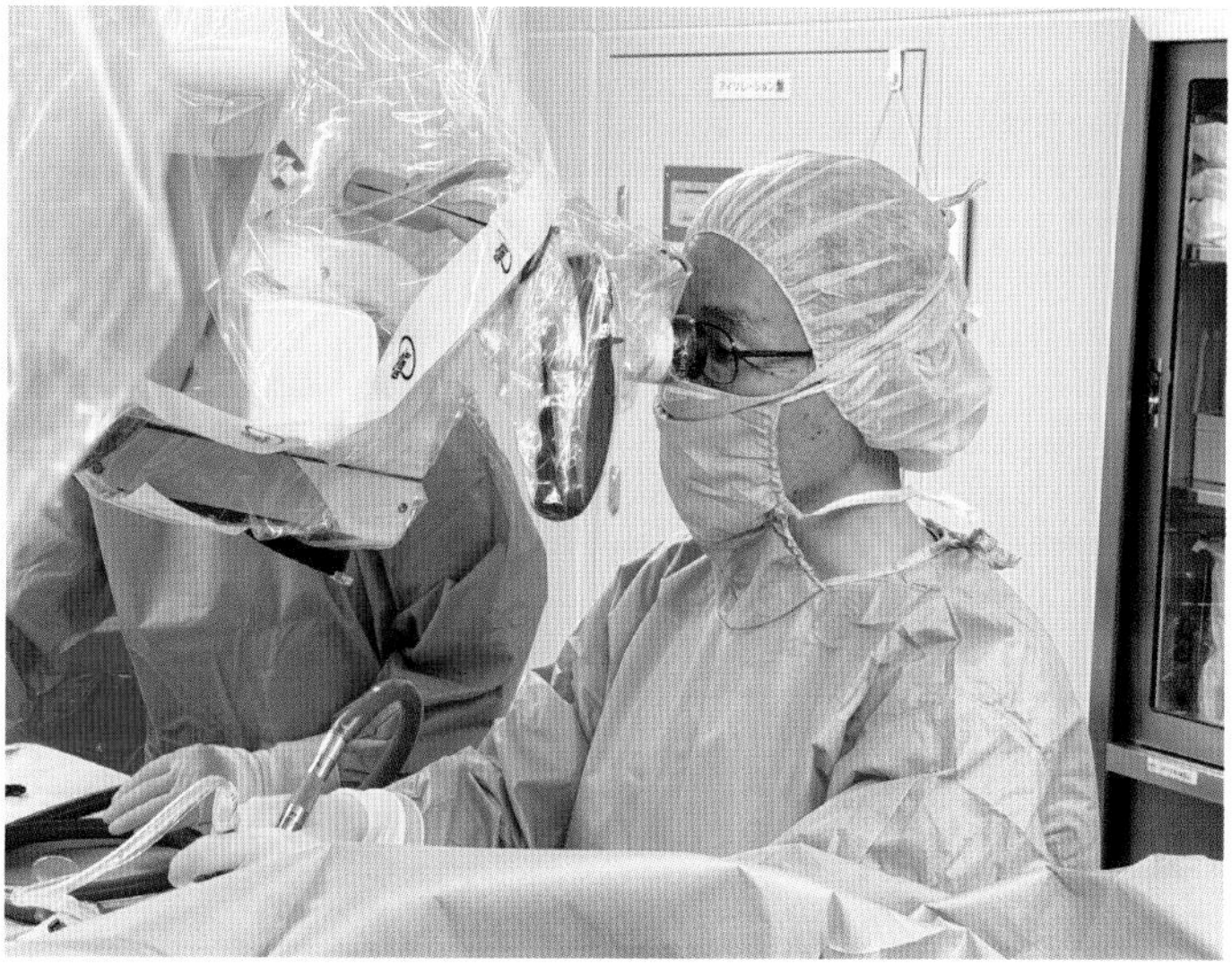
手術の際は目の前の患者に全力を尽くしている

「経過を診させていただく中で、〝もっとこうすれば良かったんじゃないか〟、〝この方法は間違っていなかったんだ〟など、提供してきた医療の答え合わせをさせていただいています」
さらに森迫院長はこうした情報の蓄積は、「スタッフ全員で共有していくことが大切」とも。「看護師、看護助手、受付、クラーク、検査技師など多職種で情報・データを共有して、全スタッフがまた来ていただく患者さん、次に出会う患者さんのためにそれを使う。こうした体制を目指し続けている点も、今の当院の大きな強みの1つでしょう」
森迫脳神経外科で保管される患者データは現在およそ3万件という膨大な数に上る。
「若い頃の私は怖いもの知らずでどんな患者さんでもとにかく立ち向かっていくような医師でしたが、今は患者さんをまず受け止め、過去の引き出しを使いながら診断・治療を進めていくスタイルになりました。経験の蓄積による変化だと感じますが、診断・治療の精度と今後の見通しを読む精度は確実にレベルアップしているのではないかと自負しています」

仕事の原動力は患者と自身の家族の存在 仕事に気持ちを込め、患者と信頼関係を構築

「家族と旅行に行くのは年末1泊のみ。仕事を引退後はもっと家族との時間を楽しみたいなと思います」

現在ほぼ休みなく仕事をこなす森迫院長。自身の原動力になっているのは患者の存在がもちろん大きいが、もう1つは「家族の存在」だ。「妻や2人の子どもに認めてもらいたいという想いも私の中では大きい。いずれ私もメスを置いて引退する時期はきますが、その後に妻と互いに共感し合って生活を共にしていくことができればと思っています。子どもに対しては、単純に格好悪い姿を見せたくないなと。妻や子どもへのこうした想いも私を突き動かす原動力になっています」

〝妻と共感し合う関係〟を理想とする森迫院長だが、これは患者との関係においても、「同じ」だという。「我々医療機関側と患者さんとの関係も、どちらかが決めつけや押し付けの形になってほしくありません。お互いが認め合い、信頼し合える関係の中で診療を進めていくことが非常に大切です」

こうした関係を重視するため、森迫院長は仕事の中に感情や想いを込めることをいとわ

ない。
「医療の世界だけではなく、どの分野でもそうだと思いますが、気持ちを込めないと良い仕事はできませんし良い結果も生まれません。私も患者さんとざっくばらんに腹を割って色んな話をさせていただきますが、当院は、古きよき昭和日本人の感覚を感じてもらえる場なんじゃないかなと、そんな風にも思います」

長い年月でできた患者との深い絆
「現役を続ける最後の日まで患者に満足と喜びを提供できる医師でありたい」

森迫脳神経外科の開院から18年の月日が経過。最近は長い付き合いとなった患者も増え、『先生自身も身体の健康に気をつけて』、『私が死ぬまで、最期まで診て下さい』などといった声を掛けられることもあるという。「長く診させていただいている患者さんが元気な姿を見せてくれると嬉しいし安心します。逆に患者さんも私が元気に診察している姿を見て同じように思っていただけるようです。長く続けてきたからこそ、患者さんとこのような素敵な関係を築けたのだと思うと感慨深くなります。これからも患者さんとの関係を何より大事にしていきたい」

こう話す森迫院長に、改めて現状や今後の展望を伺った。「私自身勤務医として20年、開業医としてもうすぐ20年という段階にきていますが、臨床で色んな経験をさせていただき、医師としてとても面白いステージにきているなと実感します。今後も地域の脳神経外科医院として日々進化を繰り返し、私が現役を続ける最後の日まで、患者さんやスタッフに、満足と喜びを提供し続

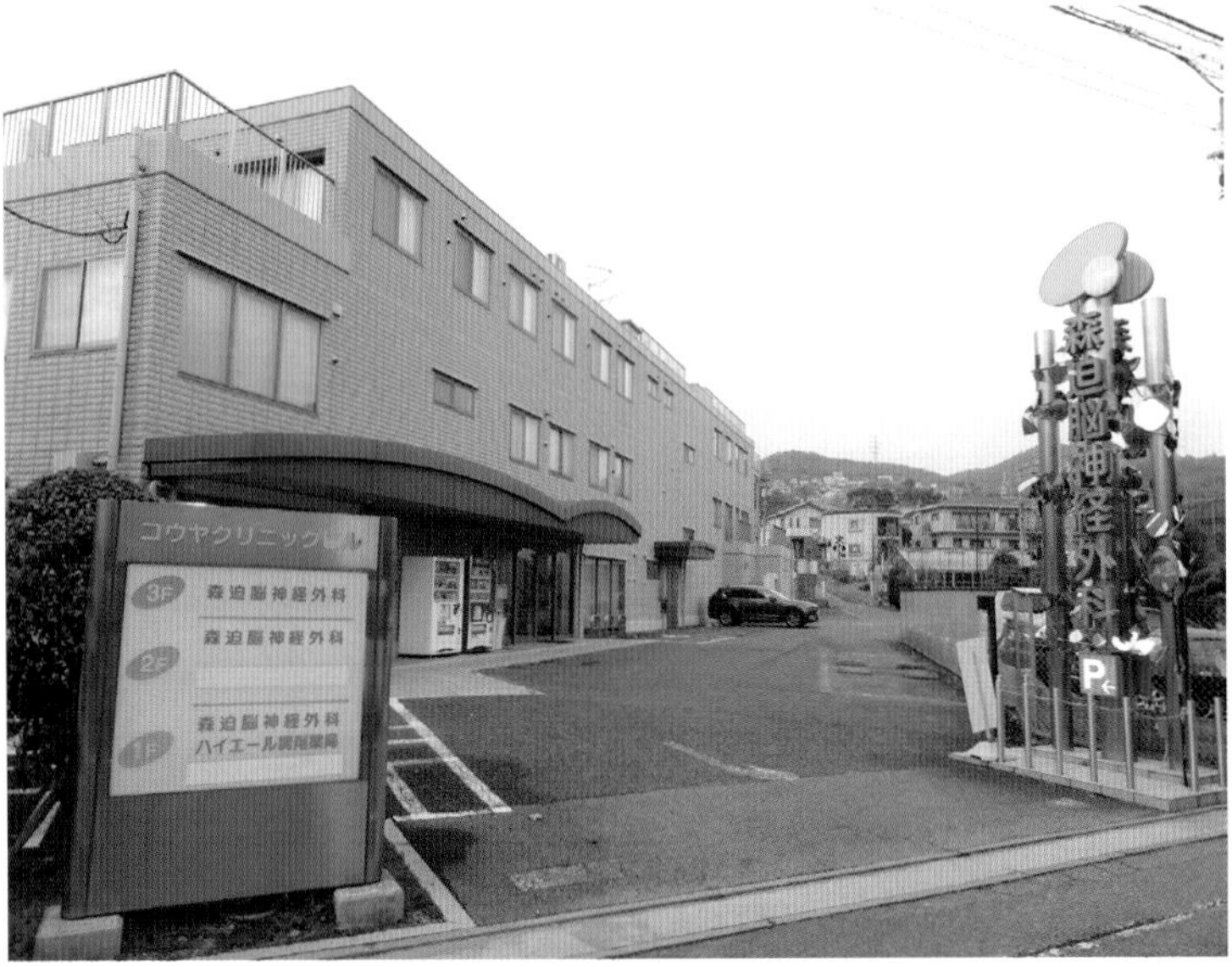

開院から18年経過し、患者との信頼関係も厚い

けたと思える医師でありたい」

社会資産である自身の経験・ノウハウを患者に還元、結果として喜びや満足を提供していくことを改めて誓う森迫院長。現在66歳だが、今もほぼ休むことなく診察や手術をフル回転で行う。自身の健康の秘訣は、〝良い仕事をすること、家族と良い関係でいること〟。

「良い仕事ができれば、疲れは吹き飛びます。うまくいかないとドッと疲れます。周りに支えてくれる人達がいれば、回復は早いです。良い精神状態で、良い仕事ができれば、身体はそれなりに年齢相応に元気で健康でいられます」

医師としてストイックに良質な医療を追い求める姿と、気さくで人情味溢れる人柄が印象的な森迫院長。自身の心身を整え、これからも患者の健康を、そして人生をサポートするため、スタッフと共に奮闘する。

PROFILE

森迫　敏貴（もりさこ・としたか）

1957年生まれ。
1984年、宮崎医科大学（現宮崎大学）医学部卒業。同大学脳神経外科学講座入局。
1985年、宮崎医科大学付属病院脳神経外科文部教官助手。
1988年、大阪脳神経外科病院。
1999年、同病院副院長就任。
2004年、大阪大学脳神経外科入局。
2005年、医療法人社団 森迫脳神経外科開院。

INFORMATION

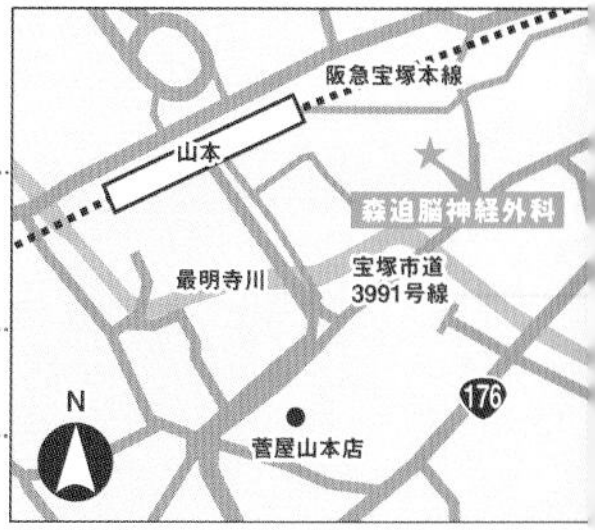

所在地	〒665-0816　兵庫県宝塚市平井5-1-8 TEL 0797-82-1116 FAX 0797-89-0444
アクセス	阪急宝塚線「山本」駅より徒歩約3分 駐車場完備（十数台分）
設立	2005年
診療内容	脳神経外科
診療時間	〈月～金〉9：00～12：00、14：00～17：00 〈土〉9：00～12：00 〈休診日〉日・祝
院長メッセージ	医療は社会資産であると私たちは信じています。医療現場で培った経験と知識を最大限社会に還元したいという気持ちで私他、医療事務職員、看護職員、検査技師職員がここ森迫脳神経外科に集まりました。地元地主さんをはじめ多くの医療機器メーカー様、病院関係業者様、ファイナンス関係者様のご理解、ご協力を頂いて、いままでは大きな病院でしかできないと思われた検査、診断、治療の一部を脳神経外科専門領域ではありますが、皆様のために利用して頂ける形態として準備することができたのではないかと考えています。私たちの持つすべての医療経験・知識・技術を末永く提供し、求められる医療とは何かを探し続ける場を作っていきたいと考えています。 私たちのモットーは「出会いと縁を大切にして、あなたに選ばれる医療の提供」です。 スタッフ一同、全力を尽くして皆様のお役に立ちたいと願っています。よろしくお願いいたします。

http://www.morisako.org/

京都・舞鶴から乳がん検診の大切さを発信する乳腺専門医

コツコツ愚直に飽くなき探求心を持って患者と向き合う

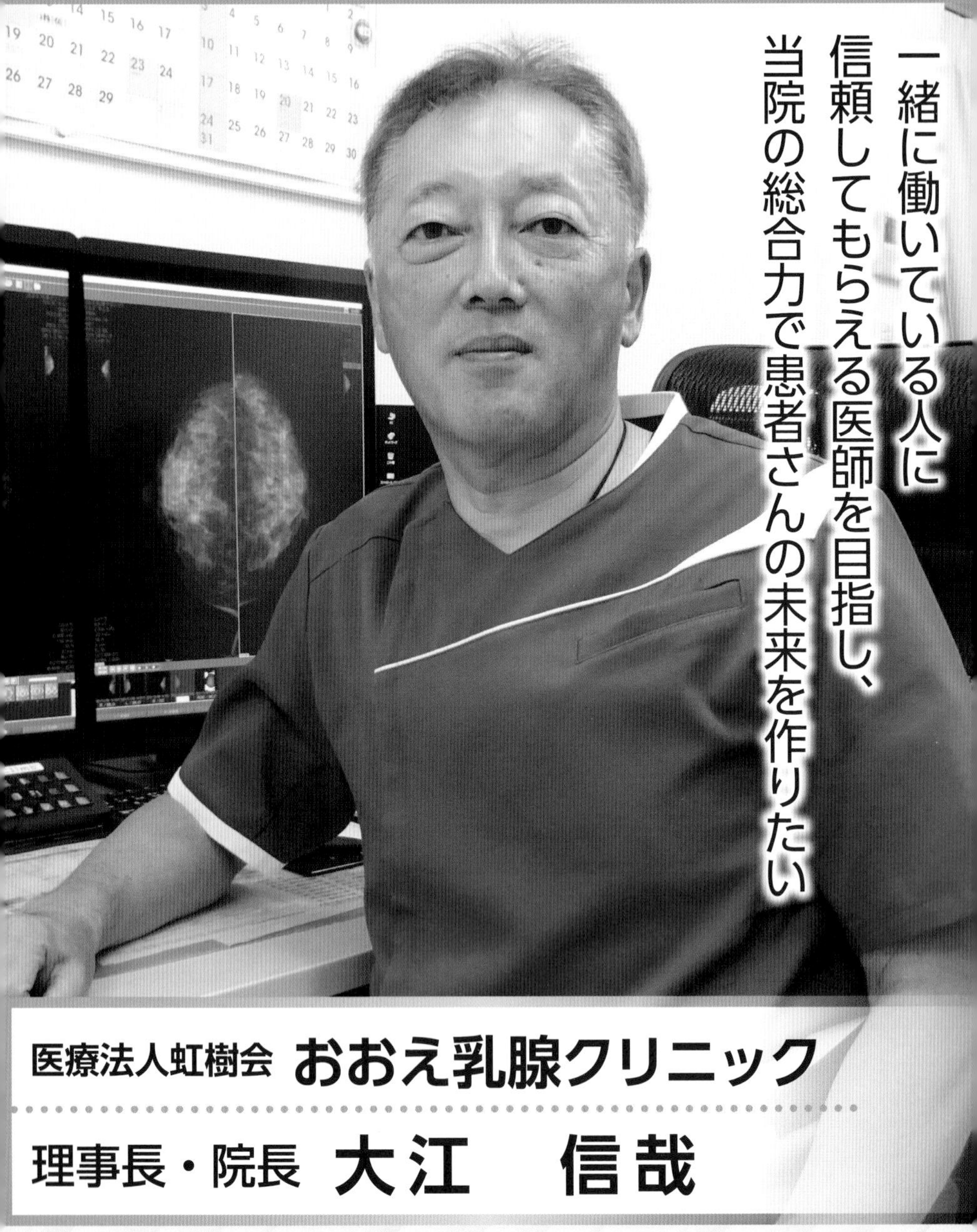

一緒に働いている人に
信頼してもらえる医師を目指し、
当院の総合力で患者さんの未来を作りたい

医療法人虹樹会　おおえ乳腺クリニック

理事長・院長　大江　信哉

日本人女性が最も多くかかるがんである乳がん。女性ホルモンのエストロゲンが発症に深く関与することがわかっているこの病は、生活スタイルの欧米化、少子化、晩婚化などの影響もあってか年々増え続けており、現在は日本人女性の8〜9人に1人が生涯のうちに乳がんに罹患することがわかっている。

乳がんは、乳がん検診で早期発見さえ出来れば著しく死亡率を下げることができるが、コロナ禍での受診控えもありここ数年は受診率の低下が顕著だった。特に地方では検診控えが多い傾向にあり、「検診の受診間隔が延びると、進行した状況で乳がんが見つかる可能性が高くなります。乳がんの怖さについて、改めて発信しなければなりません」。

そう力を込めて話すのは乳腺専門医、医療法人虹樹会おおえ乳腺クリニックの理事長・院長を務める大江信哉医師だ。

個々人へ直接知らせることで高い検診率を誇る舞鶴市 啓発・周知の愚直な取り組みは新たなスタンダードに

乳腺専門医は、京都府全体では60余名いるが、郡部の北部地方では非常に少なく3人、舞鶴市には大江院長1人しかいない。まさに乳腺医療においても過疎地域と言える。

一方、日本乳癌検診学会のデータに見る乳がん検診受診率では、京都市はわずか10%以下と低迷。舞鶴市は34%、京都府北部に含まれる与謝野町や京丹後市は府内で最も検診受診率が高く50%を超えている（いずれも隔年受診換算）。大江院長が検診・マンモグラフィを担当する地域である。

舞鶴市の検診受診率はコロナ禍でやや低下したものの現在でも依然高水準だ。都市部と舞鶴市

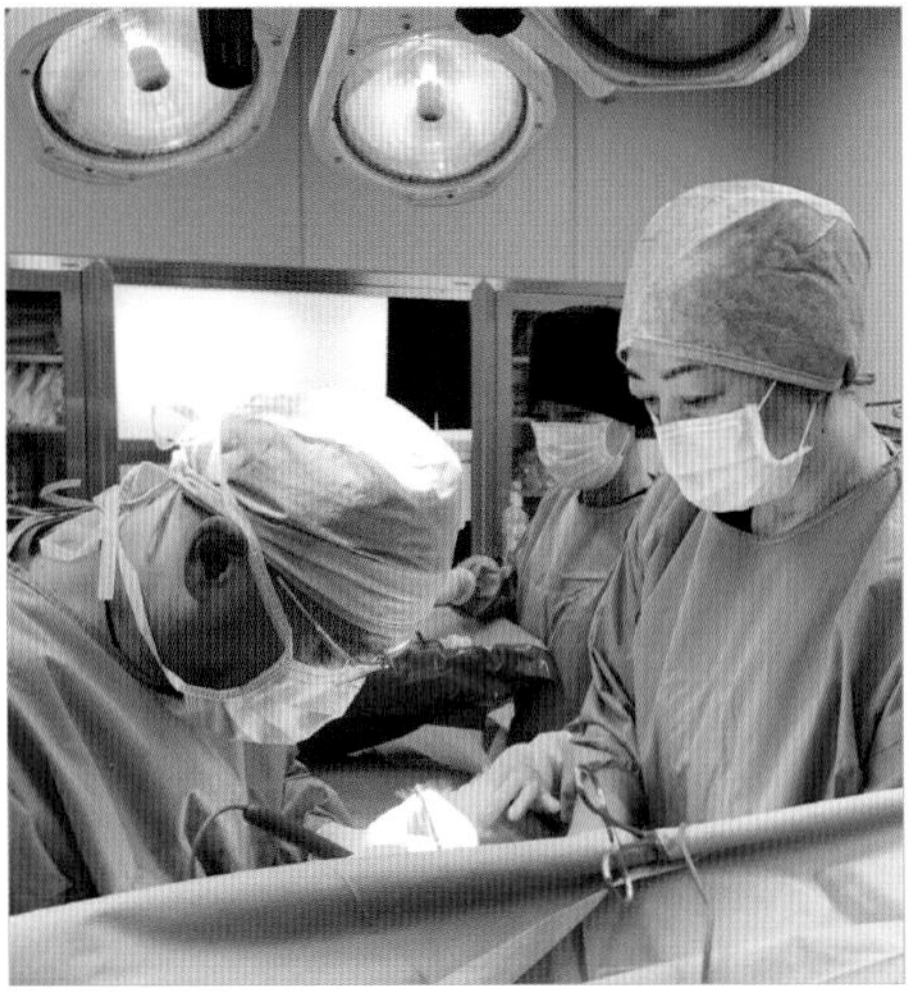

検診の大切さを訴え続け、多くの患者の
早期治療へ繋がっている

では受診者の母数が違うとはいえ、何故このような差が生まれるのだろうか。

「検診者数を増やすために効果的なツールは2つ。かかりつけの医師が直接、乳がん検診を受けるよう伝える。そして、市町村から直接個人に送られる、検診を受けられることを伝えるDMハガキです。この2つに効果があることが証明されています」

市の広報やホームページをわざわざ調べて住民健診を受ける人は非常に少ない。各家庭への電話による受診勧奨も、スマートフォンの普及もあり難しい昨今。大江院長は、舞鶴市行政と良好な関係を築き、協力してDMハガキを送り続けている。そして、DMハガキで受診率が上がる実態を報告し続けてきたことで、京都府医師会の乳がん検診委員会でも他市町の行政や検診医師への啓発活動が以前より容易に。京都市などの都市部でもDMハガキを送付する動きが出てきており、京都府全体の更なる乳がん検診の受診率アップへの道が開けている。「日本乳癌検診学会の発表の場においても、当院と行政で行う、前述のような新方式での検診成績を毎年発表させていただいています。乳がんに関する周知方法の新たなスタンダードになればと思います」

「乳がんのことならおおえ乳腺クリニック」という意識の浸透
開院以来のカルテは2万を超える

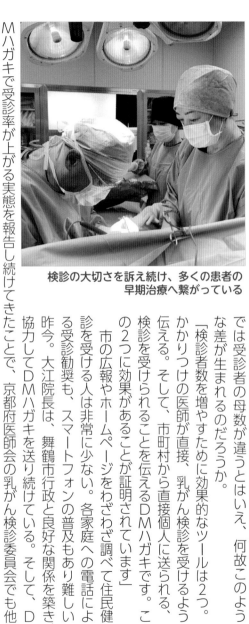

おおえ乳腺クリニックは、2024年で開院から17年になる有床診療所。ここで、約2万1000人にも上るカルテが大江院長によって書かれている。乳がん手術は、年間70～80例程度行っている。乳がん手術数の多い有名大病院で年間1200例の手術が行われたとしても、執刀医師が20人いれば、1人年間60例程度である。年間80例は1人の医師が執刀する乳がん手術症例としては相当多い部類だ。しかし大江院長は「これだけの数、手術が出来ているのは、患者さんが来てくれるからです」と至って謙虚である。

市町村の検診で見つかる乳がんは0・3％。しかし、同院を訪れた約2万1000人の内、約1260人、6％に乳がんが見つかり手術を受けている。舞鶴市で「乳房に違和感があればおおえ乳腺クリニックを訪れたらよい」という認識が浸透している証拠だ。大江院長が続けてきた活動が手術数を増やし、多くの患者の早期治療へ繋がっている。

また、舞鶴市にある3つの総合病院では乳がんの手術は行っておらず、総合病院から同院へ患者が紹介されてくることが普通になっているという。患者からだけでなく、地域の病院からも同様に、乳腺の権威として認知されているのだ。

地域全体から信頼を置かれている大江院長だが、「乳がんの手術はある程度の技術があれば何処で誰が執刀しても、10年後の予後は変わりません。治るのはご自分の治癒力だと患者さんには言っています」という。「大事なことは、40歳になったら自覚症状がなくても乳がん検診を継続して受け続けること。乳がんは早期発見、早期治療が究極の二次予防（乳がんになっても命を失わないこと）です。超早期乳がんである非浸潤癌と呼ばれるステージ0、腫瘍径が2センチ以下でリンパ節転移を伴わないステージ1の段階で発見できて治療を受ければ乳がんは殆ど治りますし、医療費を抑えることにも繋がります」と語った。

そして「乳がんで命を落とさないために乳がん検診をぜひ受けていただきたい」と切実に訴える。

患者の未来を想い、新薬の完成に期待を寄せて身体だけでなく心の安らぎも大切にする治療

大江院長の心には、発見の遅れから治すことが出来なかった患者のことが深く刻まれている。定期的に検査を受けにきていた人に進行した乳がんが発見されたときには、「前回の受診時に発見できていたのではないか」と考える。「そうした進行乳がんが再発して、治療の甲斐なく末期の乳がんになると、当院ではできない緩和医療を大きな病院で続けてもらうことになります。そうすると、その病院から訃報を聞くことになる。その時、もっと他に何かできなかったのか考えてしまうのです」

加えて、「乳がんが再発して治療を始めた後、治るまではいかなくても、何年も治療に取り組み生きようと踏ん張った方、そういう方の存在感が私の中では大きいのです」とも。進行した状態でがんが見つかると、治療の期間が長く、補助制度があるとはいえ医療費も高額になる。しかもどこかで再発が発覚すると、さらに治療は長期化する。治るかどうかわからないまま治療は延々と継続しなければならず、患者は精神的に追い込まれていくという。以前ならばその甲斐もなく終わりに向かって歩み続ける他なかった。しかし現在は、治療を続けることで見える希望もあるという。

「近年は凄く効く薬ができてきています。今は治せないけれど、もう少し踏ん張ってもらえたら再発した乳がんを完全に治せる薬が開発される可能性もあるのではないかと考えています。もちろんこの話は患者さんにも、闘病中の希望となるように伝えています」

また、辛い再発治療が長期に続いてきた人へは、盆や正月などには、少しの間薬を休むことや、

副作用の少ない別の薬への置き換えを提案する場合もある。「治療を休んだり内容を変更すると、患者さんは不安にもなりますが、薬の副作用が消えて体調も回復して気分転換にもなり、また治療に立ち向かえることがあるのです」

こうして患者本位の医療を提供する大江院長は、「開業して良かったなと思うのは、患者さんに寄り添えること」だと言う。勤務医時代、転勤などにより、大江院長は自分が手術を担当した患者を治癒までの10年間診療し続けられることが少なかった。しかし開業により、術後ずっと患者に寄り添い続けることができるようになっている。「当院では10年間再発がなければ乳がん卒業ということで記念品をお渡しします。その時に涙を流して喜んでくれる方がおられ、涙もろい私も思わずもらい泣きしそうになります」と、大江院長。

「私はたった2万人余りの患者さんとしか付き合っていませんが、その人達に正確な乳腺診療を提供し、乳がんを治すための質の高い医療を提供してきました。これからも現場の医療を担う人間として、愚直に乳腺診療を続けて患者さんを診続けたい」

絶大な信頼を寄せるスタッフたち 2人目の医師が加わったことで更なる医療展開が可能に

おおえ乳腺クリニック開業に当たっては、経営者としての側面も必要になったという。開業資金の借金や、定期的に必要となる多額の設備投資。欲を出すことのない実直な経営方針により「周囲が思っているより楽な状態ではありません。しかし、私は正しい診療をやっているので、それで構わないのです」という。

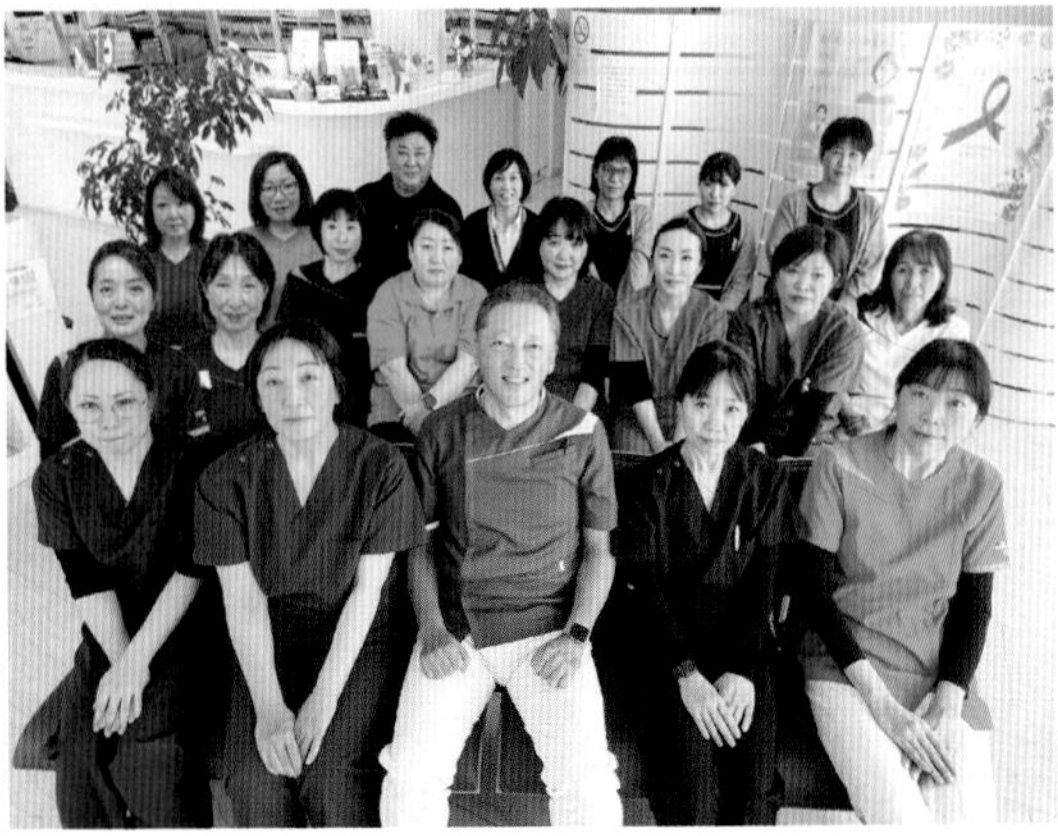
全幅の信頼を寄せるスタッフと共に患者を支えている

　経営面では他に、一般外来のみの医院よりも人数が多いスタッフへの給与やボーナスについても考えなければならない。スタッフにも経営状況を共有してもらい、「それでも出すものはできるだけ出すよと伝えています。状況を把握してもらうことで、より信頼関係が築けているのではないでしょうか」

　そんなスタッフに対して大江院長は、「今いるスタッフがベスト。宝だと思っています」と全幅の信頼を寄せる。「手術後も再発のリスク管理などで長く患者のケアやサポートが必要になる乳がんですが、スタッフが患者さんから状況を聞き、いろんなお話をしてくれているので患者さんもほっとする時間ができているようです」

　こうして自らがスタッフを信頼するように、「医療という仕事をやっていく上で、一緒に働いている人に信頼してもらえる医師を目指したい、それがまともな医療を続けていくために一番重要なことだと思っています。そして、力を併せて当院の総合力で、患者さんの未来を作りたい」と大江院長は語った。

　2022年4月には、大江院長の手術を10年間手伝ってきた女性医師、藤島由佳氏が新たに加入した。以後、HPから女性医師を希望して予約する患者もいるなど、その貢献は大きい。藤島医師の加入で常勤医が2人に増えたことは、大江院長の気持ちにも大きな変化を与えた。「藤島先生に医師としての意見を聞き、相談ができるようになり、気持ちが楽になりました」

2診体制になったことで診療できる患者数も増えた。検査目的で来る患者を藤島医師に任せられるようになったことで、大江院長は外来診療の大半を術後患者の診察や再発患者の治療に注力できるようになったのだ。役割分担ができるようになり、時間がとれず診ることができなかった新規患者を受け入れられるように。手術も年に10例程増え、より多くの患者の治療が可能になっている。

「ドクターが増えたということは私にとってだけでなく、患者さんにとっても大きなメリットです。地方には利便の関係もあり医師がなかなか来てくれませんが、藤島医師にはご縁があって来ていただくことが出来ました。本当に感謝しています」

以前は同院の予約が取れず他の病院を受診、その病院で同院への紹介状を貰い訪れるといったパターンも多々あったが、そのような二度手間も減った。他院を経由することで、乳がん発見が2カ月以上も遅れる場合もあったが、そういう例が減ったことが乳がんの早期発見に寄与していることは間違いない。

「『もうやめなさい』と言われるまで、地域で乳腺診療を全うしたい」自身の家族のためにコツコツと愚直に努力を積み重ね続ける

おおえ乳腺クリニックは有床診療所であることから、一般外来のみの医院に比べて運営の負担が大きい。開業当初は「昼は外来へ来る患者さんに笑顔で対応し、夜は医院運営に頭を悩ませる毎日。昼夜のギャップが激しく、苦しみのどん底を這っているようでした」と振り返る。

しかし、「辛い仕事が嫌だと思ったことは、医師になってから1度もありません。この仕事が心底好きです」という大江院長。医師になった時から「できることは全力でやらないと患者さん

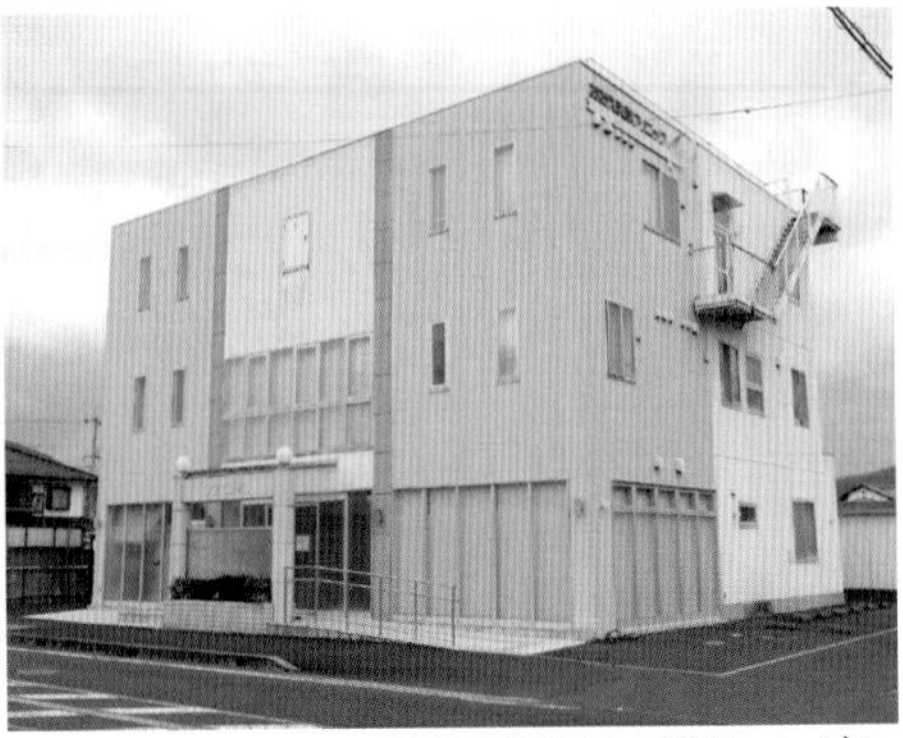

最新の機器を更新しながら
正確な診療を心掛けている

に失礼だ」と思い続けてきた。言葉通りクリニックの設備投資は勿論、学会で新しい知識を得ることなど努力は惜しまない。技術を下げない、新しい知識を得ることは当たり前。最新のマンモグラフィ・超音波・CTなどを更新しながら、とにかく正確な診療を心掛ける。

「コツコツと同じことを継続することで間違いを極力少なくし、新たな技術や治療を可能な限り吸収する。仕事はそれの積み重ねです。それによって目の前の患者さんの小さな変化も見つけられると信じています」

日々、医師という仕事に打ち込む大江院長。診療や手術は何年やっても新たな発見があると、常に新鮮な気持ちで仕事に取り組む。「私は細胞診断の専門医ですが、自分で採取した乳腺細胞を顕微鏡で見る度に嬉しくなるのです。不謹慎かもしれませんが、世界一と自負する技術で自ら採取した乳腺細胞を美しく染色してもらって、これまた自ら顕微鏡で診断できることほど幸せなことはないし、それがより正確な診断に繋がるのですからワクワクするのは当然です」

飽くなき向上心の他に仕事を続ける原動力になっているのが家族の存在だ。「支えてくれる妻と幼い我が子と過ごす時間が力になっています」

「2022年には還暦を迎えましたが、宝物である家族とスタッフのためにもまだまだ辞められません。信頼するスタッフから、『これ以上はやめてください』と引導を渡されるまで愚直に丁寧に乳腺診療を続けます。そうして、この地域で、この仕事を全うしたいです」

大江院長は、乳がんになった患者が10年後も元気でいるために、愚直な努力をこれからもコツコツと積み重ねていく。

PROFILE

大江　信哉（おおえ・しんや）

1962年生まれ。
1987年、山形大学医学部医学科卒業。
1991年、山形大学大学院医学研究科修了 医学博士。山形市立病院済生館 外科。
1993年、山形大学医学部附属病院 第1外科。
1994年、最上町立最上病院 外科。
1995年、山形大学医学部第一外科 助手。山形県立河北病院 外科医長。
2002年、京都府立医科大学 内分泌・乳腺外科。
2003年、舞鶴赤十字病院 外科副部長。
2004年、同 放射線科部長、外科副部長兼任。
2007年6月、おおえ乳腺クリニック開院。

【所属・活動】
日本外科学会・外科専門医。日本乳癌学会・乳腺認定医、専門医。日本臨床細胞学会・細胞診専門医。日本乳癌検診学会。NPO法人マンモグラフィ検診精度管理中央委員会マンモグラフィ読影A（AS）判定。超音波検査・判定A評価。京都府医師会乳がん検診委員会副委員長。舞鶴医師会乳がん検診精度管理委員会委員長。日本乳癌検診学会評議員。

INFORMATION

所在地
〒624-0906　京都府舞鶴市倉谷向ノ丁1904-10
TEL 0773-75-3320　FAX 0773-75-3317

アクセス
JR舞鶴線「西舞鶴」駅東口より徒歩5分、
京都交通バス「東田辺」停留所より
徒歩3分

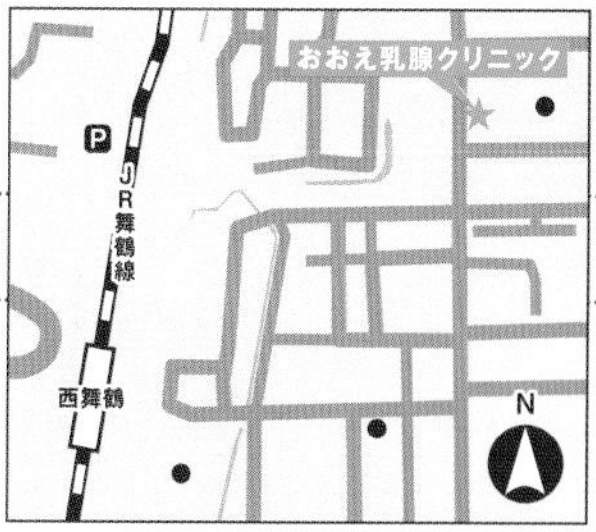

設立
2007年

診療内容
・乳腺専門有床診療所：マンモグラフィ、超音波装置、マンモトーム生検査装置、CTなどの最新画像診断機器を導入
・手術室、6床の完全個室入院施設、ゆったりした外来化学療法室、アロママッサージが受けられるリラクゼーションルームを完備

診療時間
〈火・木～土〉9：00～13：00、14：00～17：00
〈水〉9：00～10：00
〈休診日〉月・日・祝
※水曜は9：00～13：00、14：00～17：00手術

信念
1）正確な乳腺診断と治療を提供するための努力と研鑽を怠らない
2）乳がん診療のエビデンスを理解しつつ個々の患者さんに最も適した治療を心がける
3）金儲けのための無駄な検査や処方をしない
4）スタッフからも信頼される診療をする
5）健康を維持する

https://www.nyusen.jp/

地域医療の最前線で「噛む・しゃべる」を支えるオールラウンダー

高レベルな歯科サービスに加え、暮らしや移動の足までサポート

責任感をもって患者様の一生と向き合うこと。自分としてそこは絶対に譲れないところです

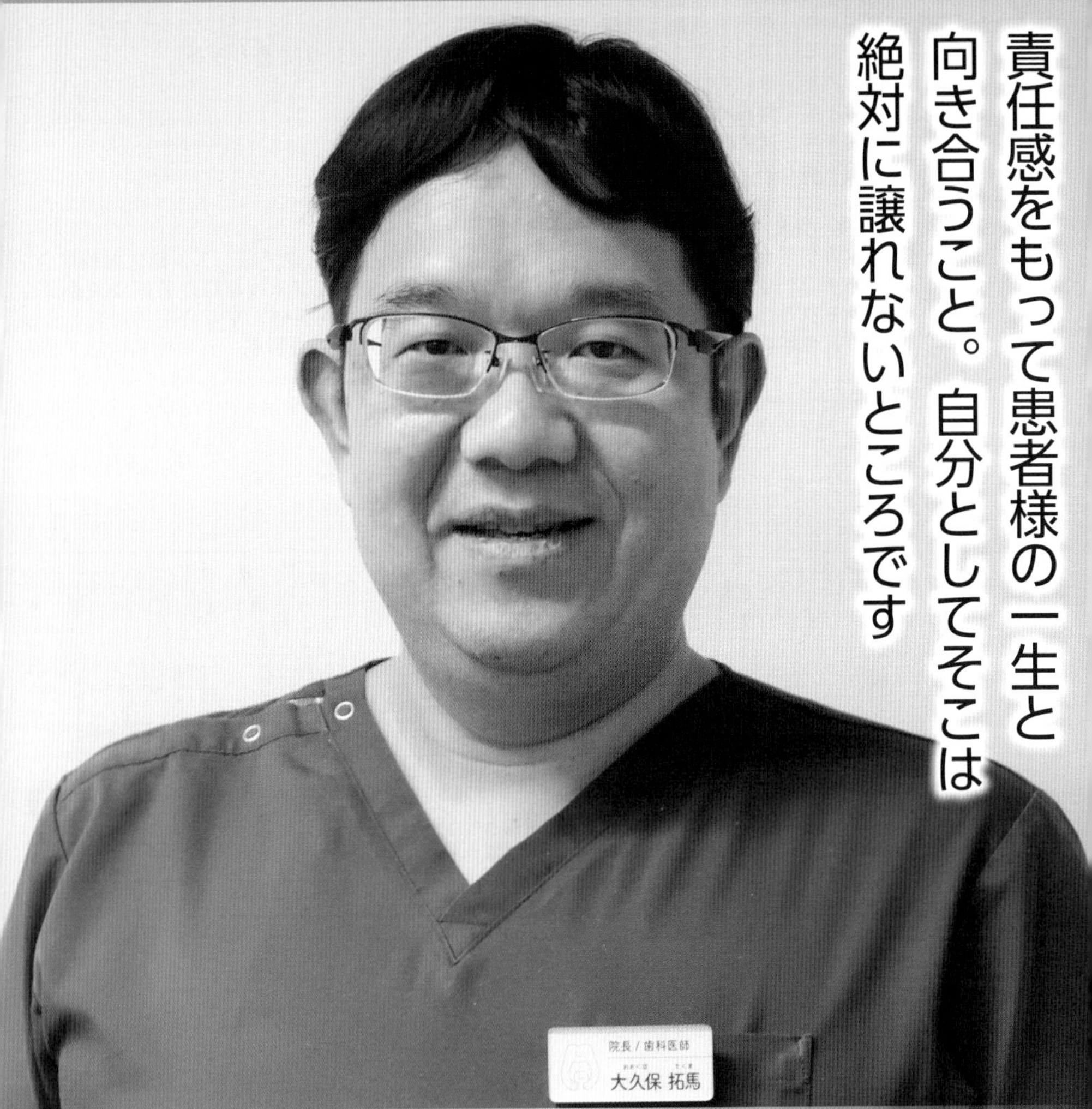

医療法人 YOTH しろやま歯科

院長 大久保　拓馬

岐阜県南東部に位置する中津川市は、恵那山をはじめとした名峰に接し、豊かな自然に恵まれた人口約7・5万人（2023年11月時点）の町だ。古くは中山道の宿場町として栄え、近年は工業団地の建設により商工業の町として成長を遂げてきた。一方で、同市の2045年の将来人口は約6・2万人にまで減少する見込みとなっている。人口減少にともない懸念されるのが、地域医療の問題だ。医師の不足や偏在、介護ニーズの増加など、全国各地で深刻化するこれらの課題を、ここ中津川市も抱えている。

そんな中、「家族みんなで通える歯医者」を掲げ、精力的な活動を行う歯科医師がいる。2018年に開業した、しろやま歯科の大久保拓馬院長だ。虫歯や歯周病などの一般的な歯科治療に加え、親知らずの抜歯やインプラントなど口腔外科も包含した幅広いサービスが同院の特色の1つ。地域住民の支えとなる医療サービスの提供にも注力しており、訪問診療や送迎サービス、さらには院内保育所の設置など、地域医療の最前線で日々奮闘を続けている。

オーダーメイド型の治療を訪問診療でも妥協なき姿勢が患者の人生を支える

「口腔内の状況は人によって全く異なります。治療でもメンテナンスでもリハビリでも、オーダーメイド型の治療を心がけています」と語る大久保院長。力を入れている取り組みの1つに、高齢や障害などの理由で通院が困難となった患者を対象に行う訪問診療がある。現在しろやま歯科では、歯科医師と歯科衛生士、歯科助手でチームを編成し、住宅や高齢者施設を毎日のように訪問している。「虫歯の治療や抜歯、義歯の作成など、訪問診療であっても外来と遜色ない治療を行っています」と語る大久保院長も、自ら訪問診療に出向く。

「よく『訪問診療は大変じゃないか』と聞かれますが、『やればできる』が私の考えです。『訪問診療だからできない』と頭から決めてかかってしまうことは決してしません」

現在、訪問診療を受ける患者の多くは、地域で暮らす高齢者だ。実際に大久保院長たちの献身的な治療に救われた患者も多い。たとえば、ほとんど寝たきりで動けなかった90代の患者は、入れ歯の痛みで毎日の食事すら満足にできない状態にあったという。元々かかっていた医師から「年だから仕方ない」と判断を下されるほどの状況であったが、大久保院長たちが訪問を繰り返して抜歯や入れ歯の調整を丁寧に行った成果で、野菜を噛み砕けるまでに回復することができた。そ

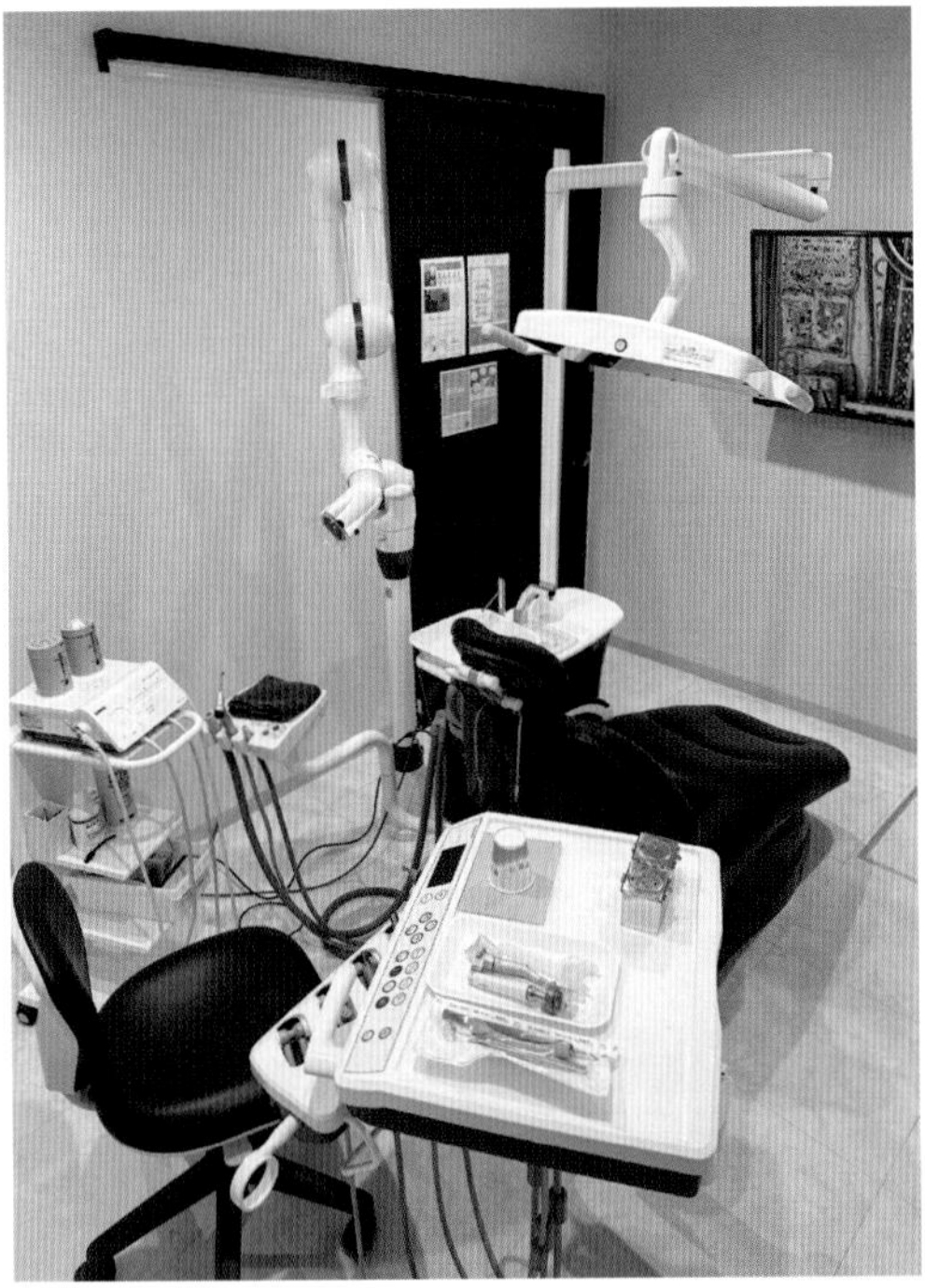

ニーズに合わせマルチに治療を提供する

の後帰らぬ人となったが、遺族から「最後の日々は美味しいものを食べて過ごすことができました。本当にありがとうございます」と涙ながらに感謝の言葉を受けた。

「患者や家族からの言葉をダイレクトに聞ける点が、訪問診療の何より好きなところです。『ありがとう』と言葉をいただけたときは、体が震えるほどの喜びを感じます」

父の急逝から動き始めた歯科医師としての歩み 遅咲きの歯科だからこそ得られた経験値

日々の患者との触れ合いでこの上ないやりがいを感じている大久保院長。ところが、「もともと歯科医師になるつもりはありませんでした」と振り返る。大久保院長の父は横浜で開業する歯科医師だったが、「歯科医師はやめた方がいい」と常々聞かされていたという。自身も医療とは別分野に興味を抱いており、学生時代にはアメリカで経営学を修める志を立て、語学力を磨くために留学も経験した。

大きな転機となったのは父の急逝。留学から一時帰国していたときの出来事だった。葬儀には多くの患者が訪れ、口々に亡き父への思い出を語ったという。

「父は歯科医師の仕事が嫌いなのだと思っていました。普段から仕事の苦労をたびたび聞かされていましたから。ですが、葬儀の場で患者様たちが涙ながらに感謝の言葉を述べ、まったく違う面が見えました。そのとき僕の中で急激に何か動いたような感じがしたのです。その後も紆余曲折はありましたが、その体験が強烈に残っていて、結果的に歯科医師の道を歩むことに決めました」

そして25歳になって大学へ進んだ大久保院長は、特に口腔外科の分野に力を入れて学ぶことに。加えて、微生物の研究や義歯の作成、学会での発表など、打ち込んだ領域は幅広い。自由を謳歌する学生生活には目もくれず、ひたすら経験を積んでいった。

さらに研修医として勤めた現場では、造影剤を用いて摂食嚥下を評価診断する「嚥下造影検査（VF）」を年間数百件実施したという。「学生や研修医の頃に積んだ経験が、すべて現在に繫がっていると感じます」と語るように、貪欲に学び続け己の糧へと変えてきた姿勢が、大久保院長の歯科医師としての礎をより強固にしていった。

専門性の強化、活発な組織作り、時には自らスタッフの教育も変化を恐れず、組織の改善に挑み続ける

自らを「何でも屋さん」と称するほど、多彩な技術を磨き続けてきた大久保院長。「これまで経験したことは無駄にしたくない」と、歯科医師を志す前に学んだ経験をも生かし、経営者としての腕も振るう。特に重視しているのは「変化をいとわないこと」だという。

「『こうすればもっと良くなる』と思ったことは無視できない性格だと自覚しています。恐れずにまずは現状を変えてみて、駄目ならまたやり直せばいいという考えです。常に考え続け、すぐ動いて実行する重要性は、自分だけでなくスタッフにも常々伝えています」

一例を挙げると、大病院や大手一般企業さながらの環境作りがある。外来・訪問・メンテナンス・インプラントと部門を設けて専門性を強化し、部門間の連携を密にするために定期的なミーティングを欠かさない。スタッフの働く環境を整えながら、活発に意見を交わし合う組織を構築

していった。

さらに、院内には技工所が設けられており、専属の技工士による義歯や詰め物の作成を即日行うことも可能だ。歯科技工士が直接患者の状態をチェックすることもでき、要望や悩みに応えながらの治療に一役買っている。

もう1つ特徴的なのが、治療方針の綿密な説明だ。大久保院長が「カウンセリング」と称するこの取り組みでは「治療計画書」を作成し、患者に配布している。治療方針はドクターが検討し、カウンセラーとしての技術を身に付けた歯科衛生士や歯科助手が、患者に理解できるように噛み砕いて説明を行う。大久保院長自ら院内のスタッフをカウンセラーとして教育し、院内での認定試験まで設けて育成しているという。

「患者が治療方針を理解しておらず、強制的に治療を受けざるを得ないような状態が業界では当たり前で、地方ではその傾向が特に強いと感じていました。やはり治療の選択をする際にも理解して決めてほしいですし、治療そのものに患者様も『参加する』意識を持ってほしい。そんな想いで始めました」

そうして生まれたカウンセリングサービスは、今やしろやま歯科の特色にもなっているという。「短くても30分、長いときは2時間ほど話す患者様もいます」という大久保院長の言葉から、患者からの厚い支持を集めていることが伺える。

無料送迎や保育所の設置など、医療サービス以外のこだわりも地方ならではの医療課題の解決に注力

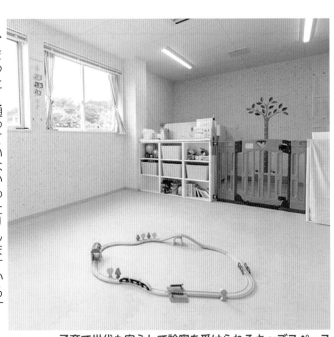

子育て世代も安心して診察を受けられるキッズスペース

総合歯科としての幅広い診療サービスや手厚い訪問診療の体制など、多彩な展開を続けるのは「地域医療の格差をなくしたい」との強い想いがあるからだ。その想いを実現するために、地域の声に耳を傾けてニーズを汲み取ることにも余念がない。中でも必要性を痛感して開始したのが、患者の無料送迎サービスだ。交通が不便な地域で暮らす「交通弱者」が「医療弱者」へとなってしまう実態はどうしても見過ごせなかったという。

「訪問診療をやるなら無料送迎も必要だろうと考えて始めました。高齢者で移動手段を持たないから、毎回やむを得ずタクシーで来る人もいらっしゃいます。バスなどの公共交通も、本数が少なかったり、まったく通っていなかったりしますから」

送迎サービスの利用者であっても、月日が経てば外出すら難しくなるケースは起こり得る。そうなった場合は訪問診療へと切り替え、途切れることなく予防や治療、リハビリを継続していくことが、大久保院長の理想とする姿だ。

さらに高齢者以外にも手厚いサービスを提供している。特徴的なのが子育て世代にはありがたい保育施設の設置だ。待合室にはキッズスペースを完備しているほか、家族で入れるファミリールームも設けており、子どもと離れずに診療を受けることもできる。さらに、院内に保育所まで併設されているという充実ぶりで、実際に子育て世代の患者から好評を博しているという。

大久保院長によると、保育施設の充実は今後も注力する方針で、将来的には認可保育園として独立させることも視野に入れている。その背景には患者の受診環境だけでなく、しろやま歯科で働くスタッフの環境整備への意識もあるという。

「この地方における課題の1つに、人材確保があります。1度出産や子育てで退職してしまうと、必ずしも再就職してくれるとは限りません。ただ、こちらとしても優秀なスタッフには職場復帰をしてほしい。そこで、福利厚生の一環として保育施設の充実も必要だと考えています」

譲れない患者への責任感。地域で愛される歯科医院を目指す人生の楽しみを絶やさないために

「美味しいものを食べること、楽しくおしゃべりをすることは、人間の大きな楽しみです。口腔内の予防や治療、メンテナンスを通じて、これらの楽しみをいつまでも維持することが、元気に長生きできる暮らしに繋がると考えています。そして、それを支えるのが自分の歯科医師としての大きな目的です」

「しろやま歯科に行けば大抵の歯の悩みは解決してくれる」と、地域に愛される存在となるべ

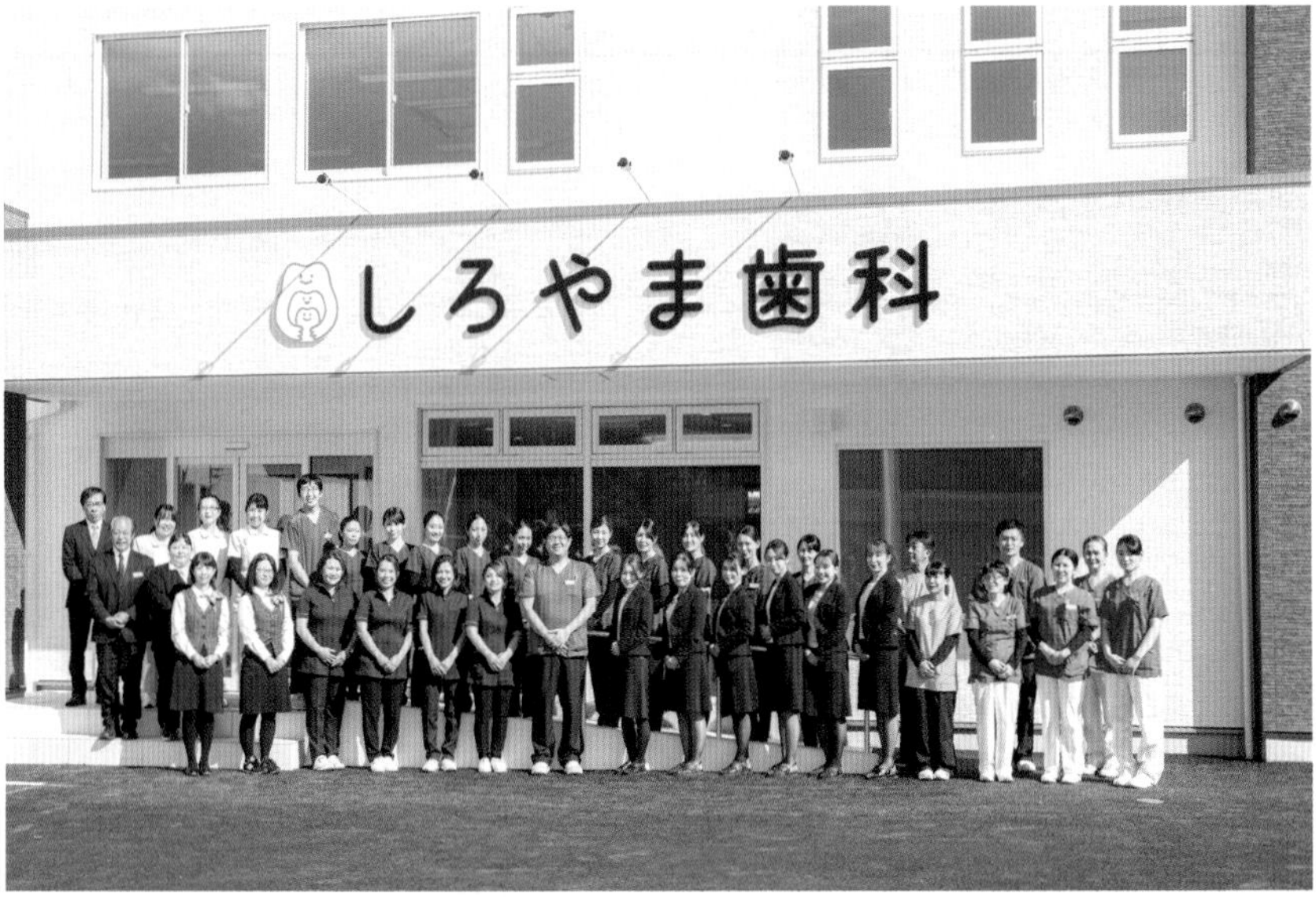

歯のサポートを通じて人生の楽しみを支え続けるしろやま歯科

く最前線で走り続ける大久保院長は、「歯科治療はあくまでそのための方法論」だと語る。医院の拡張やサービスの多様化など、大きな夢を実現するためにこれまで続けてきた取り組みを見ると、その言葉には重みが宿る。

最後に、患者への向き合い方について伺った。

「どんな場合でも、さじを投げることは絶対したくない。ただ悲しいことに、そういう歯科医師をたくさん見てきたことも事実です。責任感をもって患者様の一生と向き合うこと。自分としてそこは絶対に譲れないところです」

そう語る大久保院長の言葉には、揺るぎない信念が込められている。

PROFILE

大久保　拓馬（おおくぼ・たくま）

1977年生まれ。神奈川県出身。

鶴見大学歯学部卒業後、名古屋第一赤十字病院で研修医として勤務。

岐阜県立多治見病院、碧南市民病院（副医長）と歴任し、佐藤歯科医院では医局長を務める。

2018年4月、岐阜県中津川市にて、しろやま歯科を開院。


【所属・活動】

日本口腔外科学会。日本口腔科学会。日本口腔腫瘍学会。日本有病者歯科学会。日本摂食嚥下リハビリテーション学会。歯科医師。臨床研修指導医。臨床研修プログラム責任者。

INFORMATION

所在地
〒508-0101　岐阜県中津川市苗木字柳ノ木4900-8
TEL 0573-67-7777

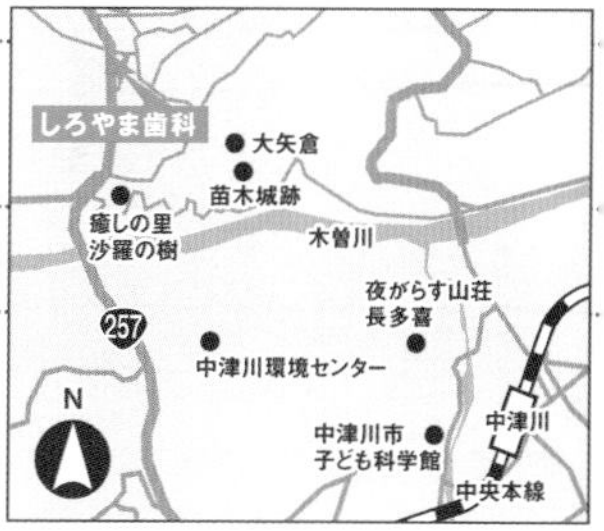

アクセス
JR中央本線「中津川」駅より車で11分

設立
2018年

診療内容
虫歯・歯周病の治療、予防歯科、口腔外科、矯正治療、ホワイトニング
歯を失った場合の治療：インプラント、入れ歯、ブリッジ
訪問診療：口腔ケア、口腔機能リハビリテーション、摂食・嚥下リハビリテーション

診療時間
〈月～土〉　8：30～12：30、14：00～18：00
〈休診日〉日・祝

院長挨拶
これまで、私たちが最も力を注いできた地域医療を、さらに発展させていきたいと思います。高齢化が進むこの地域に欠かせない訪問診療や無料送迎サービスを軸に、地域の方々のかかりつけ歯科として、少しでもお役に立てればと思います。

「歯科は治療が終われば終了」という考え方ではなく、欧米のように、「歯周病や虫歯を予防していく」という考え方にシフトしていけるように、全力を尽くしたいと思います。

メンテナンスを行うことで、歯周病の悪化を防いだり、虫歯の予防をしたり、たとえ虫歯になってしまったとしても早期に治療をしたりと、口腔の健康を維持していくことができます。それに加えて、咀嚼・嚥下といった口腔機能も維持していくことで、いつまでも美味しく食事ができるようになります。

私は、歯科医師として、皆さまに美味しく食事を召し上がって頂くことが何よりも喜びです。そのために、口腔の健康を維持増進していきたいと思います。

https://shiroyamashika.com

健やかに
楽しく美しく生きる人を増やしたい

訪問診療と外来診療でその人の人生観に沿う医療を提案

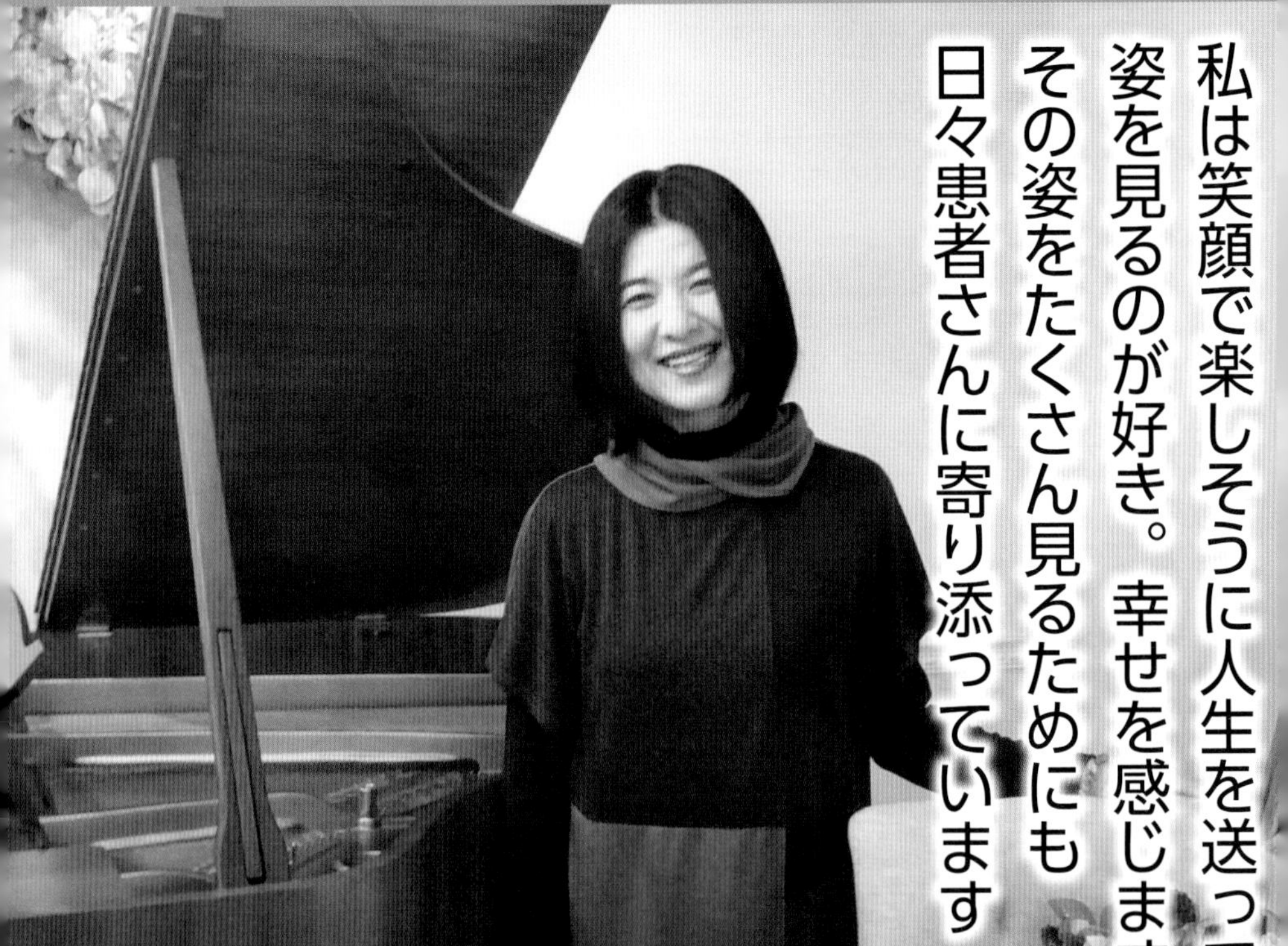

私は笑顔で楽しそうに人生を送っている人の姿を見るのが好き。幸せを感じます。その姿をたくさん見るためにも日々患者さんに寄り添っています

よりこクリニック Panipani Oneness Okazaki

院長　小林　頼子

〝患者を知る〟ことから始まる小林院長の診察
患者の真の希望を探り望む人生へ。最新の研究や技術も積極的に導入し選択肢を増やす

愛知県岡崎市にある、よりこクリニックPanipani Oneness Okazaki（以下よりこクリニック）は、市街地に現れる緑豊かな一角に隠されたように建つ、一見民家のような建物だ。玄関をくぐっても間違えたかと思うほど「医院」らしさはない。待合室の1つは欧風仕立てでグランドピアノや大きなソファーが置かれ、まるで客をもてなすサロンのよう。心身の不調や種々の病気に苦しむ患者たちはここで暖かく迎えられる。中には、『病院を転々としたがいまひとつ良くならなかった』といったような難症例の患者も訪れる。

「私は笑顔で楽しそうに人生を送っている人の姿を見るのが好き。幸せを感じます。その姿をたくさん見るためにも日々患者さんに寄り添っています」

優しい口調で話すのは、よりこクリニック院長の小林頼子医師。心臓外科を専門とするドクターだったが、3年ほど前に同クリニックを開院。緩和ケアもこなす在宅医療医として地域の信頼を得、さらに医療保険では補えない治療法や、健康で笑顔でいられる人生を支えるために未病へのケアも担う。

少しわかりにくい立地の同院は、最近まで地図検索のストリートビューの範囲外だったという。「必要としてくださる患者さんは辿り着ける、秘密の隠れ家のような始まりでした。当院を探し、来てくださった患者さんのご期待やご要望には全身全霊でお応えしたく思っています」

沖縄県宮古島出身の朗らかで気さくな小林院長が、自身の理想とする医療を見出し開業した『隠れ家』で、日々患者と家族の声に耳を傾けている。

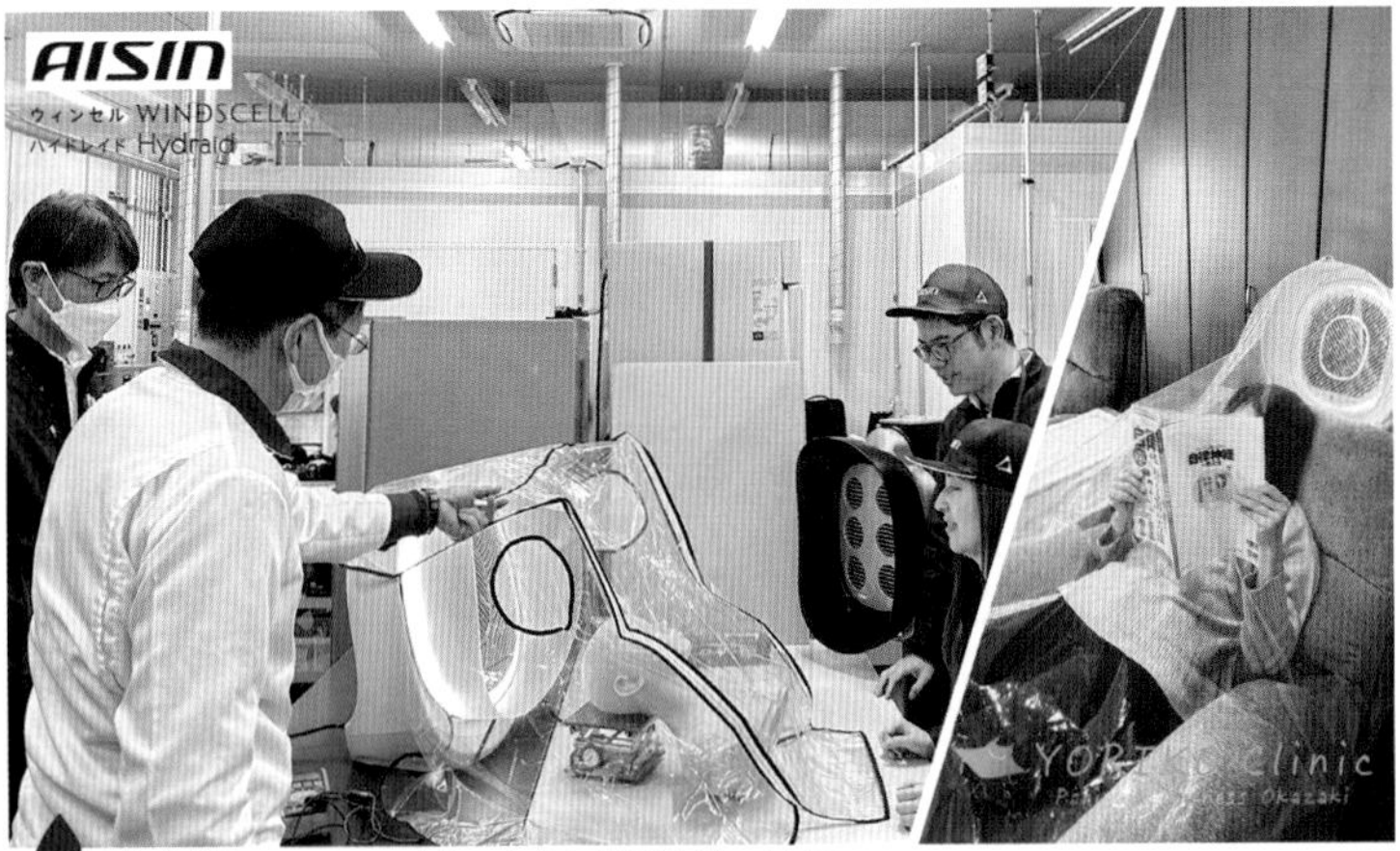

AIR アイル、空気のような世界最小[2]の水粒子

*1) AIR(アイル): 同社が開発・生成に成功した世界最小[2]の水粒子。肌の隙間約50nmに対して1.4nm。水分や塗布成分の深部への導入効果[3]（浸透）も確認されている　*2) 水粒子の大きさ（国内外論文及び特許も自社調査結果2024年1月31日現在アイシン調べ）　*3) 角質層まで

地元愛知の自動車部品メーカー、アイシンとは
在宅医療での「アイル浴（＊1)」効果の協同研究を進めている

＊1　AIR（アイル）：同社が開発・生成に成功した世界最小の水粒子。
肌の隙間約 50nm に対し約 1.4nm

よりこクリニックの外観はまるで民家だが、院内も「来訪者をおもてなしする気持ちで」という言葉どおり、病院らしくない独特の雰囲気が漂う。個室の待合室の壁にはアーティストによる壁絵が施され、施術室は落ち着いたエスニックテイスト、診察室は宮古島の海がテーマだ。これらどの空間も、環境学やカラーセラピーも取り入れ「患者さんに少し日常から離れ、でもリラックスして過ごしてもらいたい」という願いのもとにつくられたものだ。

こうした院内環境へのこだわりを持つ小林院長が、患者と接するうえでこだわるスタンスは、『患者さんを知る』ということ。

「どのような症状・悩みの患者さんでも、それぞれの価値観や、人生においての目的や望みがあることを踏まえて、患者さんの希望をいかにして叶えるかを考えていきます」

しかし患者自身も、自らの真の望みを分かっていないこともあるという。「それを一緒に探していくということもしばしば。本人の思いもよらぬところに問題があり、その解決が真の望みであったことが腑に落ちると、その方の人生がぐんぐん変わっていくこともよく目にします」

小林院長は多様な診療手段からその患者に合うと考える提案をいくつか示す。選ぶのは医師

ではなく患者自身だ。

患者の選択肢を増やすために新しい考えや技術も積極的に取り入れている。最新の学術研究によるサプリメント、体の負担が少ないAI医療機器での検査、また地域の自動車部品メーカー、アイシンとは、同社の開発した技術による「〝AIR（アイル）〟浴の可能性が凄いのですよ。これを訪問先の患者さんの症状緩和にも」と、協同研究を進めているという。

患者から好評を得るオステオパシー療法 手技によって心身のバランスを整え、自然治癒力を活性化

自然治癒力を引き出す治療を大切にする、よりこクリニックらしい治療法がある。オステオパシーだ。小林院長が全幅の信頼を寄せる理学療法士の井上浩文氏が手掛けるもので、「井上の感動を与える的確な技術と実直な性格は、患者さんからも大変好評をいただいています」とのこと。

「オステオパシーは手技によって心身のバランスを整え、人間が本来持つ自然治癒力を活性化させようという治療法です。ゆがんだ部分を元に戻すというイメージですね」

整体術やマッサージのように直接的に骨や関節、筋肉を整える手法もあるが、たとえば頭に触れる手技で神経や内臓のゆがみの調整もできるという。小林院長と組んで訪問リハビリを行う井上氏は、訪問先でもオステオパシーの経験が生かされ効果が高いようで「なにかよく分からないが良くなった」と患者たちの評判もいいそうだ。

井上院長のオステオパシーを受けることで、『痛みが取れて薬がいらなくなった』、『手術が必要な程のひどいヘルニアだったが、良くなり手術を回避できた』といった患者も。さらに、「〝な

んとなく頭がすっきりしない〟、〝なぜか調子が悪いが原因が分からない〟といったようないわゆる不定愁訴にも適した施術法です」と小林院長。

メンタル面のケアも含む緩和ケアの精神と経験で患者に寄り添う〝毎日を生き続ける〟を支えることで起こる奇跡

長い医師キャリアの中で多様な患者と出会ってきた小林院長に、印象的な事例を挙げてもらった。「緩和ケア病棟勤務時代に出会ったある末期の胃がん患者さんは、『薬や治療を受けるのは嫌だけど楽になりたい……』と自分を見失った、自暴自棄のような状態でした。病棟のホールにはピアノがあり誰でも自由に弾いてよく、患者さんやご家族を招いて参加型の演奏会も開かれたりするのですね。この方はピアノの先生でいらしたのですが、病気で指をうまく動かせなくなって、人前での演奏は躊躇されていて。『一緒にピアノを弾きませんか』と連弾にお誘いしたところ再び音楽を楽しまれるように。連弾する毎日を送っているうちに表情がみるみる明るく変わっていき、治療にも積極的になっていきました。お亡くなりになる前日までピアノを弾き、最期は幸せそうに旅立たれました。以前は看護師や医師とよく衝突していた方なのです。音楽を再開されてからは性格も穏やかになり、自分らしさを取り戻していただけました」

こうした音楽の力、音楽療法の効果の実感は「安城更生病院の緩和ケア病棟医時代がきっかけ」という。持ち歩きやすいオカリナを携えて回診し、時にリクエストに応えて演奏していた。「曲についての思い出を語り始める時、患者さんたちは無個性な〝病人〟から個々の歴史を持つ〝人〟に戻るのです」。不治を宣告されたとしても人生は豊かに続くと気付いた時、前向きに生きるようになっていったという。また、当時は安城更生病院が在宅医療にも力を入れ始めた時期であり、担当医として緩和ケア病棟からも自宅への退院を実現していた。ポケットに入るオカリナは往診先でも活躍する。「次のリクエストを考え毎回楽しみにすることで、退院後かえって元気になる」患者もいたそうだ。

一方この効果を目の当たりにした看護師達も演奏に加わっていった。次第に「皆自分自身が癒されていることに気づき、その重要さを実感していきました。自分に余裕がなければ十分なケアなどできませんから」。緩和ケアに伝統的にある〝ケアｆｏｒケアラー〟という思想だ。患者だけでなくそのケアをするケアラー、つまり家族や医療関係者も十分癒やされている必要があるという。

「開業後の、最近のことです。末期がんの転移の影響でお腹と腸に穴が開いたまま、内臓が見える状態でしたが、ご本人とご家族の希望を叶えるかたちで退院、帰宅を実現した方がいました。かなり厳しい状態で、一両日中に亡くなる可能性もありました。それでもご本人もご家族も一日一日を大切に前向きに希望を持って過ごそうとしていらっしゃったので、私も少しでも力になりたいと、休みなく毎日ご自宅に赴き、開いた穴から腸内の洗浄を行うなどケアをさせていただきました」

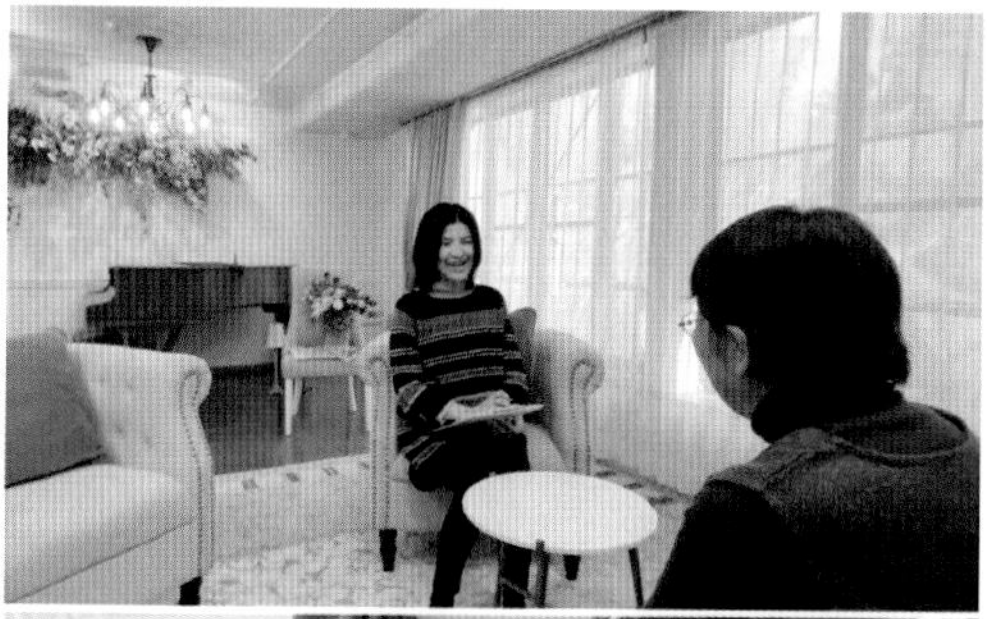
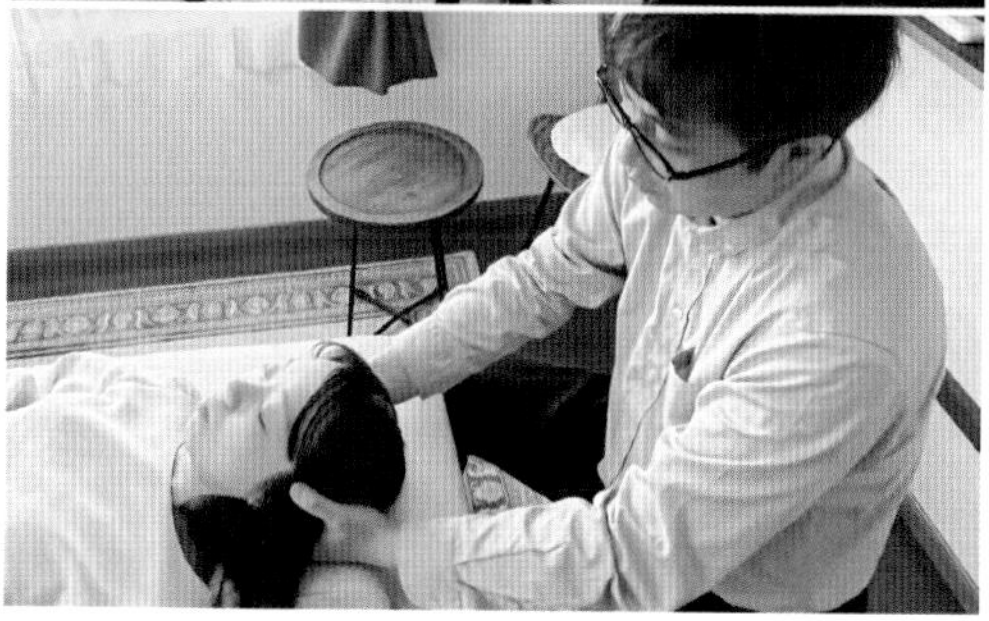

上：リラックスして安心してお話ししてほしい
下：オステオパシーは不定愁訴にも適している

こうした献身的なケアの甲斐あり、腸の穴が奇跡的に塞がり、食事も少しずつ取れるまでに回復。「結局半年近く生きてくださいました。その間には寝たきりから車椅子移動も可能な状態になり、お花見を楽しむこともできたのです。患者さん、ご家族、我々医療従事者。皆が諦めなかったからこそ起こった奇跡だなと。この患者さんのことは一生忘れることはないでしょう」

また、『ボリビアのウユニ塩湖に行きたい』、という余命わずかな患者がいたという。思いを叶えたい家族は、和歌山のウユニ塩湖といわれる『天神崎』を知り、家族旅行を決行。「岡崎から紀伊半島の反対側までは遠く、患者さんとご家族は介護バスで移動。患者さんは本当に危ない状態でしたので、私は個人的に付き添いを申し出て、旅行を見守ることに。美しい景色の中に身を置き素晴らしい笑顔を見せていただけました」。患者はその1週間後に亡くなったとのことだ。

余命わずかな患者が、音楽を楽しんだり、絵を描いたり、孫と遊んだり、家族と旅行に行く。こうした、患者の「最期にやりたいこと」を叶えることは、いつしか小林院長にとっての幸せに。「患者さんとの出会いによって『自分の人生に大切なことは何か』を考えさせてもらっています」

医療の進歩で老化も治療の対象となる時代にコンプレックスと向き合い心からの笑顔になる医療を

『アンチエイジング』。そうと聞くと他人事と思う人も多いだろう。しかし「抗加齢医学は予防医学の最先端といわれています。老化の原因を科学的臨床的に解析し、これまで『医療』とされていなかった療法を積極的に取り入れ治療し予防するものです」
たとえば「美容」1つ取っても印象が変わる。「男女とも美容はあなどれません。子どもやご高齢者もです。『コンプレックス』が少ないほど積極的で楽しい気分になりませんか。結果として代謝や免疫が高まり心身の病と縁遠くなるのです」

すでに病気で治療中の人や、うつ、認知症への改善効果もみられるという。「化粧療法（メイクセラピー）というものがあります。入院中や療養中におざなりになった外見のケアですね。出張美容室もそうです。表情硬く心を閉ざしていたある患者さんは、何度かケアを受けるうちに表情が穏やかになり、私たちを気にかけて優しい声掛けをしてくれるようになりました。ご家族によると、元々穏やかな優しい性格の方だったとのことです。症状の方もお薬の効きがよくなり緩和されました」

こうして外見のケアを意識すると、「自然と健康的な食生活や習慣に気を付けるようになり、病気になりにくい若々しい体を保てたり、若返ったりします。さらに自信が出て心の余裕ができると周囲に優しくなれて、人間関係が円滑になったりして。自分も周りも幸せ。サポートした側も幸せ」と、心からの笑顔を見られるという。

「ケア後のみなさんの笑顔を見るとこちらもニコニコしてしまいます。普段無表情でそっけない患者さんからも、ちょっとうきうきした雰囲気が伝わるんですよ」

大切にするのは薬に頼り過ぎない診療
「心身を健康に保って自分の望む人生を生きてほしい」

小林院長が開院以来力を入れるのは『病気になっても自宅で過ごせるためのサポート』（在宅医療）と『病気になる前に対処するためのサポート』（予防医療）だが、大切にするのは薬に頼りすぎない診療だ。「国民の医療費負担という観点から考えると、薬に頼らず自然治癒力をひきだす診療が求められてきています。病気になって高い医療費がかかる前に、一人ひとりが健康意識を持つことが大事ではないでしょうか」

世の中には色々な不調や悩みのために、自身で思い描く理想の人生を送れていない人が多数存在す

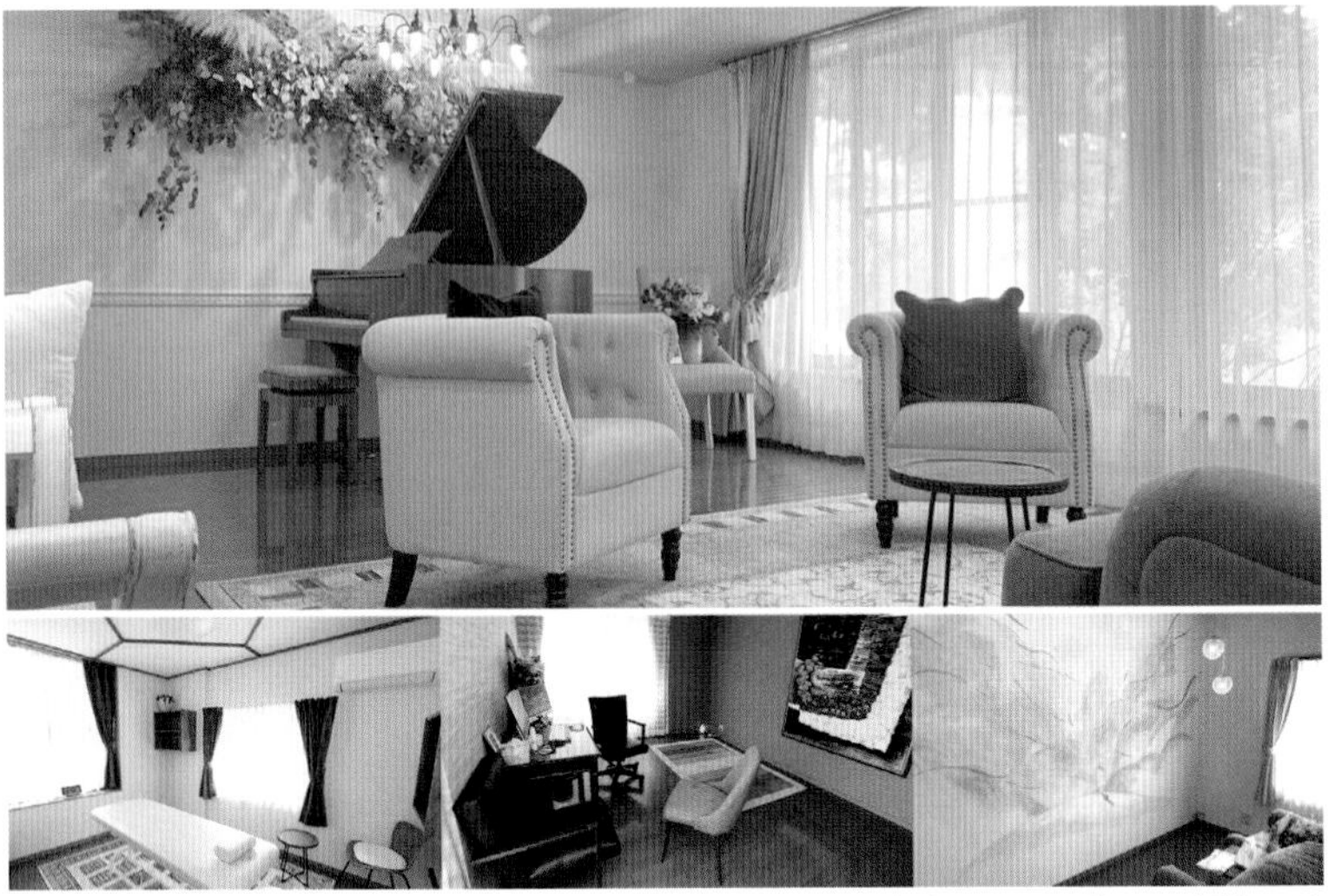

自然に囲まれた同院ではアロマや音楽のセラピー、内装にはカラーセラピーが取り入れられている。
五感を通じて癒され“来院するだけで”症状が一時的に改善する人もいる

る中、小林院長は、「心身に何らかの不調を抱えていらっしゃる方は一度お話しをしてみませんか。これまで原因不明と言われ、不調が続くような方でも、一緒に解決の糸口を見つけられるかもしれません」とメッセージを送る。

「老化を治療できる時代が到来していますが、いくつになっても病気にならず活動的に生きていけるなら、皆さんは何がしたいでしょう？やりたいことや理想の生き方は十人十色だと思いますが、その中には心身が健康でなければ実現できないこともあるのでは。患者さんに合った方法やゴールを一緒に考え、ご提案させていただきますので、悩みのある方はぜひご相談ください。ご縁あって当院がそのサポートの一端を担え、笑顔をいただくことができたら嬉しく思います。健康な体で人生を楽しみましょう」

よりこクリニックのテーマである『健やかな楽しく美しい生き方を選ぶ』は小林院長自身が求める生き方でもあるという。「どんな方でもまずは自分を大切にして真に幸せな生き方を見つけてほしい」

朗らかで気さくな人柄とチャーミングな笑顔がとても印象的な小林院長。『隠れ家』のサロンからは優しいピアノの音が聞こえ、往診カバンには今日もオカリナが入っている。

PROFILE

小林　頼子（こばやし・よりこ）

沖縄県宮古島生まれ。信州大学医学部卒業。心臓外科医を志し、名古屋大学医学部第二外科心臓血管外科・呼吸器外科学教室へ入局。

症状や痛みの緩和の重要性に気付き、2011 年緩和ケア医へ転向。

愛知県安城更生病院緩和ケア病棟で勤務。同病院で訪問診療にも携わり、「自宅で最期を迎えたい」という多くの患者の声に応えるべく訪問診療のさらなる研鑽を積むことを決意。

2019 年小笠原内科・岐阜在宅ケアクリニックで勤務。心臓外科、緩和ケア、在宅医療、予防医療に携わり、これまでの集大成として 2021 年よりこクリニックを開院。

INFORMATION

所在地
〒444-0075
愛知県岡崎市伊賀町南郷中 44-2
TEL 0564-83-6000
FAX 0564-83-6100

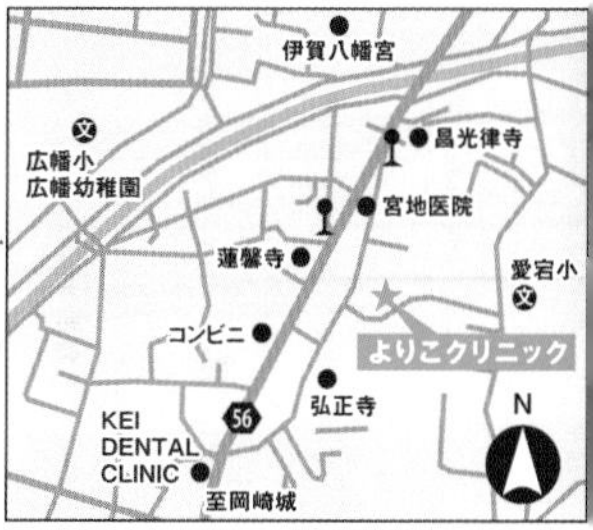

アクセス
岡崎 IC より車約 10 分
豊田東 IC より車約 15 分（駐車場 5 台分）
名鉄バス「八幡社前」停留所より
徒歩約 3 分
愛知環状鉄道線「北岡崎」駅より
徒歩約 15 分

設立
2021 年

診療内容
保険・自費診療 / 一般外来・発熱外来・訪問診療 / オンライン診療対応
在宅医療（訪問リハビリ含む）、予防医療、緩和ケア、漢方処方
オステオパシー、6 種複合免疫療法、メディカルファスティング（医療断食）、点滴・サプリメント、各種抗加齢療法（美容含む）、音響温熱療法、水素療法、睡眠検査、各種セラピー・カウンセリング

診療時間
【訪問診療】〈月～金〉9：00 ～ 13：00
【外　　来】〈月・火・木・金〉14：00 ～ 18:00（最終受付 17：00）
〈土〉9：00 ～ 13：00（最終受付 12：00）
［外来休診日］水・日・祝
※事前にご予約ください（電話 / インターネット予約）
※時間外、休診日の診療は個別にご相談ください

ご挨拶
当院は、病気になっても自宅で過ごせるためのサポートと病気になる前に対処するためのサポートに真摯に取り組んでおります。
患者様やご家族に寄り添うことの大切さとそれがとてもよい効果や結果につながることを実感する日々です。問診や診察にも最善をつくして、お気軽にご相談いただけるクリニックづくりを目指しています。

YORIKO Clinic
Panipani Oneness Okazaki
健やかな楽しく美しい生き方を選ぶ

クリニック名の "Panipani（ぱにぱに）〟は出身地宮古島のことばで「元気いっぱい」、"Oneness（ワンネス）〟は one（ひとつ）ness（状態・性質を示す語尾）からなる語で、唯一性や独自性、また調和や一体感、心がひとつになること、といった意味を持つ。身近に寄り添って、健やかかつ快適に楽しく美しく生きる選択の一助を、という思いが込められている。

https://yorikoclinic.com/ · https://yorikoclinic.org/

多くの治療法から
多角的な医療を実践する歯科医師

全人的医療で一般医療から零れ落ちた人々を救う

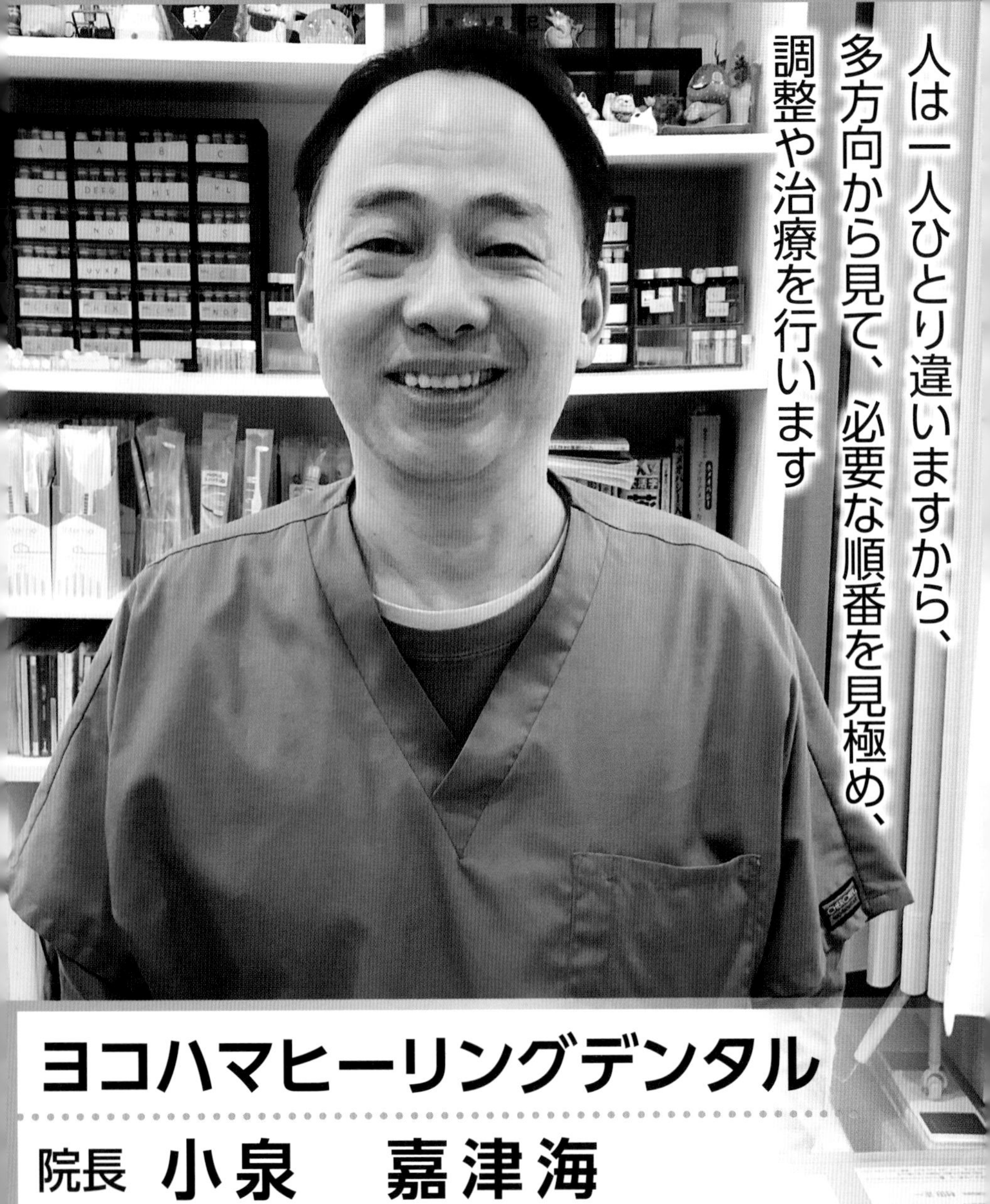

人は一人ひとり違いますから、多方向から見て、必要な順番を見極め、調整や治療を行います

ヨコハマヒーリングデンタル

院長　小泉　嘉津海

鍼灸は日本や中国で古来より続く治療法だが、西洋医学の流入と共に日本の医学体系から外された。しかし、現在は保険が適応され、欧米でも有用さが認められるなど医療技術として復活を遂げている。このように、その時代では根拠が解明されていないため、効果があるとされながらも一般医療の尺度から外れてしまい否定される治療法は多い。

だが、個人差からくる体質の違いによって、一般医療の尺度に当てはまらない患者や症状が確かに存在する。そんな一般医療の枠組みでは治療が叶わない人々を救う医師が、数々の全人的医療を学び実践する、ヨコハマヒーリングデンタルの小泉嘉津海院長だ。

「私を救ってくれた医療によって、一般医療から零れ落ちた人々を救いたい」本当にやりたい医療のためにヨコハマヒーリングデンタルを開業

小泉院長は新潟大学歯学部を卒業。都内の一般歯科で分院長を経験し、1998年に〝家庭的な歯科〟を目指して一般医療を行う歯科医院を開業した。しかし、ホリスティック歯科治療を行う藤井佳朗歯科医師の勉強会への参加から舵を切り、一般医療とは異なる多角的な視点から全身を捉える医療を志し、学び始める。

2005年には「勉強のための勉強になってはいけない、得た知識を実践しなければ」と条件が揃ったタイミングで場所を移し、「本当にやりたい医療」のためヨコハマヒーリングデンタルを開業した。

木製の扉が出迎える同院は、隠れ家的な雰囲気が漂う居心地の良い空間。患者とマンツーマンで心置きなく本音を話せるよう、問診スペースは心を落ち着ける暖色の灯りが照らしている。

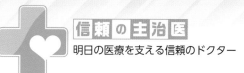

多くの治療法とアプローチでそれぞれの患者に合う治療を
多角的な治療を駆使する全方位歯科医を目指す

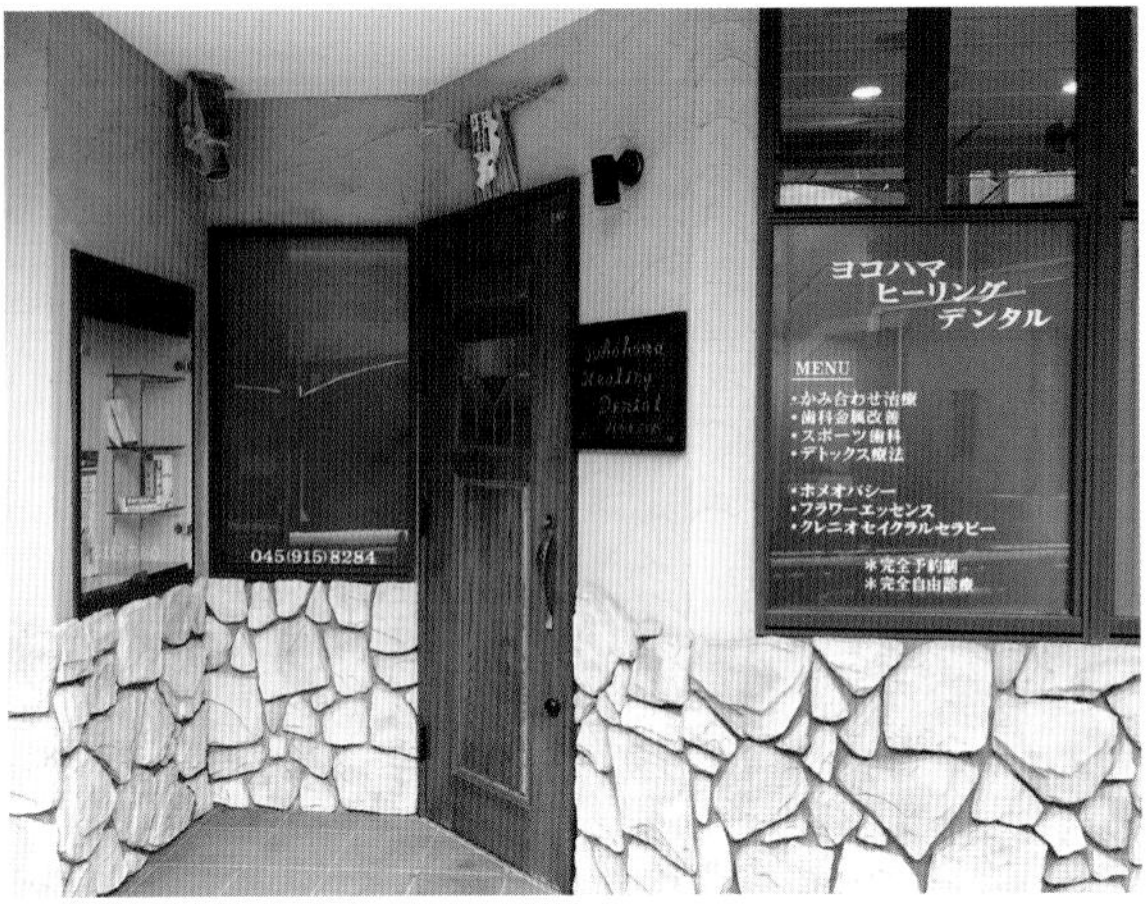
ヨコハマ
ヒーリング
デンタル
MENU
・かみ合わせ治療
・歯科金属改善
・スポーツ歯科
・デトックス療法
・ホメオパシー
・フラワーエッセンス
・クレニオセイクラルセラピー
＊完全予約制
＊完全自由診療
045(915)8284

一般的な症状や病状が認めてもらえなかった患者などを、多角的な治療で救っている

対して、明るい白色の灯りで照らされる診察室には、歯科医院であるのに整体ベッドが置かれている。これは全身を診る歯科医院である同院の特色だ。

　訪れる患者について小泉院長は、「医学的な面から痛みを認めてもらえずかかりつけ医の元に通えなくなるような、自分の身体のことに敏感な患者さんがいます。そういう方は、医師よりも自分の身体のことを良くわかっているのです」と話した。

　小泉院長自身もパニック障害や突発性難聴、ストレスによる体調不良といった苦しい時期をホリスティックな治療法に救われたという。「私を救ってくれた医療によって、一般医療から零れ落ちた人々を救いたい。また、一般医療以外の選択肢があることを知ってもらいたいのです」と、使命感を帯びた瞳で語った。

同院に通う患者は、一般歯科では症状や病名を認めてもらえない者や自然派、レントゲン・薬・フッ素への忌避感がある者などが中心。矯正器具を使わない歯の捻じれ改善、虫歯治療、舌痛症に加え、歯以外の痛みや違和感で訪れる者もいる。特に女性が多い。

治療方法は、手技療法の進化系である癒道整体《いどうせいたい》、欧米ではポピュラーな治療法であるホメオパシー（類似療法）を中心に、歯科鍼灸、筋肉反応テストを応用したCBS（クリニカル・バイオホログラフィック・システム）、かみ合わせ治療、金属を中心とした歯科材料の改善、本来身体が持っている内部リズムを回復するクレニオセイクラル・セラピー（頭蓋仙骨療法）、症状の原因を検査しエネルギー的に解除するアレルセラピー（波動療法）など様々だ。これらの中からどの治療法が最適かを、オーリングテストなどのキネシオロジーやホメオパシーの基礎となる問診などで探っていく。

歯が原因でない場合は、40種類以上あるアレルセラピーのカテゴリーの中から当てはまる症状を調べる。「感情のカテゴリーに反応したら、それがどんな感情かも分かるのです。それを解除すると痛くなくなり、歯を削らずに治療が終わる方もいます」

また、患者が『レントゲンでは問題がないけれど痛い』という歯は、他の歯を触った時と全く違って「ピリッとしたり、熱く感じたりします。怒っているような感情を受け取ることもあるのです」という。そうして、「CBSやアレルセラピーによって解析し、その痛みを解除すると、次に触った時にピリピリした感覚がなくなるのです。治療を受けた患者さんは感覚を理解してもらえたことや、痛みがなくなったことに喜んでくれます」と語る。

「長年苦しんでこられた症状が、一瞬で完治することもあります。人は一人ひとり違いますから、多方向から見て、必要な順番を見極め、調整や治療を行います。私が目指すのは全方位歯科です」

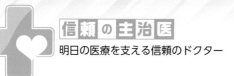

ホメオパシーによる〝傾聴〟で生き辛さを解消
多くのレメディから合うものを選び出し心身に安定をもたらす

『人生が変わる歯科治療』を志し始めた同院。時と運に恵まれ学びを深めていった多くの治療法の中で、小泉院長が特に重用しているのはホメオパシーと癒道整体だ。

小泉院長はホメオパシーで「生き辛さが解消され人生が180度変わる体験をした」という。治療全体の底上げとして用いるホメオパシー、その基礎である問診を、小泉院長は〝傾聴〟と呼ぶ。

「患者さんのお話に否を言わず、全て受け入れるのが傾聴です。患者さんが痛みや違和感を訴えた時、医療的に問題がない場合は否を唱えたくなる医師もいるでしょう。しかし、そうすると患者さんは心を閉ざしてしまいます」

傾聴をする際は、痛みに対する訴えだけでなく、歯科ではあまり聞かない悪化好転要因、昼夜・屋内外・季節による症状の違い、暑がり寒がりといった体質など、仔細に渡って耳を傾ける。

「そうしてある程度その人の体質や性格、精神状態を把握して、レメディを出します」

レメディは、ヨーロッパでは一般のドラッグストアで見かけるほど身近なもの。動植物や鉱物など自然由来の物を、水で原物質が検出できなくなるほど極端に希釈し、振盪させ作った液体を滲み込ませた砂糖玉だ。基本は42種類、派生に加え希釈度をあらわすポーテンシーなどによって更に分類できる。

類似療法というように、患者の症状・精神状態や体質と近い性質を持つレメディを出す。科学的に成分を解析すればただの砂糖玉だ。しかし不思議なことに、レメディに使う水は希釈するほど、つまり原物質が薄い程効果があるという。対応する効果も、薄いほど効果を発揮することも、ホメオパシーの長い歴史と多くの臨床結果により裏付けされたものである。

ホメオパシーでは身体も気持ちも併せて見て、どんな人間なのかを知ることが大切だ。

傾聴やキネシオロジー、触れた際の反応によって、多くのレメディからどれがその患者に一番似ているのかを考え1つを選び出す。通常は1日に1、2粒程度を舐めて摂取。「反応が出やすい敏感な方には、水に溶かし1日かけて摂取してもらいます。人によって違うので、見極めて摂取の方法を指導します」

レメディは心身共に効果を発揮するという。「抜歯の際の痛みや出血にも効果があります。当院には鎮痛剤や抗生物質は置いていません」

精神由来の顎関節の違和感や舌痛症などの場合もホメオパシーで対処できるという。例としては、「『この患者さんはホメオパシーが合うのではないか』と紹介され傾聴すると、あるレメディにぴったり当たったので、お出しするとほぼ完治しました」と小泉院長。

自然由来であるため、薬へのアレルギーがある者や幼児・妊婦も安心して使用できるレメディ。治療を望む際の選択肢の1つとして、普及を検討されるべきではないだろうか。

身体の歪みから歯の歪みを正す、癒道整体による施術
歯の捻じれの調整が可能に

癒道整体は整体師の井村和男氏が考案した現在も進化を続ける整体法。『身体は脳を介した多次元ネットワークでつながっている』がコンセプトだ。小泉院長はクレニオセイクラル・セラピーやアレルセラピーの技術も加えた、より低侵襲で精密な施術を行っている。

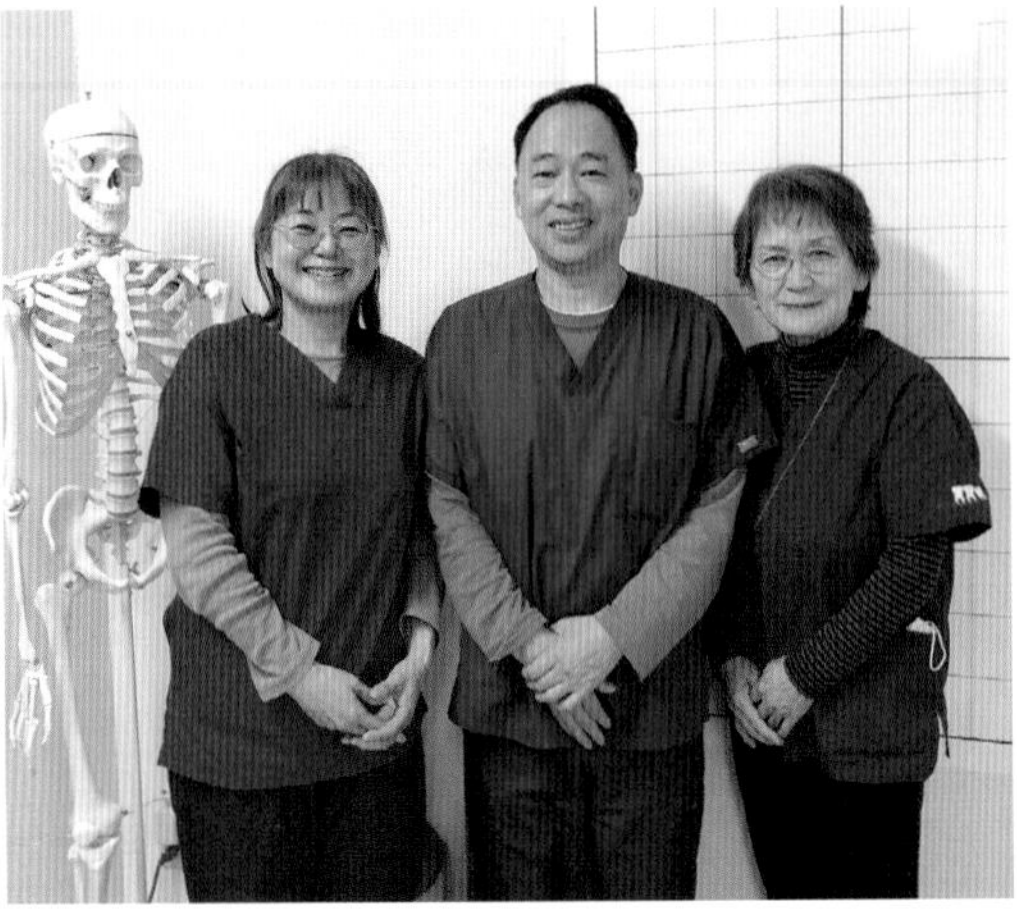

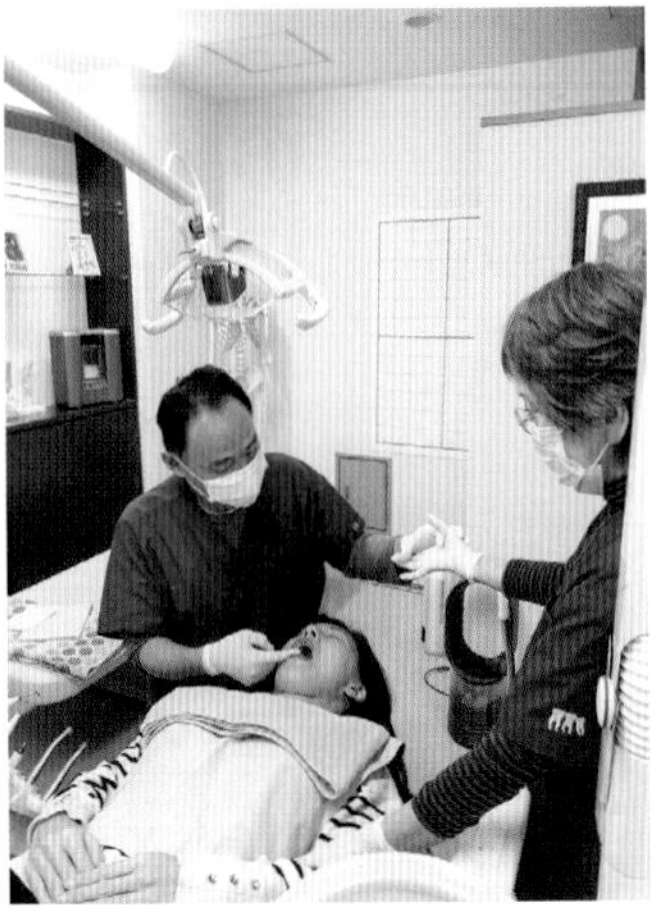

癒道整体、ホメオパシーを中心に患者に合わせた治療法を提供する

癒道整体では、特に踵の捻じれを正すことを重要視しており「踵が捻じれていると仙骨、頸椎と全部が捻じれ、肩が上がらないことや首が曲がらないことにも繋がるのです。そこに噛み合わせが絡む場合もあるので、歯科ですが全身を診ています」

東洋医学でいうツボ、リフレクソロジーにおける反射区のように、歯それぞれに対応する身体の部位があるという。逆に、体の部位それぞれも歯に対応しており「歯が曲がるのは、別に問題の個所がある」と小泉院長。

手首、指、足など様々な原因が考えられるが、ある子どもの症例では「指が原因だったので極端に指を使うことをしていないか聞いてみると、毎日ゲームをしていました。『指の曲がりが原因で歯が曲がっているので、毎日指を伸ばしてあげてね』と伝え実践してもらうと、歯も真っすぐになっていきました」

この治療は口コミで広がり「その時期は癒道整体の患者さんが多かったです。子どもの場合は、歯が癒道整体で面白いくらいに動きます。矯正をしても歯並びが戻ってしまう場合がありますが、身体の捻じれを取れば後戻りしないスムーズな治療ができるのです。キネシオロジーの技術も複合し、要因を解除していけばさらに確実性が上がります」

一般の歯科では検査で問題はなくとも痛みや違和感がある際は、歯を削り調整しながら様子を見続け、それでも違和感が続けば精神科へと紹介することが多いという。

「当院では、まず癒道整体で歯を削らずに身体を整え、その次に歯が原因か、削らなければいけないかを考えます。そのほうが、より総合的に診られるからです。関連部位を調整することで、矯正をしなくても歯並びが改善することもあります。歯並びの不正は、身体の捻じれの表現ですから」

人間のもつ力を信じ、自然治癒力を高める「ローテクだけれど素晴らしい治療」によりオーダーメイドの癒しを

心身共に不調の要因がこじれてしまってから来院する患者もいる。その場合は、「その方の感受性に合わせた治療の順番が大事です。必要なことを見極めて治療します」という小泉院長。歯の詰め物を外し、キネシオロジー等で選んだ本人に合う素材へと入れ替える際も、数が多い場合は順番が重要だという。

「一気に外すとバランスが崩れますので、次はこの歯だと、歯自身が教えてくれることを確認しながら順番に進めます。セットするときも噛む高さだけではなく、呼吸、舌の出し入れ、首や目を動かしても違和感のないよう調整するのです」

再現性がなくエビデンスも得難い医療を扱いながらも、多角的な医療によって患者の言葉を傾聴し、完治へ導いてきた経験則からくる言葉には、得も言われぬ説得力があった。

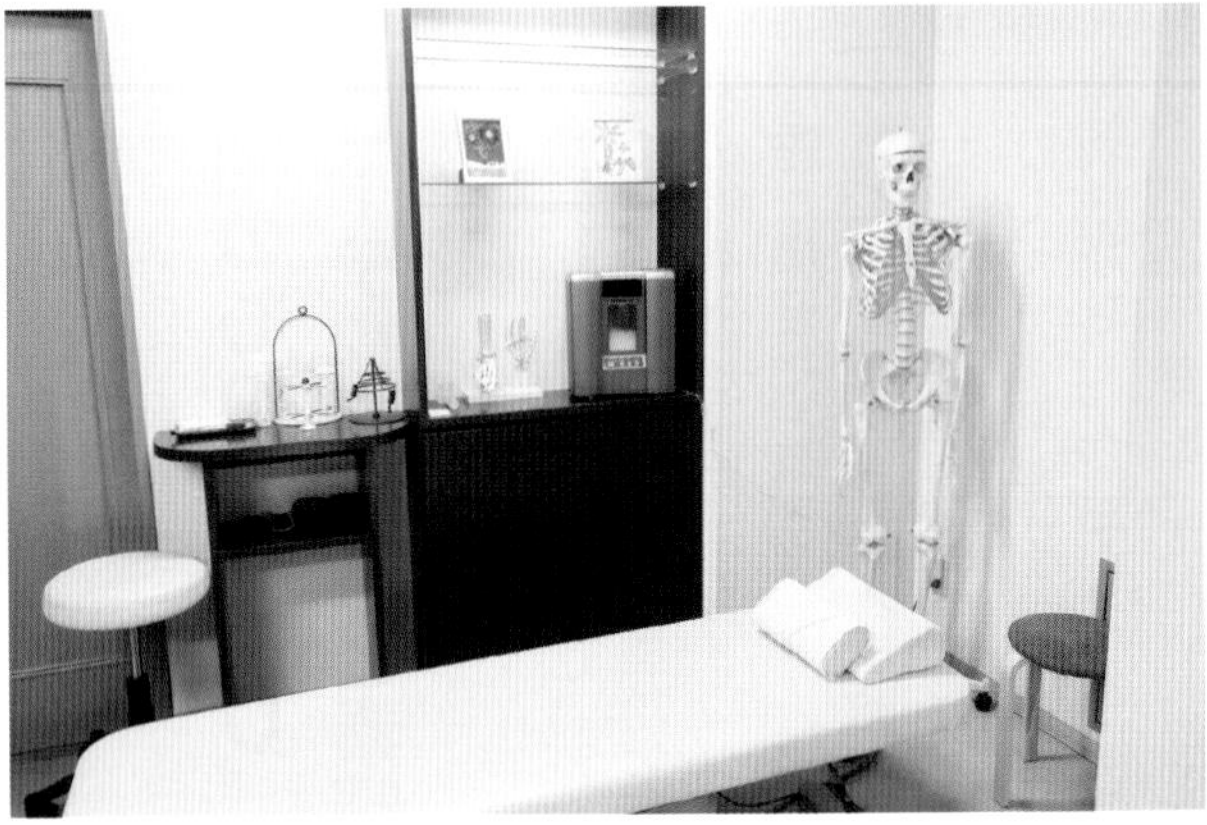

歯科医院ながら整体ベッドを完備しているのは、
全身を診る同院ならでは

小泉院長は治療の根本に『自然治癒力を高める』ことをおく。

「歯科医師は、歯をもっと信頼し、歯の意見を聞くべきです。そうするとトラブルなく治療ができます。矯正についても『歯はこうあるべき、歯並びはこうあるべき』ではなく、どの治療が最適か患者さんと歯と3者で相談しながら、身体の治癒力を高める治療をやっていきたい。人間の身体を信じましょう」

一般医療の領域は「病名ありきの治療です。シンプルでわかりやすくメリットも多々ありますが、一長一短」だと小泉院長は言う。「ホメオパシーには、病名というものはありません。症状があるだけで、それに対して治療を行います。意外な方法で治ることや、歯を1本治療するにも全身を診なければならないことにやりがいを感じる。それが結果として良い治療になれば嬉しいです」

現在、レーザー治療や根管治療に長けた歯科医師や、専門的なホメオパスとも連携を取りながら治療を行っているが「更に医療提携の幅を広げていきたい」と小泉院長。加えて、「触診セミナーなどを開く中で、学びたい方が現れたらバトンタッチしていきたい。そうして、このローテクだけれど素晴らしい医療を広めていきたいです」

〝治療〟を意味するメディカルでなく、生命力や自己治癒力を高める〝癒し〟を意味するヒーリングを院名に掲げるヨコハマヒーリングデンタル。小泉院長はこれからも、拠り所がない患者の心と体の声に耳を傾け、オーダーメイドの癒しを与え続けていく。

PROFILE

小泉 嘉津海（こいずみ・かつみ）

1964年、水戸市生まれ。
1990年、新潟大学歯学部 卒業。
1998年、一般歯科の分院長を経て、こいずみ歯科医院 開業。
2005年、ヨコハマヒーリングデンタル 開業。

【所属・活動】
歯科医師・歯科鍼灸師。ホメオパス。整体師。日本ホリスティック医学協会会員。
ハーネマンアカデミー・オブ・ホメオパシー卒業。アレルセラピーネットワーク会員。

INFORMATION

所在地	〒225-0015 横浜市青葉区荏田北3-3-1 イングレッソエダ1-D TEL 045-915-8284
アクセス	東急田園都市線「江田」駅より 徒歩3分
設立	2005年
どのような方に	原因不明の歯の痛み、噛み合わせ、顎関節症などの不調でお困りの方、永久歯が曲がって生えてきた方など ※当院では保険診療は取り扱っておりません。完全自由診療です。
診療時間	〈月・火・金・土〉9：30～12：30、14：00～18：00 （最終受付17：00） 〈休診日〉水・木・日・祝
理念	患者さんお一人お一人の心身全体を受けとめ、根本的に治癒すべきものは何かを常に念頭におき、自然治癒力を呼び起こし、速やかで、穏やかで、永続的な治癒をもって、歯を入口として心身全体がより幸せに向かうことを目指します。 一般歯科治療とは異なる多角的な視点から全身を捉え、歯のみの治療でなく癒道整体・アレルセラピー・ホメオパシー・CBS（クリニカルバイオホログラフィックシステム）などの優れた代替医療を駆使して、患者さんトータルレベルでの改善を目指します。

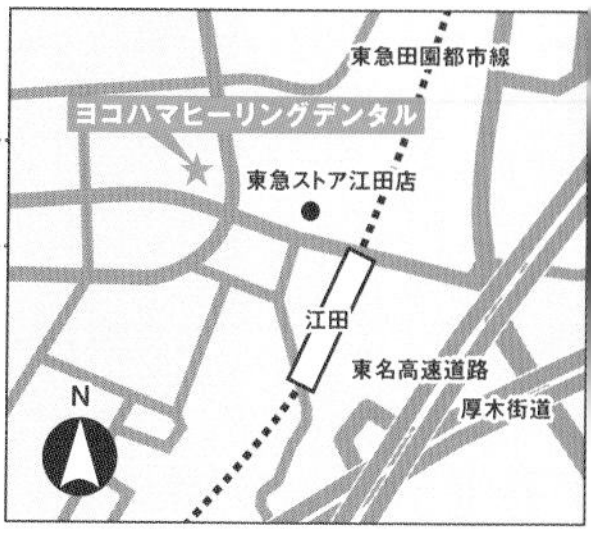

https://yokohamahealing.com/

関西有数の検査機器『フィブロスキャン』で肝臓病を探り出す

治療に必要なのは生活に努力と楽しみのメリハリを付けること

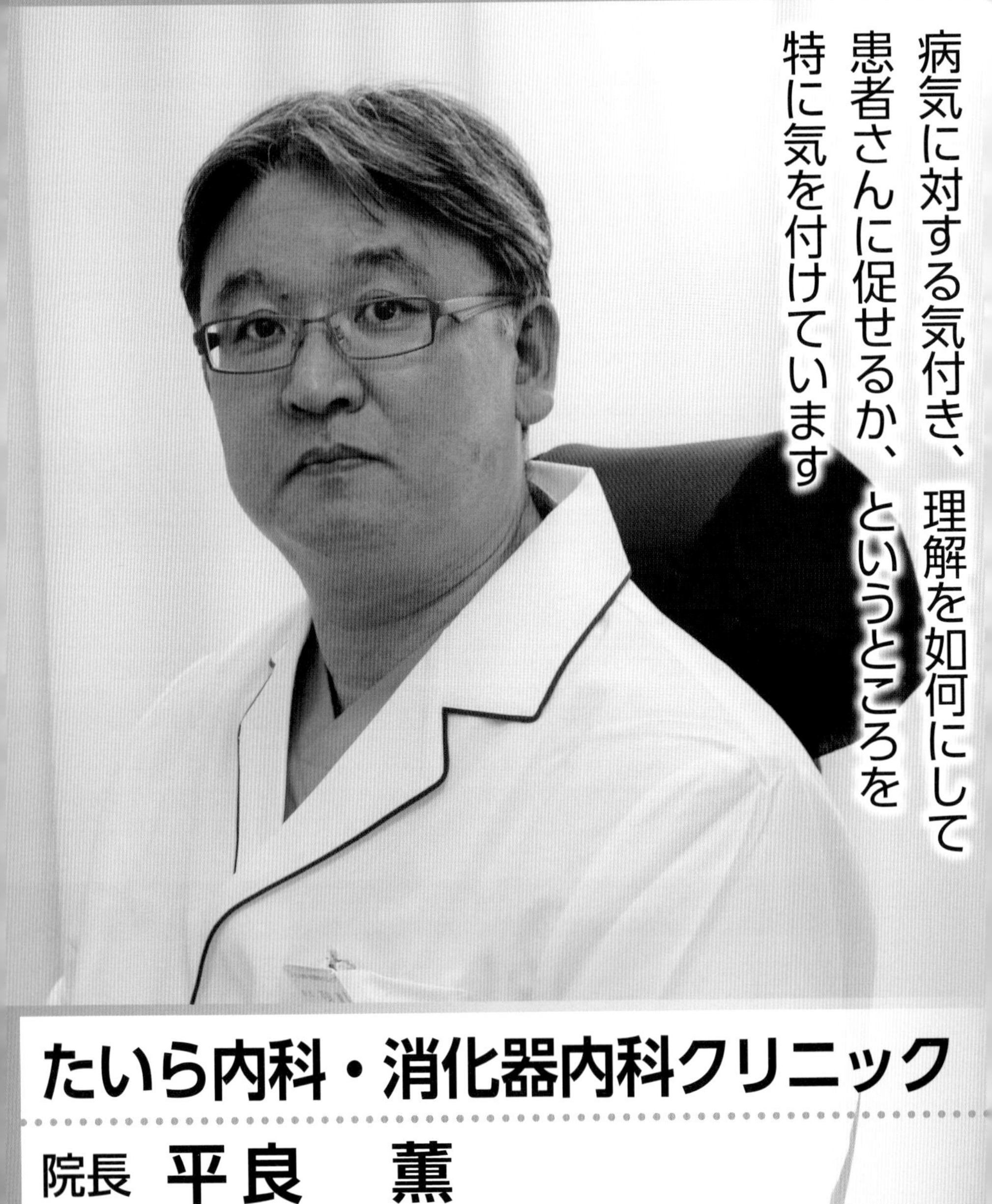

病気に対する気付き、理解を如何にして患者さんに促せるか、というところを特に気を付けています

たいら内科・消化器内科クリニック

院長 平良 薫

自然豊かな土壌に恵まれた滋賀県。特に日本最大の湖である琵琶湖は、古くから近畿圏の生活を支え続けてきた。また日本の歴史が刻まれた地でもあり、国宝である彦根城はその保存状態の良さから江戸時代当時の政治体制を現代に伝えている。

平良薫医師は、故郷である沖縄とはまた違った魅力に溢れるこの地に惹かれ、たいら内科・消化器内科クリニックを開業。平良院長は人体にとって重要な器官である肝臓を得意分野とし、クリニックには日本でも有数の検査機器も導入した。肝臓病の恐ろしさを伝え生活習慣の軌道修正をすることによって、人々の健康をサポートし続けている平良院長が提供する医療について様々なお話を伺った。

身近だったろうあ者との交流が医学の道へと導いた自らのやりたい医療を突き詰めた結果としての開業

日本でも大流行した風疹。風疹は免疫不十分な妊婦が感染するとその胎児にも影響を及ぼしてしまう性質があり、平良院長の同級生にもろうあ者が多かった。

そんな同級生とはバレーボールやサッカーといったスポーツを通じて交流を重ねてきた。時には交流の場の企画や作業を手伝うこともあった。

「そんな学生生活を送る内に、ろうあ者に対するサポートだけでなく障害も治療できるようになりたい、と思うようになったのです」

こうして医師を志すことに決めた平良院長。医学生時代には既に現在の専門分野である肝臓に興味を持っていた。

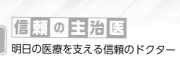

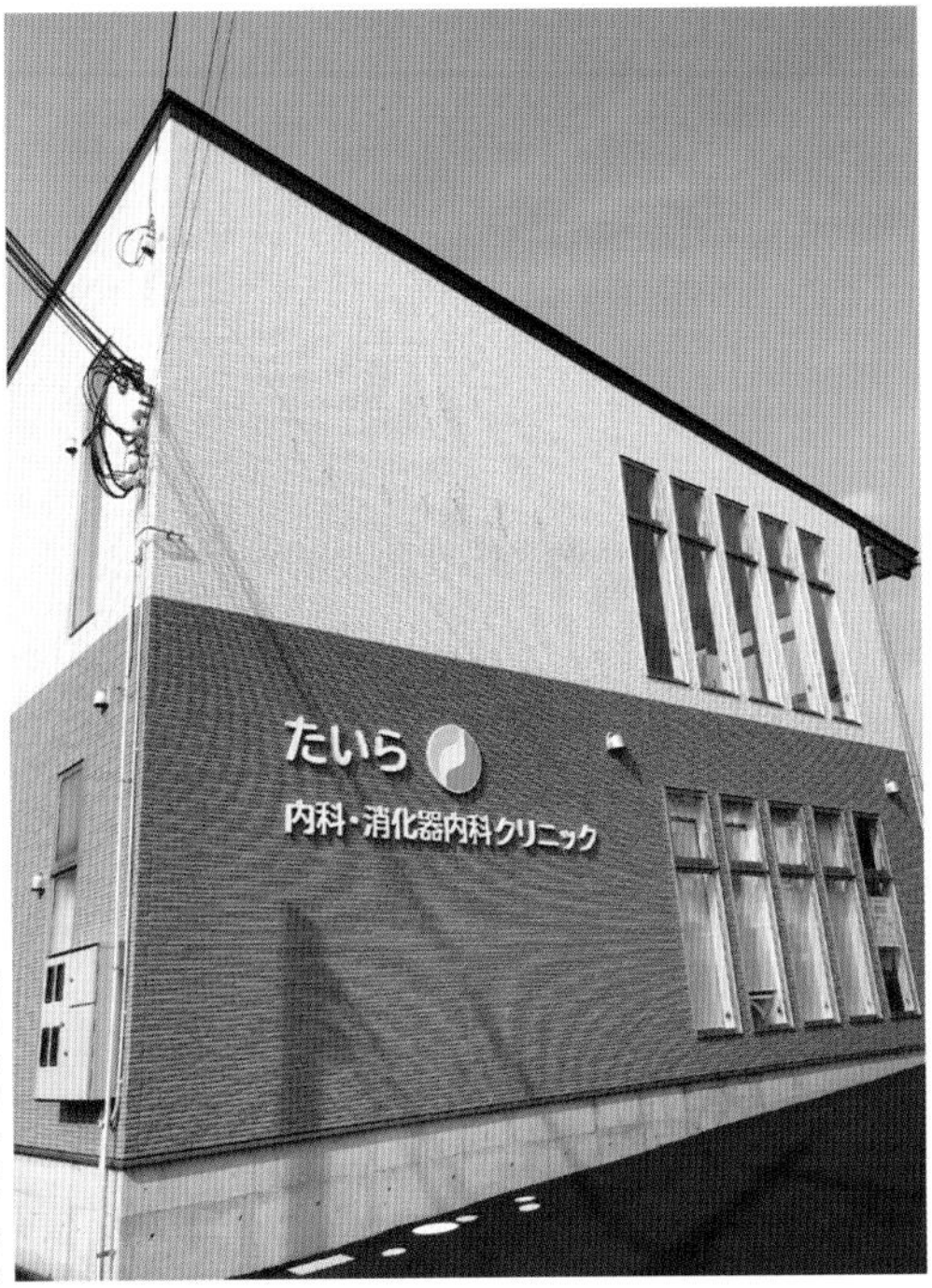

肝臓の硬さや脂肪量をその場で測定・数値化する検査機器を導入し、肝臓病予防に貢献している

「特に興味があったのが、人工肝臓や細胞の移植です。しかし当時、移植手術は馴染みがなく、教授に話しても『映画の観過ぎ』と一蹴されてしまいました。それでも夢を追い続け、肝細胞移植の実験や研究に取り組んでいました」

　そして医師になると、肝臓がんや胆管がんといった肝臓医療、そして念願の肝臓移植に携わることが出来た。諦めることなく重ねてきた努力が実ったのだ。

「しかし、医師の根本的な在り方とは何かを考えた時に重要なのは、やはり病気の数を減らすことだという考えに立ち返りました」

　そうして治療だけでなく予防の観点から疾患へのアプローチを図るべく、たいら内科・消化器内科クリニックを開業した。

「開業時はちょうどコロナウイルスの流行で、発熱外来を設立するなど多忙でした。そんな中で『当院は肝臓も診察しますよ』とアピールしていき、少しずつ地域の皆様に認知していただきました」

　山と川が広がる美しい自然に囲まれたクリニックは、今やすっかり地域住民たちの健康のサポーターとして頼りにされている。

なぜ肝臓は『沈黙の臓器』と呼ばれるのか
自覚症状なく疾患が進行していく恐ろしさ

平良院長は肝臓を「家族を支えているが、目立たない存在」と表現する。そんな肝臓が担っている役割は、吸収された栄養素を利用しやすい形に変え蓄える『代謝』、血液中の有毒物質を分解・無毒化する『解毒』、小腸での脂肪消化や肝臓内の不要物質の排出に使われる『胆汁の分泌』、この3つだ。

そんな生命活動に必要不可欠な機能を持つ肝臓は、その別名を『沈黙の臓器』という。

「健康な肝臓であれば、全体の能力の内30～40％しか使われておらず、余力が残っている状態です。そのため多少のダメージでは自覚症状が無く、全体の半分以上が痛んでから初めて下痢、痒みといった症状が表れます」

たとえば炎症により肝臓の細胞が壊れてしまう『肝炎』という疾患。ウイルス性のものもあれば、飲酒や肥満といった生活習慣の乱れから引き起こされるものもある。自覚症状が無いため疾患に気付きにくく、細胞が線維化し、最終的に肝不全や肝臓がんに繋がる恐れがある。

「重要なのは血液検査やエコー検査などを積極的に受け、肝臓の状況を知ることです。当院に来られる患者さんの中にも、検査の結果肝機能やコレステロール値が思わしくなかったために診察を希望される方が多くいらっしゃいます」

そこで同院では、肝臓の硬さや蓄積された脂肪量をその場で測定・数値化してくれる検査機器『フィブロスキャン』を導入。検査方法も簡単で、機器を患者の右脇腹に押し当てるだけ。検査時間も最長5分と患者への負担が少ないのも特徴だ。

「『どうすれば肝臓病を減らすことができるか』と考えていた頃に出会ったのが、この検査機器です。少しでも早く肝臓病の蓋然性の有無を調べることで、肝臓病予防に貢献できれば、と考え導入しました」

フィブロスキャンは関西の医療機関の中でも設置数が少なく、個人のクリニックでは同院含め2施設しか設置していない。そんなフィブロスキャンの導入は、肝臓病予防に対する平良院長の情熱の表れだ。

「制限しない」平良院長流の健康指導 患者の数だけ存在する「健康」の在り方を尊重する

平良院長は肝臓病治療に際し、「緊急性のある数値ではない限り、初めから投薬はしない」という方針を採っている。「食事や運動といった生活習慣の軌道修正を主とし、その上で足りないところを薬剤で補います」

そんな健康指導において心掛けているのは「してはいけない」という言葉を使わないようにすることだという。

「行動を制限するのではなく、『今の状態だと10年後や20年後にはこうなっています』と説明します。その上で、そんな未来を回避するために生活習慣の改善を頑張りましょう、という風にお伝えするようにしています」

人は制限を破ってしまいたくなるもの。また、「健康のため」といった抽象的な目的を掲げても、なかなか具体的な行動には結び付きづらい。平良院長流の健康指導は人間の性質を理解し尽くしているからこそなせる業なのだ。

「病気に対する気付き、理解を如何にして患者さんに促せるか、というところを特に気を付けています」

また、肥満は肝臓病の原因になり得るため、体重を健康管理の指針として扱う医療機関もある。しかし同院の健康指導においては異なっている。

「健康指導の目的は『体重を減らすこと』ではなく『如何に健康な人生を送るか』です。たとえば友人と楽しく食事を摂ることも『健康な人生』の一環です。体重ばかりを気にしていると、患者さんにとってプレッシャーになってしまいます。食べた分だけ運動を頑張るなどメリハリをつけた生活を続ければ、やがて体重も下がっていきます」

平良院長は診察を通じて患者一人ひとりの生活を把握し、その上でどのように生活習慣を改善していくか考える。患者の数だけ答えがある問題に、平良院長は手を抜くことなく取り組んでいるのだ。

「人には人それぞれの人生があります。どうすればその人の価値観に合った『健康な生き方』を尊重し、実現することができるかを常に考えています」

具体的なイメージを抱かせることがモチベーションアップに繋がる
涙を糧に生活習慣の改善に成功したある患者

患者一人ひとりの生活や価値観に即したアドバイスで、人生を変えられた患者は多く居るだろう。平良院長が印象に残っているという40代の女性もそんな患者の1人だ。

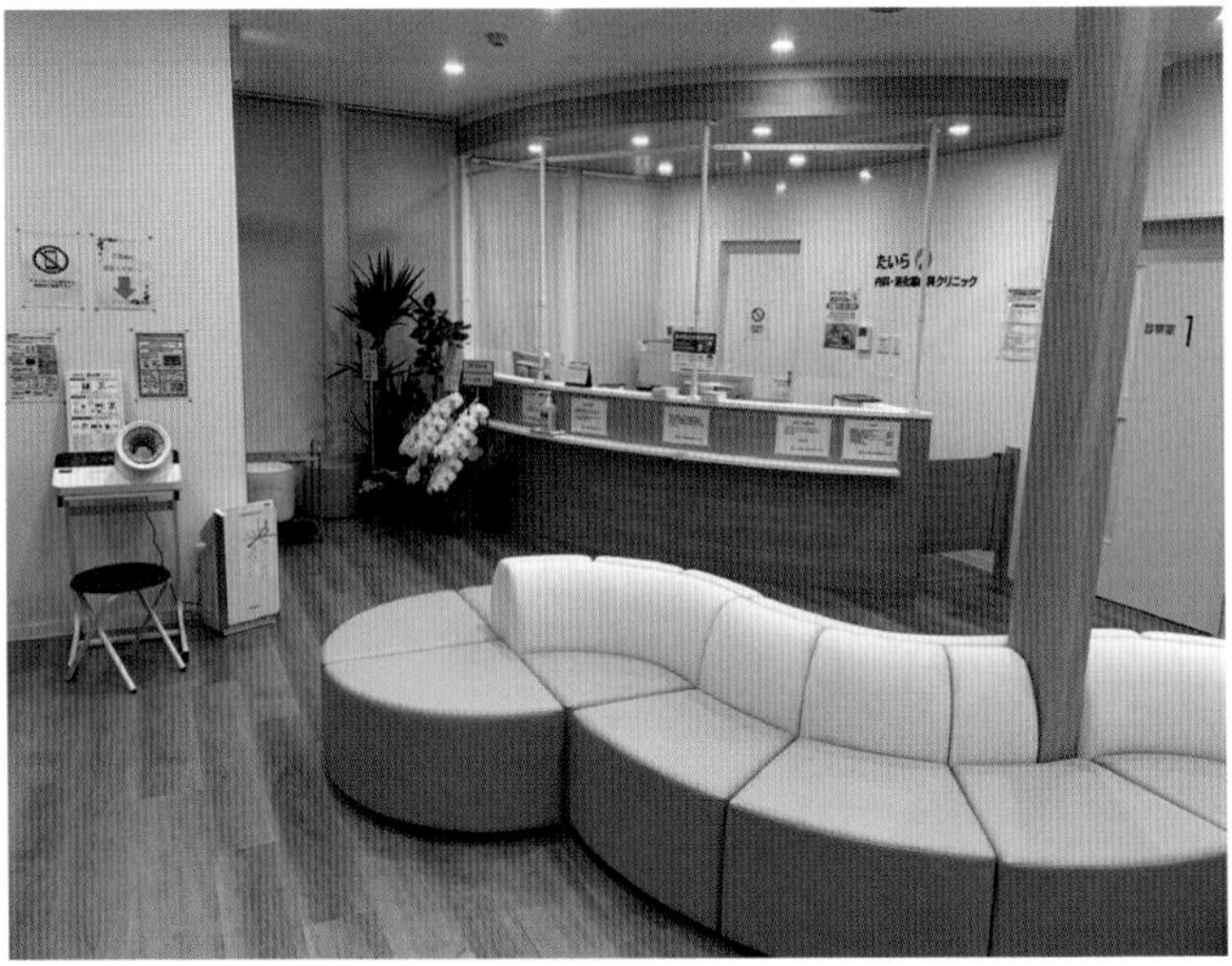

患者それぞれの価値観に合った『健康な生き方』を尊重している

「肝脂肪の数値が少し高めであることから当院に来院されました。他の病院でも指摘を受けており、ご本人も以前から肝脂肪のことは認識しておられましたが、ダイエットなどもなかなか上手くいっていなかったようです」

フィブロスキャンで検査した結果、肝臓の線維化が始まっており、肝脂肪だけでなく慢性肝炎が進行しつつあることが判明。診察後は「こんなに状態が悪いとは思わなかった」とショックで涙を流していたという。

以降、女性は熱心に通院し、平良院長の指導の下で生活習慣を改善。その甲斐あり、1年後には肝臓の線維化や肝脂肪が正常化し、体重も15kg減少した。

「検査結果に基づいた将来の話をした際に、患者さんが『このままではいけない』という不安と決意を抱いたからこそ、生活習慣の改善に一生懸命取り組まれたのだと思います」

女性は現在も検査を受けるために定期的に通院しているが、新たな疾患を発症することなく日々を過ごせている。

「健康指導の中で体重が落ち、見た目も変化してきたことが今も健康的な生活を続けるモチベーションになっているのだと思います」

生活習慣改善への目標意識を持たせる平良院長流の健康指導が如何に患者に対して効果を及ぼすのかがよく分かるケースだ。

また、毎日の飲酒量がアルコール中毒症状の基準値を超えてしまっており、肝臓に障害が出た患者もいたという。

「本人にはアルコール依存症の自覚がありませんでした。このような患者さんの場合、ただ指導をするだけでは生活習慣の改善は望めません。そこでアルコール依存症専門の医師にも介入してもらい、今ではその患者さんのアルコール依存症はかなり改善されました」

クリニックの本質は病気の予防・健康のサポート 健康への不安を取り除いてくれる地域の窓口

患者全員にしっかり向き合う故に、「診療時間が長くなってしまうことが悩み」だと言う平良院長。診療時間の限界まで力を尽くす、その医療活動の原動力を伺うと、「患者さんの変化が身近で見られることですね」と、どこまでも患者想いな回答が返ってきた。

「今までなかなか結果が出なかった患者さんが、当院へ通院を始めてからみるみる良くなっていく様子を見られるのは、非常に嬉しいです。私のサポートは間違っていなかった、というフィードバックにもなります」

こうした成功体験は、患者にとって健康な生活を送り続けるためのモチベーションになる。それだけではなく、医師にとっても成功の実体験として今後の糧になるのだ。

「クリニックへ診察を受けに行くのは病気になってから、という方が多いと思います。しかし、

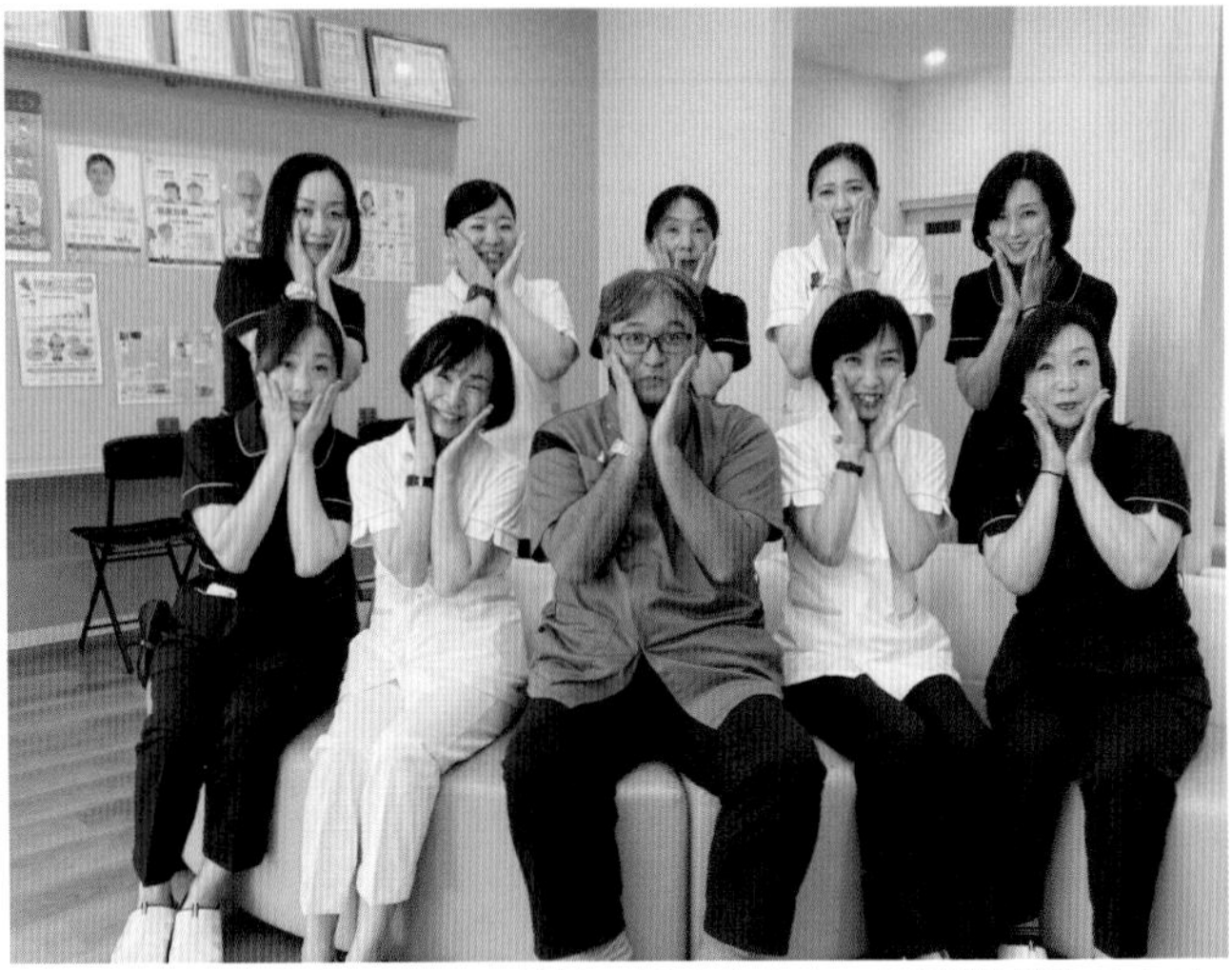

病気は早めの対処で重症化しない可能性があるため、少しでも気になることがあれば相談を勧めている

体調のことで悩みがある時点で既に何らかの病気が潜んでいるかもしれません。早めに対処すれば重症化せずにすぐ治る可能性もありますから、少しでも気になることがあればぜひご相談に来てください」

クリニックという医療機関は病気や怪我を治療できる能力があるため、患者を治療する場所として認識されがちだ。しかし平良院長は、クリニックの本質を疾患の予防や健康のサポートであると考えている。その本質をさらに引き出すべく、栄養士やスポーツジムと協働でのセミナー企画を計画中だという。

「健康のサポートを担うクリニックとして、食生活や足腰に負担の少ない運動を楽しみながら学べる機会を提供出来たら、と考えています」

医療の道を長く歩み、辿り着いた「予防」という考え方。同院で行われる健康指導も、疾患のリスクをあらかじめ回避するためのものだ。

「大切なのは病気を如何に予防しながら生きていくかということ。そのお手伝いをするために、健康のことを相談できる地域の窓口のようなクリニックになりたいです」

平良院長の掲げる目標は、人生１００年時代と言われて久しい昨今においてこそ求められるクリニックの在り方だと言えるだろう。

たいら内科・消化器内科クリニック

PROFILE

平良　薫（たいら・かおる）

1995 年、琉球大学医学部医学科 卒業。
同年、琉球大学医学部附属病院 外科。
1996 年、東北労災病院 外科。
2001 年、琉球大学医学部大学院 医学博士取得。
2002 年、苓北医師会病院 外科。
2003 年、京都大学医学部附属病院 肝胆膵移植外科。
2007 年、東京医科歯科大学医学部附属病院 肝胆膵。
2008 年、大津赤十字病院 外科。
2016 年、市立長浜病院 外科部長。

【所属・活動】
日本外科学会、日本消化器外科学会、日本消化器内視鏡外科学会、日本肝胆膵外科学会、日本腹部救急学会、日本臨床外科学会、日本癌治療学会、日本消化器病学会、日本内視鏡学会、会日本乳癌検診学会、日本肝臓学会、日本胆道学会、日本膵臓学会、日本移植学会、日本胃癌学会、日本肝癌研究会。

INFORMATION

所在地
〒 520-2152　滋賀県大津市月輪 3-33-1　月輪メディカルモール 1F
（マックスバリュ大津月輪店隣接）
TEL 077-548-6371　FAX 077-548-6372

アクセス
JR 東海道本線「瀬田」駅より車で約 8 分
名神高速道路「草津田上 I.C.」下車、石山方面に直進
「瀬田月輪町」交差点を右折後、新幹線高架手前を右折し、最初の十字路を左折。その後突き当りを左折

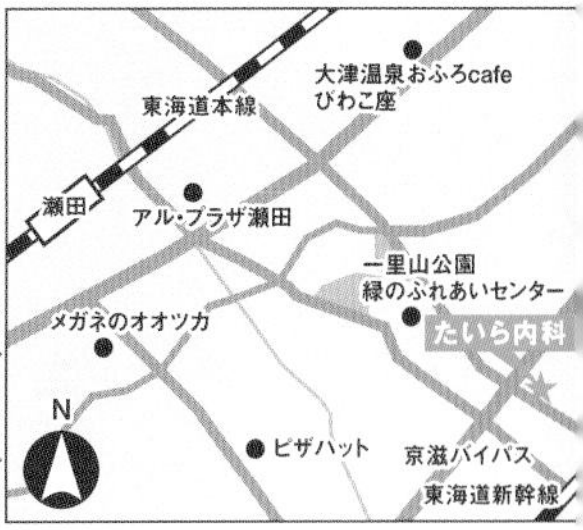

設立
2020 年

診療内容
内科、消化器内科

診療時間
〈月～水・金〉 9：00 ～ 12：00、15：00 ～ 18：30
〈土〉 9：00 ～ 12：00
〈休診日〉 木・日・祝

医院理念
1. スタッフ一同明るく相談しやすい環境づくりに取り組んでまいります。
2. 病気の治療だけでなく、地域の皆様とともに健康増進を図っていきます。
3. 地域連携を図りながら信頼され続けるクリニックを目指していきます。

https://taira-cl.jp/

〝心も体も明るく元気に〟をモットーに患者と向き合う脊椎脊髄病医

理学療法士と柔道整復師が連携してリハビリを行う

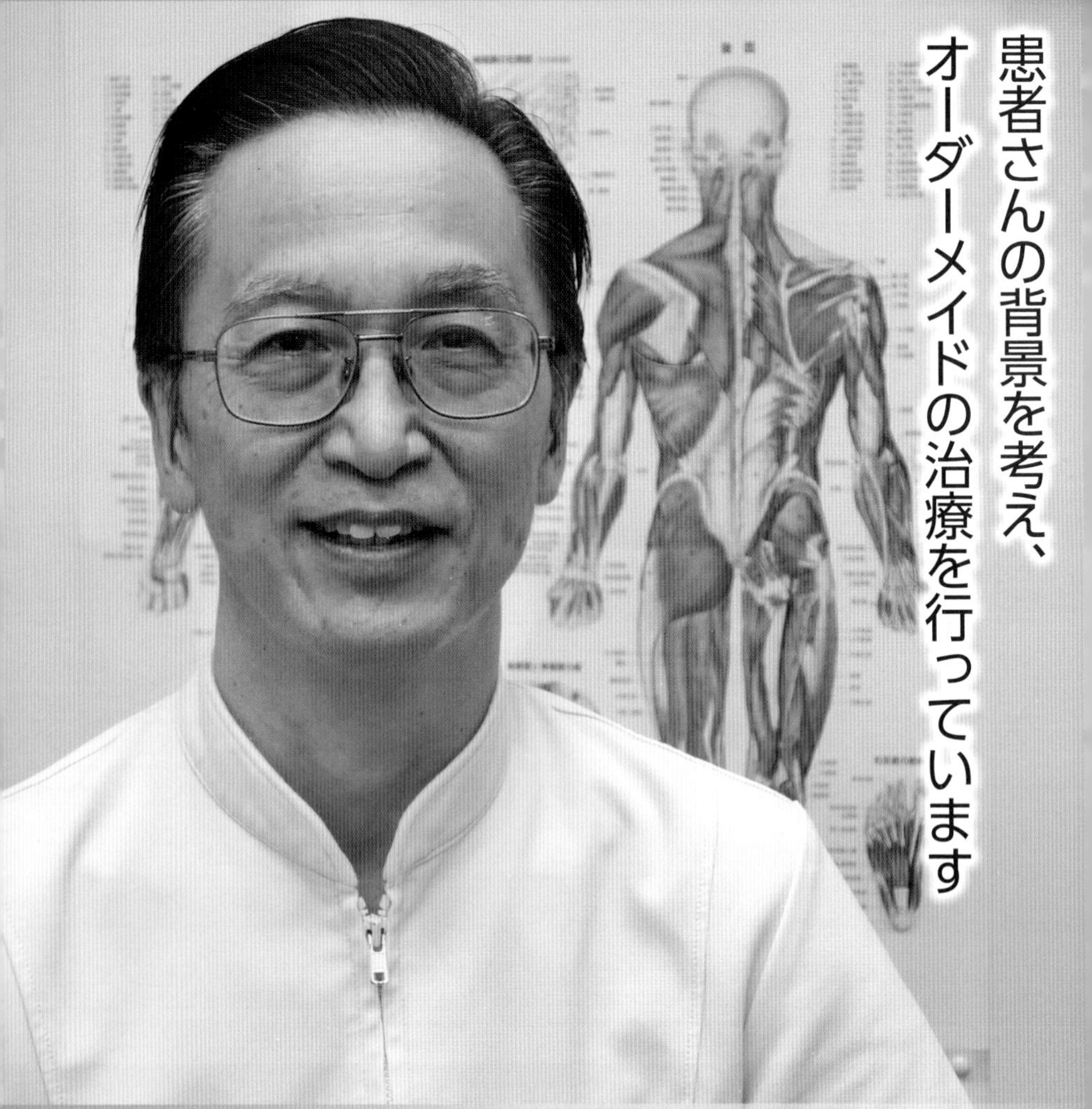

患者さんの背景を考え、オーダーメイドの治療を行っています

医療法人昭仁会　**いさか整形外科**

院長　**井阪　昭彦**

首に問題があり神経が圧迫されると、腕の痛み・しびれが生じることや、四肢が動かしにくくなることがある。そして、腰に問題がある場合、下肢に痛みが生じ歩行が難しくなることがあるなど、首・腰は人間の体において言わずと知れた重要な部位である。

そのような首・腰に関わる脊椎を主とする日本整形外科学界認定脊椎脊髄病医であり、整形外科の専門医である、いさか整形外科の井阪昭彦院長に様々なお話を伺った。

怪我をしたことがきっかけで整形外科医の道を志す
気持ちの上からも元気になれるクリニックを目指して

「中学生の時に、右腕の骨を2本折る怪我をしました。大学病院で手術をしてもらった際に整形外科のお世話になり、整形外科医を目指すようになりました」という井阪院長。

三重大学医学部を卒業後、整形外科学教室へ入局。脊椎へ興味を持ち、知識と技術を深めていった。

2006年からは整形外科クリニックで分院長を務め、2009年には吹田で『心も体も明るく元気に』をモットーに、いさか整形外科を開業した。

「スタッフには、〝気持ちの上からも明るく元気に〟をコンセプトに、『患者さんに明るく話かけて気持ちの上からも元気になってもらえるように』と伝えています」

スタッフはその言葉を実践し、院内には常に明るく元気な雰囲気が漂う。病は気からとも言うが、同院で得た明るい気持ちが、快方へと向かう一助になっている。

理学療法士と柔道整復師の両方が在籍する充実のリハビリ体制
患者の背景に合わせたオーダーメイドの治療を

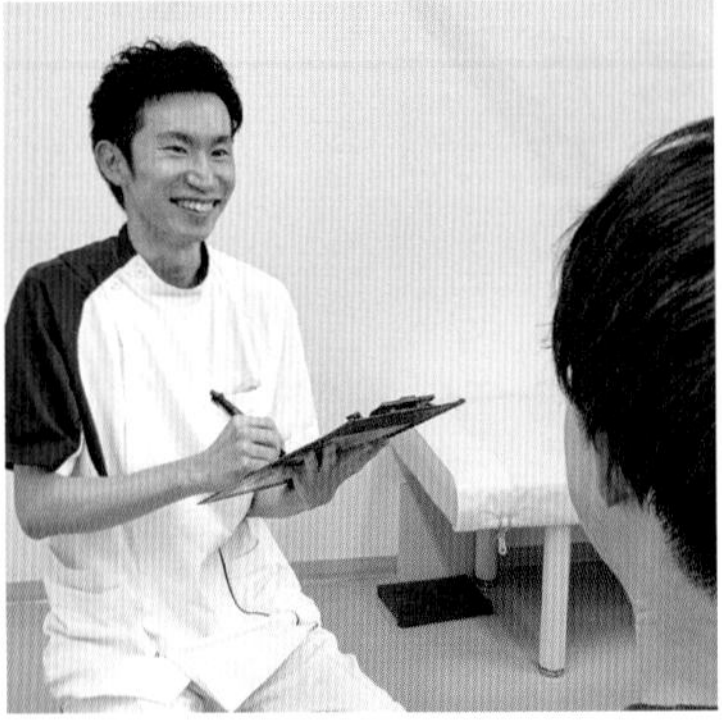

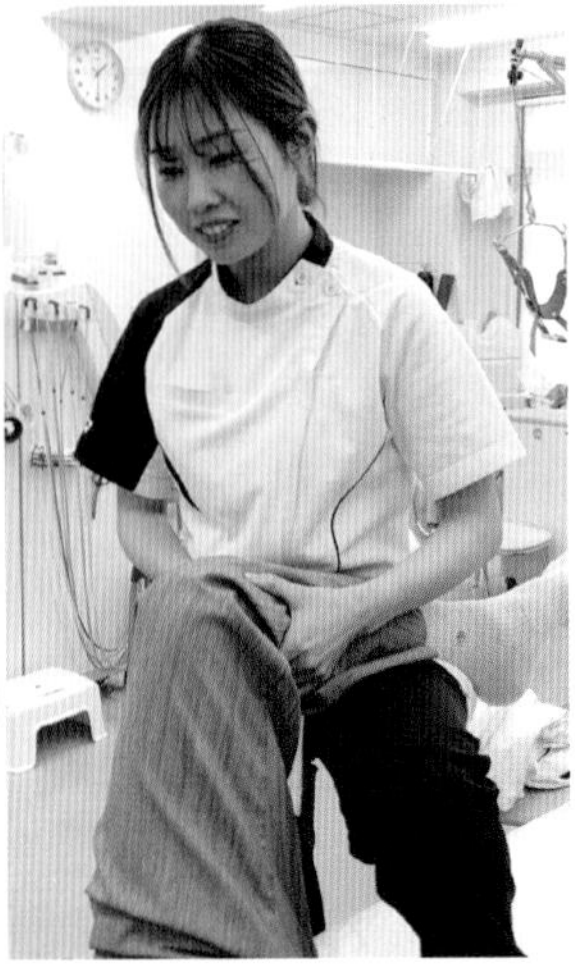

理学療法士と柔道整復師の双方が在籍する万全の体制だ

同院には、手足のしびれや痛み、肩こり、椎間板ヘルニア、ぎっくり腰など様々な症状を訴える患者が訪れる。傾向として、午前中は高齢者、午後は若年から中年層が多い。老若男女、住まいの遠近を問わず患者が訪れ、待合室は常に賑わいを見せている。

開業当初のリハビリスタッフは柔道整復師4人のみ。しかし、理学療法で高い治療効果が見込めることを知り、理学療法士も雇い入れることとした。現在は理学療法士7人、柔道整復師5人、リハビリ助手2人。そして、看護師5人、フロントスタッフ5人、レントゲン技師が1人という体制をとっている。理学療法士が7人も在籍していることに加え、同時に柔道整復師も在籍しているクリニックは珍しい。井阪院長は「それぞれの利点を活かしながら連携し、リハビリ治療ができています」とスタッフへ信頼を寄せる。理学療法は「期待以上に良い結果が得られることも度々あり、非常に有用」とのこと。しかしながら、施術が予約制で週1回程度しか行えず、特に初診の場合はすぐに受けてもらえないことも多い。そこで、理学療法を受けられない時は、柔道整復師による運動療法、マッサージや電気治療によるリハビリを行い、途切れることなく治療を続けられるよう工夫している。

病気の状態により投薬、注射、リハビリなど治療方法は様々、「患者さんの背景を考えて治療することが必要です。それぞれにオーダーメイドの治療を行っています」

患者の言葉に耳を傾け細かい症状まで逃さない 変形性膝関節症、リウマチ、腫瘤、交通事故、骨折の治療

「患者さんの訴える症状を、細かいことまで逃さずしっかり聞いて、診療していく」ことを信条に日々患者と向き合う井阪院長。「首の痛みがメインでいらっしゃった場合、『足先も少し痛い』と言われても気にかけてもらえない場合があるようです。当院では細かい訴えを逃さずに聞いて、対応するようにしています」

膝疾患では、変形性膝関節症の患者が多く訪れる。変形性膝関節症は、加齢に肥満や外傷などといった要素が関与し発症し、軟骨のすり減りによって炎症や痛み、骨の変形などを引き起こす疾患。早期は階段の昇降時などに痛みを感じる程度であるが、進行すると歩行できなくなる程の痛みを引き起こす。

治療法としては「関節の滑りをよくするヒアルロン酸ナトリウムの関節内注射をするケースが多いです」と井阪院長。また、変形性膝関節症には、PFC－FD™療法（血小板由来因子濃縮凍結乾燥物）という治療法もある。血液を遠心分離機にかけ血小板を採取、その中から成長因

子を抽出し凍結乾燥したものを患部に注射することで自己修復力を活性化する。これによりダメージを受けた組織の修復が期待できる。自費診療となるが「ヒアルロン酸ナトリウムで良くならない患者さんに効果が出るケースもあります。手術の回避、またはその時期を遅らせるために、こういう選択肢もあります」

手術となると、骨を切って体重のかかる部位を変えて再接合させることで、軟骨がすり減った部位への負担を減らす高位脛骨骨切り術や、関節を人工のものに入れ替える人工膝関節置換術を行うことになる。

「手術の紹介はレントゲン上、ある程度以上変形が進行していて、他の治療で充分に症状が取れず、患者さんが希望する場合に行っています」

関節リウマチの患者も多々訪れる。発症が30～50代の女性に多いこの病は、手のこわばりなどから始まり、関節に腫れや痛みが生じて動かし難くなっていく。進行すると関節が変形して機能が失われる疾患だ。関節リウマチと同じ自己免疫性疾患である膠原病においても関節に症状が出ることがある。関節リウマチは関節に強く症状が出て進行すると関節破壊が起こるが、膠原病は関節を破壊するところまでは行かない場合が多い。症状が近いことに加え両方を発症している可能性もあり得るため、同院ではどちらの疾患も見逃さないよう関節リウマチの血液検査と膠原病を調べる抗核抗体検査を同時に行っている。その上で「膠原病は専門外なので、膠原病が疑われた場合は、その専門医に紹介しています」と井阪院長は言う。

腫瘤については「手の場合、ガングリオンが多くみられます。ガングリオンが強く疑われる場合は腫瘤部に針を刺して中の液を抜きます。透明～黄透明の粘稠液が抜けてきたらガングリオンと診断ができます。また、中の液を抜くことにより腫瘤が小さくなるので、患者さんも満足してくれます。ただし、再び腫瘤が大きくなることもあります。その際は、悪性の物ではないので放置しておいてもよいし、また液を抜きに来てもらってもよいと説明しています」

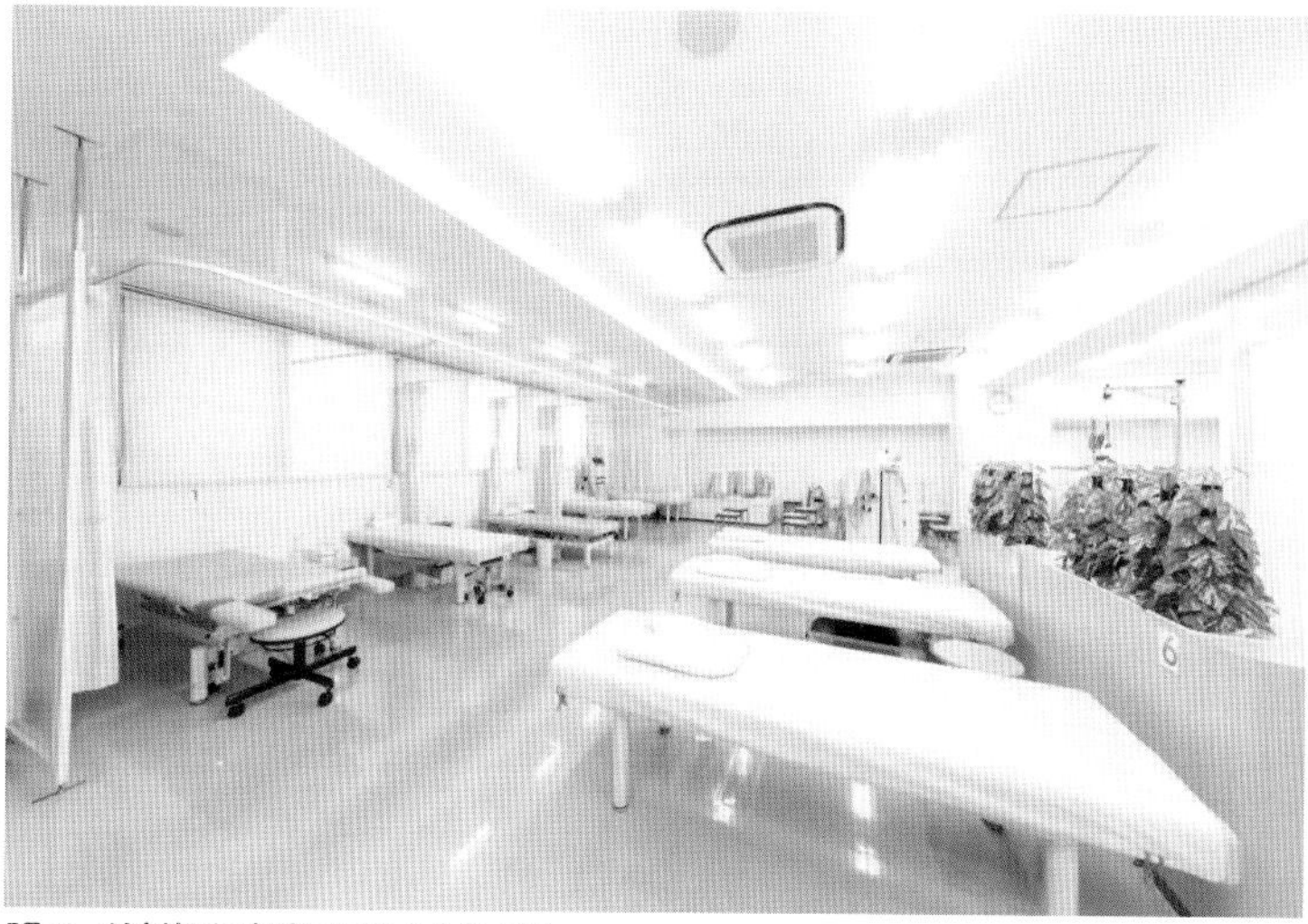
明るく清潔な印象のリハビリ室

また、「ガングリオンとは違い何らかの腫瘍が疑われる際には、当院からオーダーをして、MRーを撮ってきてもらい、必要に応じて手術可能な病院の腫瘍専門医に紹介をしています」というように、他院との密な連携や慎重な検査が行われている。

同院では、交通事故の患者受け入れも行っている。ホームページには、よくある事故後の症状や疑問について。また、患者が損をしないためのポイント、そして交通事故に遭った際の発生後から治療の流れまでが丁寧にわかりやすく記されており、同院の手厚いサポートが如実にわかる。

「半年以上治療を続けても改善が見られない場合は、症状固定として後遺症の書類を書かざるを得ない場合もありますが、そうならないよう、しっかり治療していきたいと思います」

骨折に対しては、超音波で骨折部を刺激し治りを良くするような治療も行っている。この治療は本来、手術をしている場合や、受傷後3カ月以上経っていなければ保険適応がない。しかし、同院ではそのような条件を満たしていない患者に対しても、保険点数をとることなく、無料で提供している。患者のことを思いやり、医療に取り組む姿勢が良くわかる。

高齢者の寿命にも関わる疾患、骨粗鬆症
多様な治療法から患者に合ったものを選び出す

同院には、日本に約1300万人いるという骨粗鬆症の患者も多く訪れる。骨粗鬆症の原因として多いのは、加齢や閉経による女性ホルモンの減少。他に糖尿病、慢性腎臓病、運動不足、ダイエット、過度の飲酒、喫煙などがある。本人が知らぬ間に骨が弱っている場合があるため、年齢が女性は50歳、男性は70歳を超えている場合は、来院した患者に骨粗鬆症の検査を勧めている。骨折してから来院し検査により初めて骨粗鬆症であることを知る場合もあるが、そういうことのないよう骨折する前に早期に診断し、早期に治療を開始することが重要である。

同院では、腰椎や足の付け根でDEXA法により骨密度測定を行っている。腰椎や足の付け根は、高齢者が骨折した場合、寿命に関わってくるような部位である。役所が勧める検査体制でも、腕や踵で骨密度検査をして値が低かった場合は、腰椎や足の付け根でのDEXA法による検査ができる病院へ紹介するようなシステムになっている。

骨粗鬆症の治療法としては、まず薬物療法が挙げられる。骨量の減少を抑える薬としては、ビスホスホネート製剤、閉経後骨粗鬆症に適応があるSERM、半年に1度注射することで大きな効果が期待できるデノスマブがある。また、腸管からのカルシウムの吸収を促進する活性型ビタミンD剤、骨量を増加させる効果がある副甲状腺ホルモン製剤など様々な薬がある。初期であればビスホスホネート剤と活性型ビタミンD剤、閉経して間がない女性であればSERMと活性型ビタミンD剤など、一人ひとりの状態を診ながら処方する。

圧迫骨折が複数あるなど骨粗鬆症が重度の際は、ロモソズマブ製剤を使用する場合がある。2019年に承認されたロモソズマブ製剤は低い骨密度や骨折といった一定の条件が揃わなければ使用することができない上に、高額である。しかし、骨形成促進と骨吸収抑制の両方の作用を併せ持つこれまでになかった強力な薬である。条件を満たした患者には使用可能なため「事前に金額などを伝えて、了承された患者さんに使用しています」とのこと。

また、生活習慣も重要であるため、必要に応じ改善指導を行っている。「食事指導のパンフレットを渡したり、早歩きを織り交ぜたウォーキングを勧めたり、理学療法士により自宅での運動を指導したり、日光を浴びることを勧めたりしています。生活習慣を正して、毎日を健康に過ごしていただきたいですね」

患者の待ち時間のストレスを減らし、更に明るく笑顔が絶えないクリニックへ
感謝の言葉が医師という仕事の魅力

同院の今後の目標については、「業務を効率化し、患者さんの待ち時間のストレスを減らすことです」と井阪院長。最近は、患者が自分の順番がわかり、院外に出ていっても順番が近づいてきたら、自動で呼び出しをするようなシステムを導入したとのことだ。

医師という仕事の魅力について井阪院長は「患者さんが良くなって、喜んでくれるのが1番嬉しいです。『長年患っていた痛みがここに来て治療することにより、あっという間に良くなりました』と言っていただくことや、『どこへ行っても良くならなかったものが、ここに来たら良くなりました。早く来ればよかった』と言っていただくことがあります。そういう言葉を聞くと、

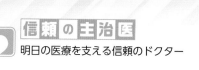

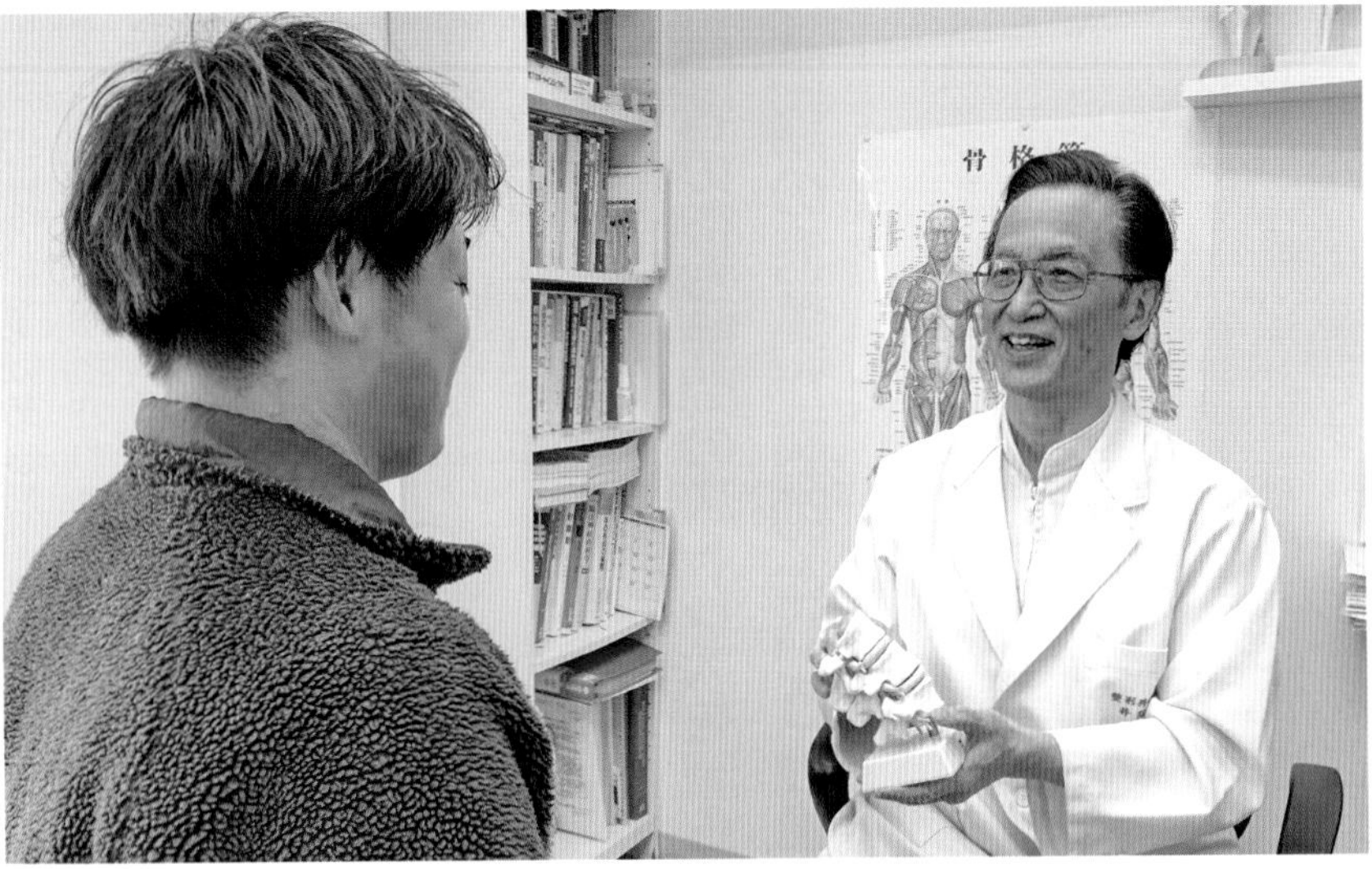

井阪院長は患者が毎日を健康に過ごせるよう最大限の努力を続けている

嬉しく思います」

専門としている脊椎関連では、硬膜外ブロック注射で効果がみられることが度々あったという。下肢の痛みで歩けない状態であった患者が、腰からの硬膜外ブロック注射で痛みが取れて、「楽になりました」と大変喜び、すたすた歩いて帰った事例もあったとのこと。

井阪院長やスタッフはクリニックのモットーである「心も体も明るく元気に」を大切に、真摯に患者と接している。沈んだ気持ちでいてはリハビリに取り組む気力も出てこないだろう。井阪院長は患者の心を明るく元気にすることで、気持ちの上からも病気に打ち勝って行けるよう働きかけつつ、病気を治すよう最大限の努力をし続ける。

PROFILE

井阪　昭彦（いさか・あきひこ）

1989年、三重大学医学部　卒業。

1996年、三重大学大学院医学研究科博士課程　修了。

1990年、桑名市民病院。

1992年、済生会松阪総合病院。

1998年、社会福祉法人四天王寺病院　医長。

2000年、松阪市民病院　部長。

2009年、いさか整形外科　開業。

2012年、医療法人昭仁会設立　理事長就任。


【資格】

医学博士。日本整形外科学会認定　整形外科専門医。日本整形外科学界認定　脊椎脊髄病医。日本整形外科学会認定　リウマチ医。日本リウマチ財団　リウマチ登録医。

日本整形外科学界認定　運動器リハビリテーション医。日本整形外科学界認定　スポーツ医。日本医師会認定　健康スポーツ医。

INFORMATION

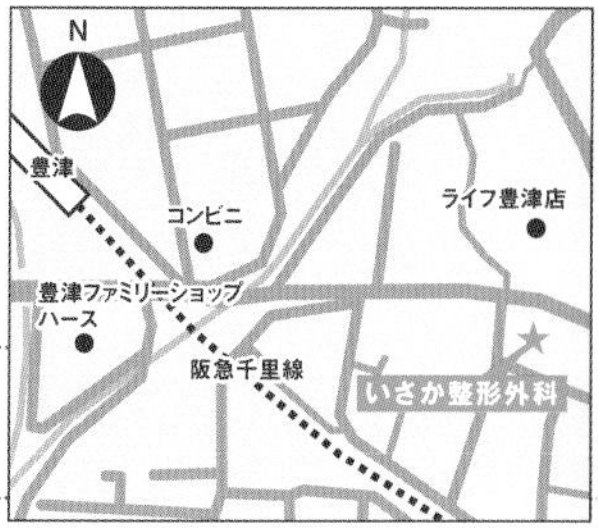

所在地	〒564-0041 大阪府吹田市泉町5-11-12 リーサイド豊津212 TEL　06-6330-1515 06-6330-1530 （リハビリの予約及び予約変更用）
アクセス	阪急千里線「豊津」駅より 東へ徒歩3分
設立	2009年
診療科目	整形外科、リウマチ科、 リハビリテーション科
診療時間	〈月・火・水・金〉9：00～12：30、16：00～19：00 〈木・土〉9：00～12：30 〈休診日〉日・祝
モットー	心も体も明るく元気に

https://www.isaka-seikei.jp

大学病院レベルの眼科医療を道北でも

光あふれる視界で人生を豊かに

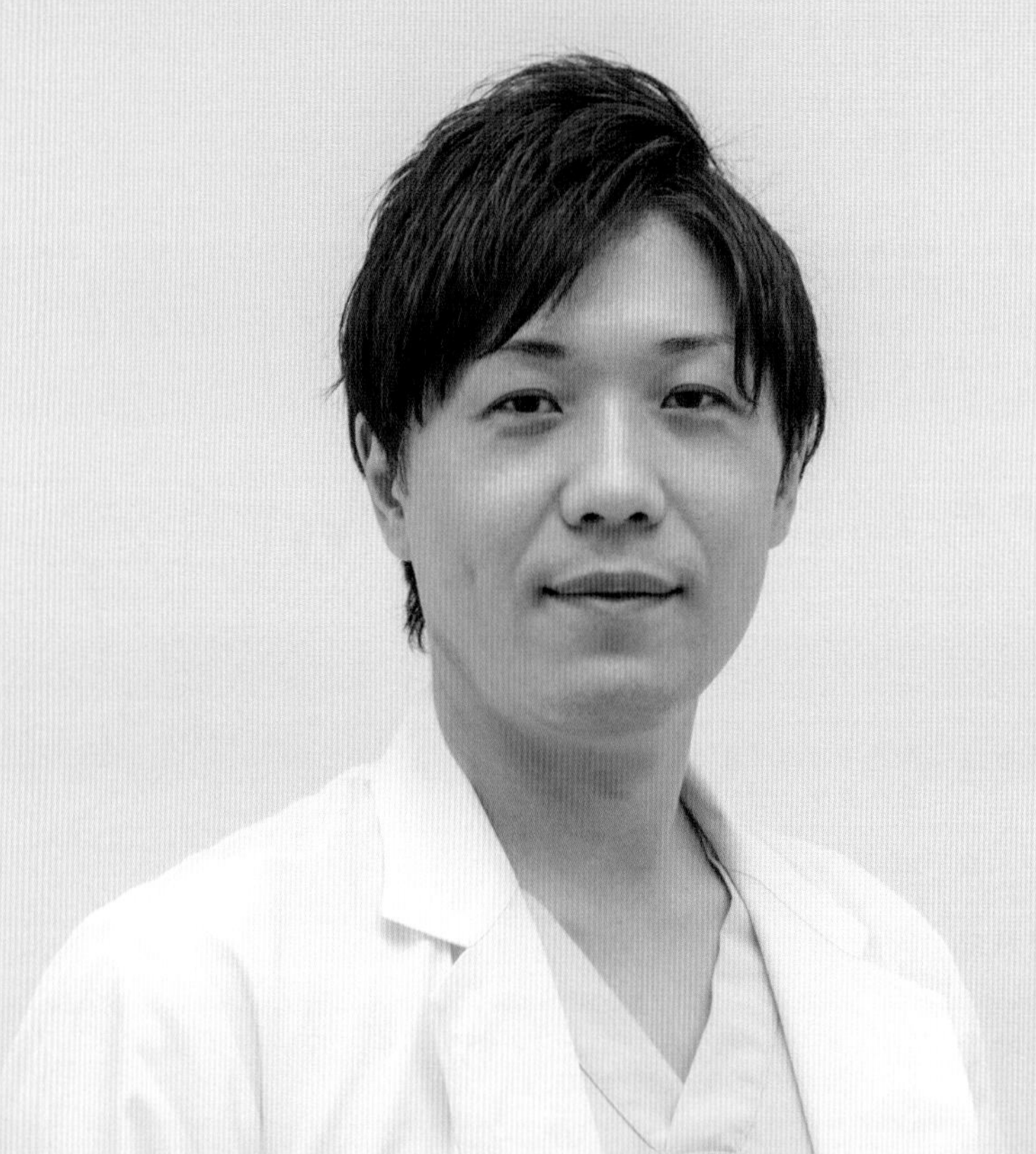

1人でも多くの方の「見える喜びを叶える手助けをしたい」という強い想いから眼科医になりました

医療法人社団光翔会 **しべつ眼科**

院長 **下内　昭人**

札幌から特急列車に乗って約2時間の場所に位置する北海道士別市。農業が盛んな土地で、近年は「ひつじのまち」として地域振興を行っている。数々の自動車メーカーが雪道を想定した試験や研究を行っており、寒冷で積雪量の多い土地としても有名だ。

他方で近年大きなテーマとなっているのが、離農や都市部への人口流入に起因する過疎化・少子高齢化だ。現在の士別市における高齢化率は、42・1％（2023年3月末現在）と極めて高い数値となっている。

そうした情勢から懸念される医療格差の問題について、解決に向けて取り組んでいるのが、2022年6月に開院したしべつ眼科だ。院長を務める下内昭人氏は、「治療を地域で完結させる患者さん第一のホームドクター」を方針に掲げ、「人間にとって極めて重要な器官である『眼』の健康は、生活の質にも大きく影響します」と語る。

地域の医療格差と向き合う「患者さん第一のホームドクター」に

旭川医科大学を卒業したのち地域の基幹病院などで勤め、博士号取得後に留萌市立病院で眼科医長を務めた下内院長は、2017年に旭川医大に復帰。同医大で糖尿病網膜症と網膜静脈閉塞症の専門外来を担当した。また、出張医として士別市や名寄市の他、稚内市や函館市、根室市など道内各地へ出向き、地域医療にも携わってきた経歴の持ち主だ。数々の難症例での執刀や、地域との関わりの中で、下内院長はある大きな課題を感じていたという。

「難しい症例の場合、地方の病院では手術できる体制がなく、道内各地から旭川医大まで足を運

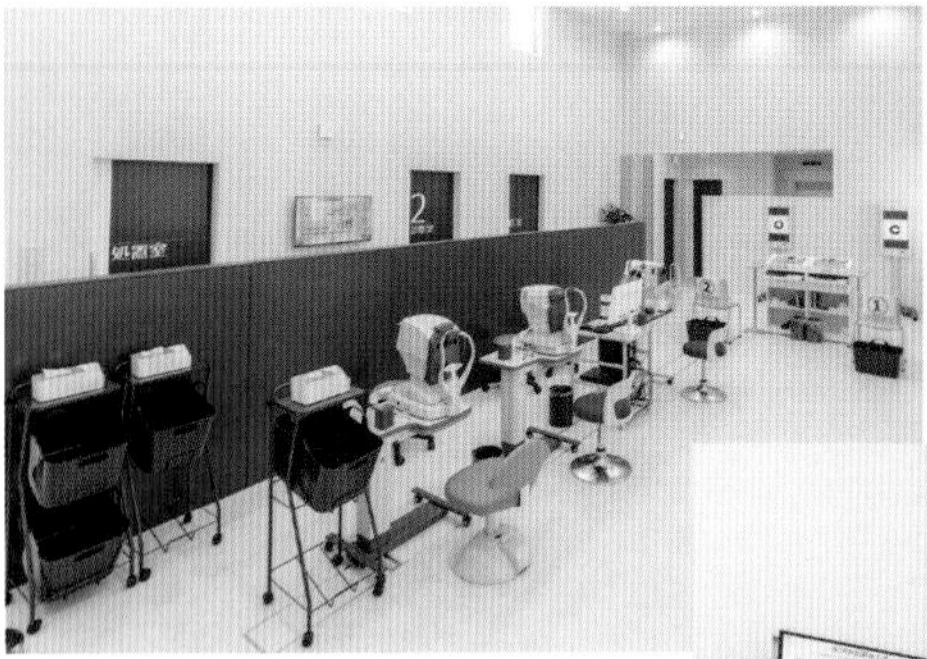

一人ひとりの経済状況や生活環境、
眼の状態に合わせた
オーダーメイド医療を目指している

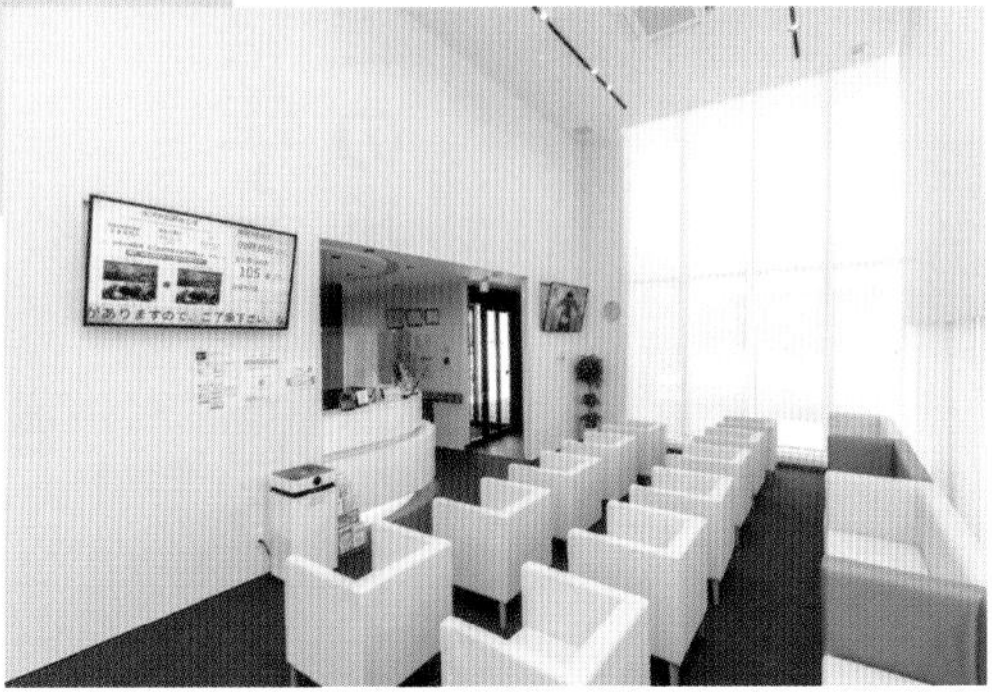

んでもらっていたのです。250㎞離れた稚内から来る例もあったほどでした」

旭川以北における地域医療の格差を、日頃から深刻に受け止めていた下内院長。出張医として現地に出向いてはいたものの、週の中で数回設けた外来日だけでは患者の通院負担は重く、手術が必要な場合には移動の負担がのしかかる。そんな現状を変えるべく、士別市での開院へと踏み切った。

「地域医療の格差を目の当たりにして、みなさまに寄り添った医療を末永く提供したいと考えるようになりました。当院では、『治療を地域で完結させる患者さん第一のホームドクター』という理念を掲げています」

開院したのは2022年6月。コロナ禍の影響が色濃く出ていた時期であったにも関わらず、当初週2日設けていた手術日はすぐさま埋まり、数カ月待ちの状態が続くほどだった。地域住民が待ち焦がれていたクリニックの誕生だったことが伺える。

眼のトラブルは早めの対応が吉
40歳以降は定期検診も重要に

しべつ眼科は日帰りの白内障手術をはじめ、高度な技術を要し、専門のトレーニングを受けた限られた医師にしか実施できない網膜硝子体手術、そして加齢黄斑変性や糖尿病網膜症などに対する硝子体注射の即日実施にも対応できる体制をとっている。訪れる患者は高齢者が多くを占め、士別市民はもちろん市外の住民も足を運ぶという。

「現在、旭川以北でこれらの治療や手術を日帰りで行えるのは当院だけ。大学病院レベルの医療を地域のクリニックで提供できる点が当院の強みです」

また、しべつ眼科では高度な眼科治療を提供するだけでなく、早期発見・早期治療そして予防医療にも力を注いでいる。たとえば、光干渉断層血管撮影（ＯＣＴＡ）ができる検査機器を導入したのもその方針ゆえだ。血流の微細な変化を鋭敏に捉えるこの機器は、糖尿病網膜症などの疾患をいち早く察知し、病状の進行を予測することができる。さらに「侵襲のない機器なので、患者さんへの負担も少ない」点でも優れているという。

日本眼科医会をはじめ、さまざまな眼科医が「40歳を過ぎたら眼科検診を」と提唱しているように、下内院長も「早め早めの対応」の重要性を訴えている。

「眼の病気は、自覚症状が出た時点では非常に進行していることが多々あります。たとえば失明リスクのある緑内障は、40歳を過ぎると20人に１人が発症する病気である上に、現状の医療では治すことができません。それでも、早期に見つけて治療を行えば、悪化を防ぐことは可能です。そういった観点からも、定期的な眼科検診は非常に重要だと強調したいですね」

さらに注意点として付け加えたのが、眼科での受診だ。昨今は人間ドックのオプションとして眼底検査を付加できる例もある。ただし下内院長によると「そうした検査でわかるのはごく一部分」だという。「眼科で専門的な検査を受けること」。それが大切なポイントだと力説する。

地域で愛されるクリニックを目指す 患者一人ひとりに寄り添う医療を

「人生100年時代」と言われるようになり、ただ長生きするだけでなく、どれだけ質の高い人生を送るかが重視されるようになった昨今。下内院長は、質の高い暮らしを実現するために「眼の健康状態に気を配る」ことが大切だと語る。

「視覚は、人間が外界から得る情報の約80％を占めると言われています。もし眼が見えなくなると生活に支障が出てしまい、家族や周囲のサポートも必要になります」

また、視力が悪くなることで、「うつ病や認知症が悪化するリスクもある」と指摘する下内院長。あるときから、患者の視力を取り戻すことで「見える喜びを叶える手助けをしたい」と考えるようになったという。そしてその気持ちを抱いたことが、眼科医を志したきっかけにも繋がっている。

大学病院で得た専門的な技術、高レベルの医療機器、そして約15年にわたり眼科医として積み上げた幅広い知識と経験。これらを地域密着のクリニックで提供することが下内院長の方針だ。しかしその一方で、「最高の医療が、患者さんにとっての最適な医療とは限らない」とも語る。

「一人ひとりの経済状況や生活環境、眼の状態に合わせたオーダーメイド医療を目指す必要があると考えています」

たとえば、都市部とは異なる地方の環境では、通院による移動負担が問題となり得る。幾度も遠方へ足を運ぶことは、時間的・金銭的な負担にも繋がるからだ。それらも踏まえて、「今の状態に合った治療の選択肢を挙げて、患者さん自身が納得して受け入れられる方法を一緒に考える」のが下内院長の信条だ。

その先に目指すのは、地域住民が気軽に受診できるホームドクターとして、地域に根差した存在になること。そして、その目標を成し遂げるにはスタッフの存在も欠かせない。「今の診療体制で日々取り組めるのは、思いやりの気持ちを持ちながら患者さんと接してくれるスタッフたちがいるおかげ」と強調する下内院長。クリニックの運営について、次のような持論を持っているという。

「たとえて言うなら、クリニックは手漕ぎボートのようなものです。院長は船頭として指示を出しますが、自分1人で漕いでも前に進めませんし、スタッフがバラバラに漕いでも進めません。みんなが同じ方向を目指して力を合わせる必要があるのです」

醍醐味は「患者さんとその家族の笑顔」
医師として譲れない信念とは？

「見えないものが見えるようになる」。この喜びは、普段の生活において支障なく暮らす人が実感するのは難しいかもしれない。しかし、実際に眼の疾患で悩む患者たちは、光を取り戻すこ

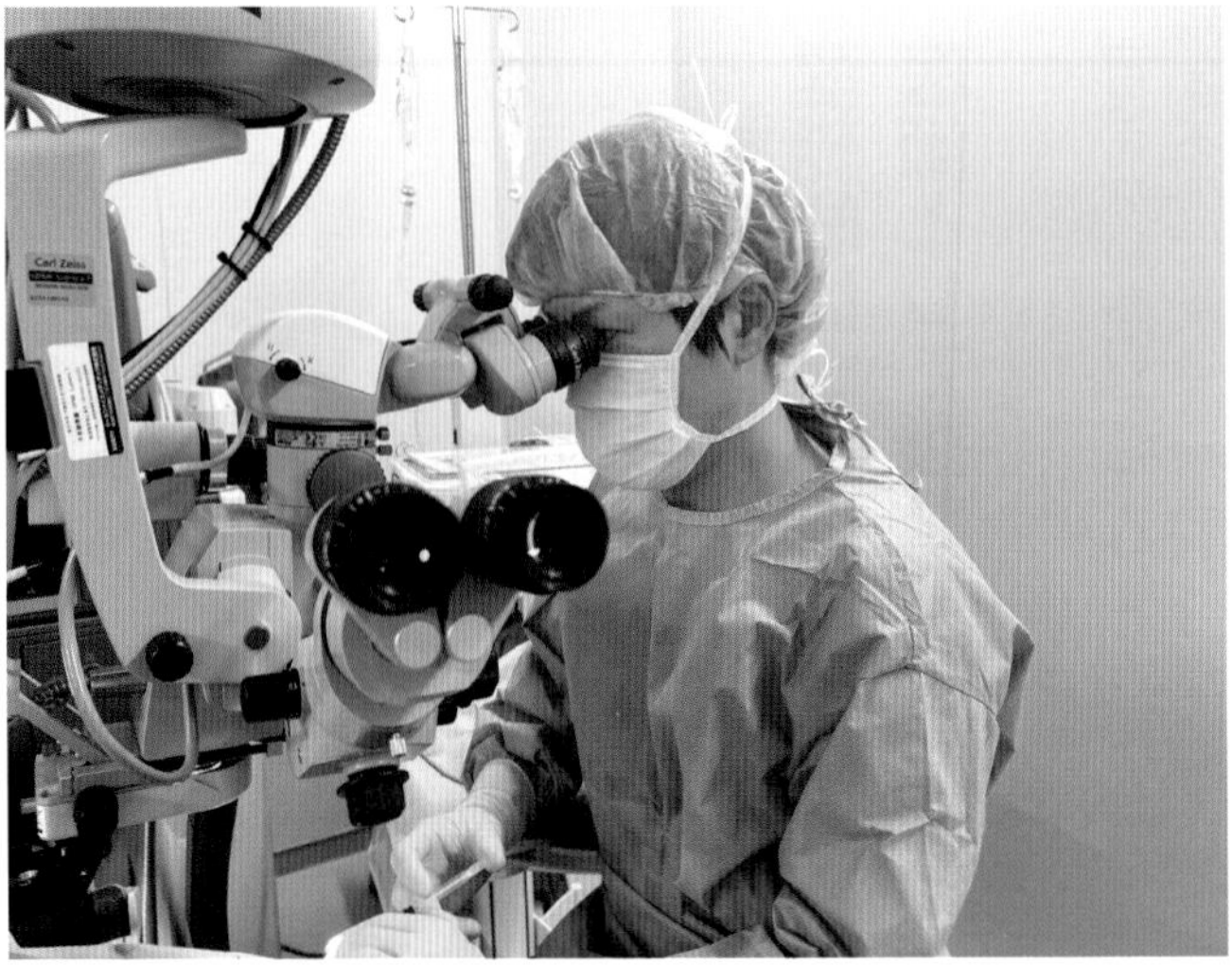

大学病院レベルの治療や手術を日帰りで行っている

とで人生にかけがえのない思い出を刻める。下内院長はある90歳代の白内障患者とのやりとりを振り返りながら次のように語る。

「両眼とも白内障が進行して、こちらが手を振っているのが辛うじて認識できる視力しかなく、車椅子なしには歩けない状態でした。手術を行ったことで、術後の視力は1・0まで回復して『死ぬ前に孫の顔を見られてよかった』と涙していました」

そして、患者が光を取り戻すことは、支えてきた家族をも笑顔にできるという。

「その症例に限らず、手術前はご家族も一様に暗い表情をしています。しかし、手術が終わって帰るころにはみなさん笑顔になる。そんな姿を見るたびにやりがいを感じます。人によっては手術室で、術後に起き上がってすぐ『先生の顔が見える』と喜ぶ方もいるのですよ。そんな風にダイレクトに患者さんの喜びの声を聞けるのが眼科医の醍醐味ですね」

患者の笑顔や喜びこそ原動力だと語る下内院長は、患者と接する上で「ホスピタリティ」の精神を大切にしているという。その精神について自身の考えを教えてくれた。

「患者さんの立場に寄り添った優しい医療をしたいとの思いがベースにあります。患者さんやご家族が何を期待しているのかは、相手の立場で考えないとわかりません。だからこそ、ホスピタリティの精神を持つことが重要です。『決まったことをやるのがマニュアル』、『言われてやるのがサービス』、そして『言われる前に察して動くのがホスピタリティ』だと考えています」

「なんとなく怖い」眼の手術 不安を取り除く眼科医のアドバイス

「治療を地域で完結させる患者さん第一のホームドクター」を目指して進む下内院長の道のりは、明るい光で照らされているように見える。しかしながら、他方では眼科ならではの課題もあるという。

普段の暮らしを思い起こしてみると、眼にゴミや髪の毛などの異物が入って痛みを感じたことは多々あるだろう。それだけに、「手術や治療用の器具を眼に入れる手術はなんだか怖い」という漠然としたイメージを持ち、眼科の受診を避ける人も多いという。しかし下内院長は次のように語っている。

「わずかな異物が入っただけで痛むのは、眼がそれだけ神経を張り巡らされた過敏な器官であるということ。裏を返せば、麻酔が非常に効きやすいのです。つまり、眼の手術を行う際に痛みはほとんど感じません。また、たとえば白内障手術であれば、瞳孔を広げるために投与する目薬の効果で、カメラのピントがボケたような視界になります。針先などが見えることはないですし、通常の手術は10分もかからないため、『気がつけば手術が終わっていた』と感じるでしょう」

漠然とした恐怖感や不安感から眼科の受診を避けることは、病状が気付かぬうちに進行してし

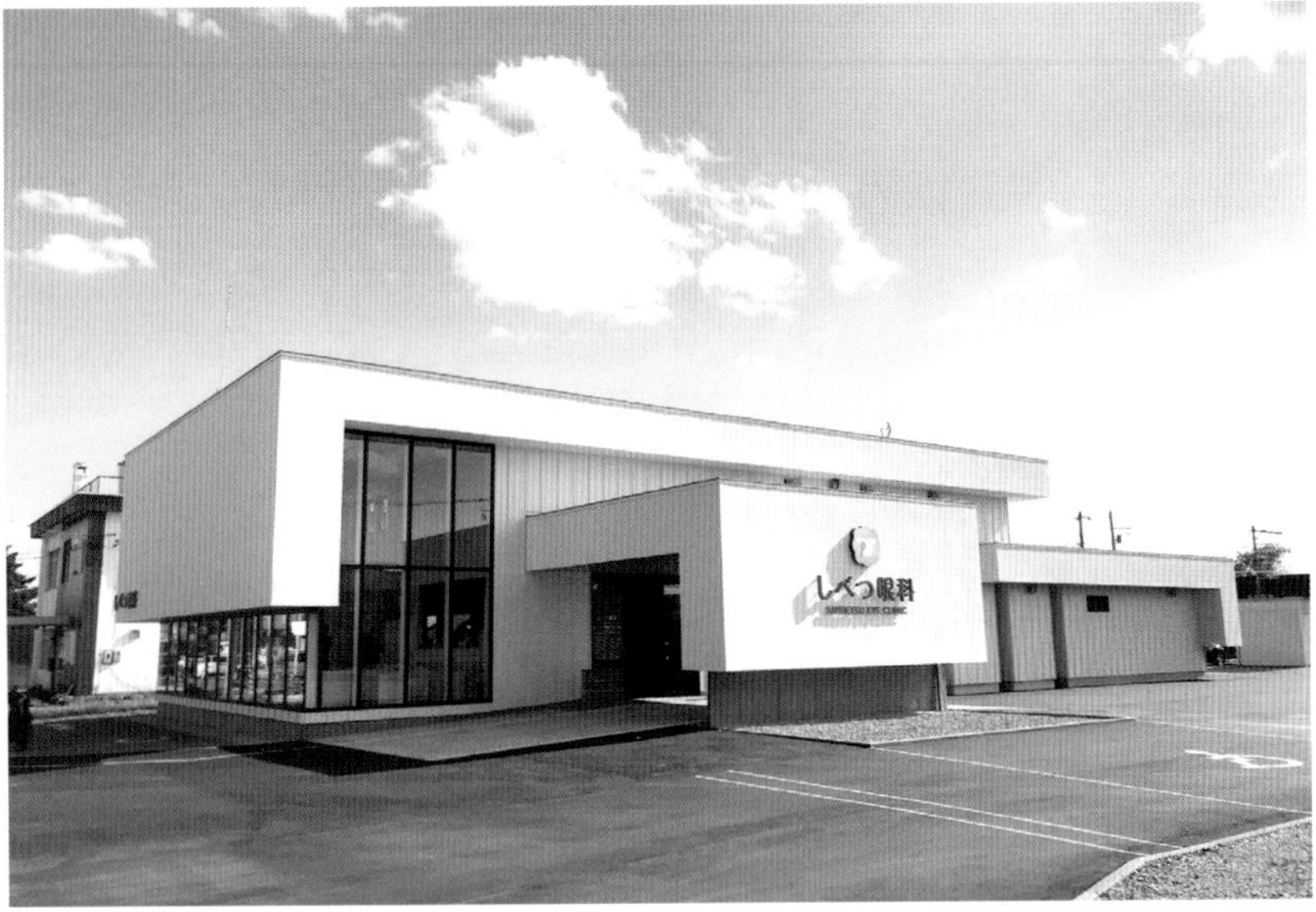

些細な悩みや定期検診としても、気軽に受診できる体制を整えている

まう事態を招きかねない。それだけに、眼科の「なんだか怖い」イメージを払拭することは、下内院長が掲げる「早期発見・早期治療」へと繋がる大切なポイントとなる。

「眼が痛い、眼の疲れを感じるなど、受診のきっかけはどんな些細な悩みでも構いません。何も症状がなくても年1回は定期検診として受診することをお勧めしていますので、気軽に受診できる体制を整えてお待ちしています」

　普段から眼のトラブルを抱える人でもなければ、眼の健康にまで気を回すことはなかなか難しいかもしれない。ただ「眼が見える生活」は、下内院長が語るように「豊かな暮らし」に直結するものだ。信頼できる「眼のかかりつけ医」と出会うことは、人生に明るい光を照らすことにも繋がるだろう。

PROFILE

下内　昭人（しもうち・あきと）

1984年生まれ。札幌市出身。

2009年、旭川医科大学医学部卒業。

市立釧路総合病院、苫小牧王子総合病院、釧路赤十字病院での勤務を経て2016年に留萌市立病院の眼科医長に。

2017年、旭川医科大学で診療助教に就き、道内各地の地域基幹病院で出張医も務める。

2022年、士別市で開業。


【所属・活動】

医学博士、日本眼科学会認定眼科専門医、身体障害者福祉法指定医、オルソケラトロジー実施医、光線力学療法認定医、ボトックス施注資格認定医、水晶体嚢拡張リング実施医。

INFORMATION

所在地
〒095-0014　北海道士別市東4条3-1-4
TEL 0165-22-1000　予約用 050-5526-7020

アクセス
宗谷本線「士別」駅より車で5分、
バスで13分「市役所前」停留所

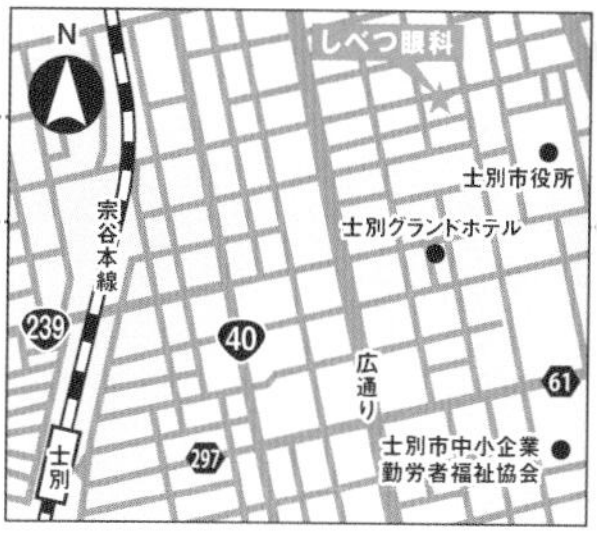

設立
2022年

診療内容
白内障、緑内障、加齢黄斑変性、糖尿病網膜症、網膜静脈閉塞症、黄斑円孔、網膜前膜、結膜炎、なみだ目、ドライアイ、一般眼科、小児眼科、コンタクト、眼鏡合わせ、近視治療、低侵襲レーザー手術、緑内障SLTレーザー治療

診療時間
〈月・火・木〉
8：30～11：30（受付11：00まで）、
14：00～17：00は手術対応
〈水・金〉
8：30～12：30（受付11：30まで）、
14：00～17：00（受付16：00まで）
〈土（注：下記休診日参照）〉
8：30～12：30（受付11：30まで）
〈休診日〉
第2第4土・日・祝
（月曜が祝日の場合、前週の土曜も休診）

院長あいさつ
〝視覚〟は外界から得られる情報の80％を占めると言われており、人生100年時代の今、生涯を通してより質の高い生活を送る上で、欠かすことのできないものです。
私は、一人でも多くの方の「見える喜びを叶える手助けをしたい」という強い思いから、眼科医になりました。大学病院で得た専門性の高い技術、大学病院と同程度の医療機器、眼科専門医としての幅広い知識と経験をもとに、皆さんに寄り添ったやさしい医療を、末永く提供していく所存です。どんなささいな症状や悩みでも、気軽にご相談にいらしてください。

https://shibetsu-ganka.com/

元気で充実した人生に欠かせない「３Ｂ」と「３Ｃ」を意識した診療とは？

高度な医療体制で患者の将来を末永くサポート

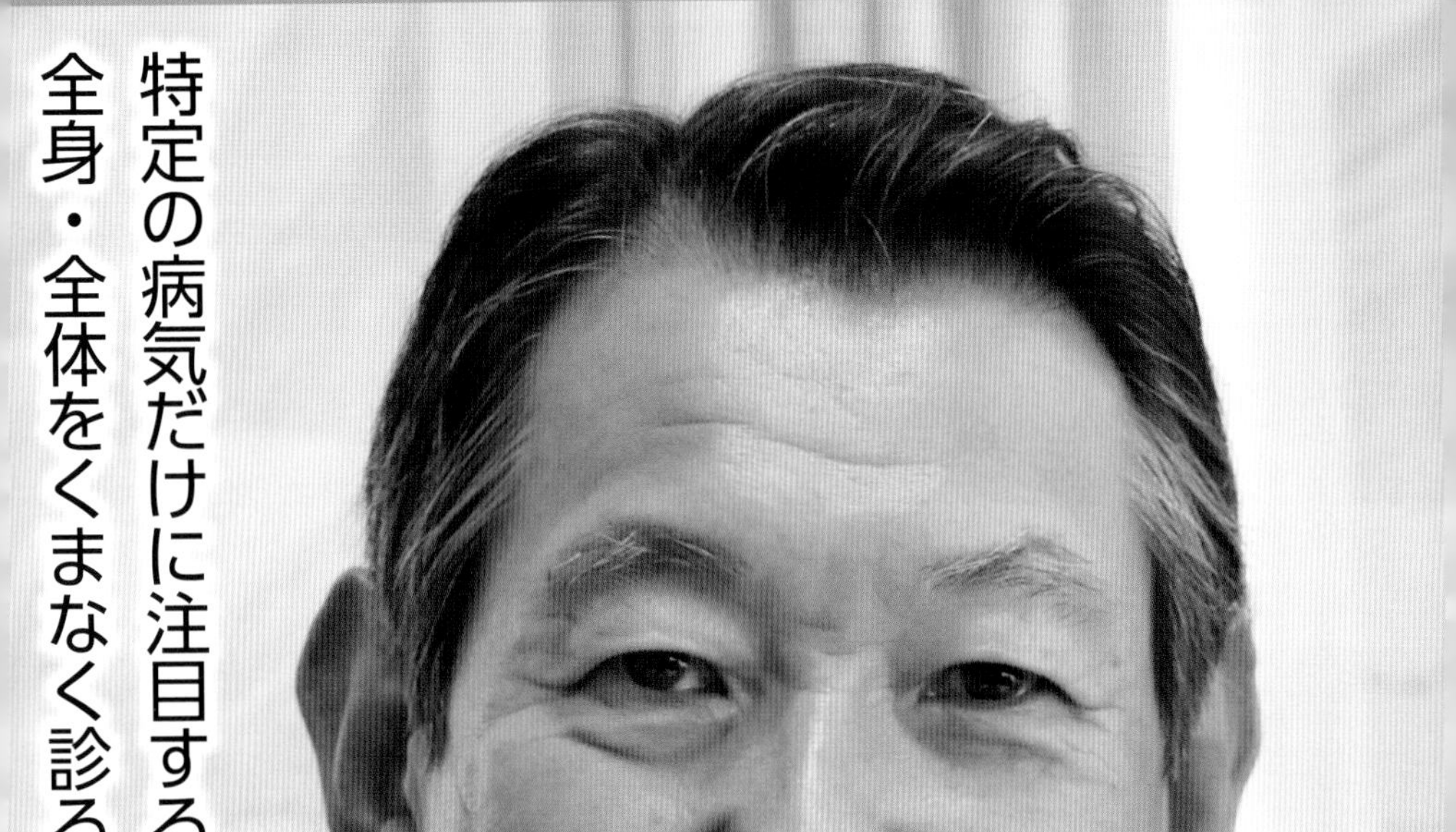

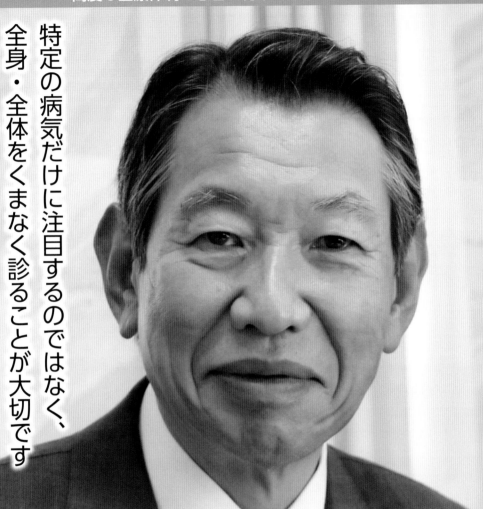

特定の病気だけに注目するのではなく、全身・全体をくまなく診ることが大切です

医療法人社団 弘健会 菅原医院

院長 菅原　正弘

東京都練馬区にある石神井公園は、都心の中に位置しながらも豊かな自然に囲まれ、人気スポットとして広く親しまれている。そんな都会のオアシスからほど近い場所に、総合診療内科を掲げる菅原医院がある。菅原正弘院長が同院で診療を開始したのは1993年。以後30年にわたり、高度な医療サービスを提供し続けてきた。

これまで数々の学会や評議会の要職を歴任し、現在は日本臨床内科医会長を務める菅原院長は、糖尿病治療をはじめとした生活習慣病のエキスパートだ。「人生100年時代」と呼ばれる現代で健やかに過ごすためには「特定の病気だけに注目するのではなく、全身をくまなく診ることが大切」だと説く。そしてそのポイントとして挙げたのが、「3B」と「3C」に注意することだ。長いキャリアで積み重ねてきた生活習慣病との付き合い方を余す所なく患者に伝え、健康寿命の延伸に力を注いでいる。

総合診療内科として高度な医療サービスの提供と安全安心に過ごせる環境づくりに注力

医師を目指して順天堂大学医学部へと進み、卒業後は同大学の附属病院で内科医として歩み始めた菅原院長。「朝から晩まで診療して、診療を終えてからは研究に没頭する日々でした」と当時を振り返る。多忙な日々を送りながら、現在に繋がる幅広い経験を積み重ねていった。

外科医だった父が開業した菅原医院で診療を始めたのは1993年のこと。「体全体を診る総合診療内科医」を掲げ、糖尿病、高血圧、脂質異常症などの生活習慣と深く関わる病気や関節リウマチ、膠原病などの全身疾患の治療を行える体制へと一新した。中でも糖尿病に関しては大学病院レベルの治療体制を構築し、ＨｂＡ１ｃ値の高精度な計測を即座に行える設備などを備えている。

そのほかにも、関節リウマチに対する点滴専用のリクライニングチェアの導入や、管理栄養士が常駐する栄養指導室の設置、電子カルテの導入など、充実した診療体制が同院の特長の１つだ。また、一般患者とは別に感染症患者専用の出入り口、待合室、診察室をコロナ禍以前から完備しており、感染症対策にも万全の体制を敷いている。

命を脅かす病気にも繋がる生活習慣病　備えのポイントは「３Ｂ」と「３Ｃ」にあり！

菅原院長が特に力を入れて啓発しているのが「３Ｂ」と「３Ｃ」に注意することだ。それぞれ、「血管（Ｂｌｏｏｄ ｖｅｓｓｅｌｓ）、脳（Ｂｒａｉｎ）、体（Ｂｏｄｙ）」、「がん（Ｃａｎｃｅｒ）、たばこ（Ｃｉｇａｒｅｔｔｅ）、コミュニケーション（Ｃｏｍｍｕｎｉｃａｔｉｏｎ）」の頭文字からとったもので、これらに注意を払うことが健康寿命を延伸する上で大切なポイントになるという。

まず３Ｂの１つである「血管」について。心筋梗塞や脳卒中など、心臓や脳の疾患は日本人の死因の多くを占めている。そしてこれらを引き起こす一因となるのは、糖尿病・高血圧・高脂血症といった生活習慣病だ。さらに菅原院長は、「その大元は30代前後の脂肪肝にある」と指摘する。

「脂肪肝は肝硬変や肝臓がんへと繋がるだけでなく、生活習慣病にも関連しています。30代ご

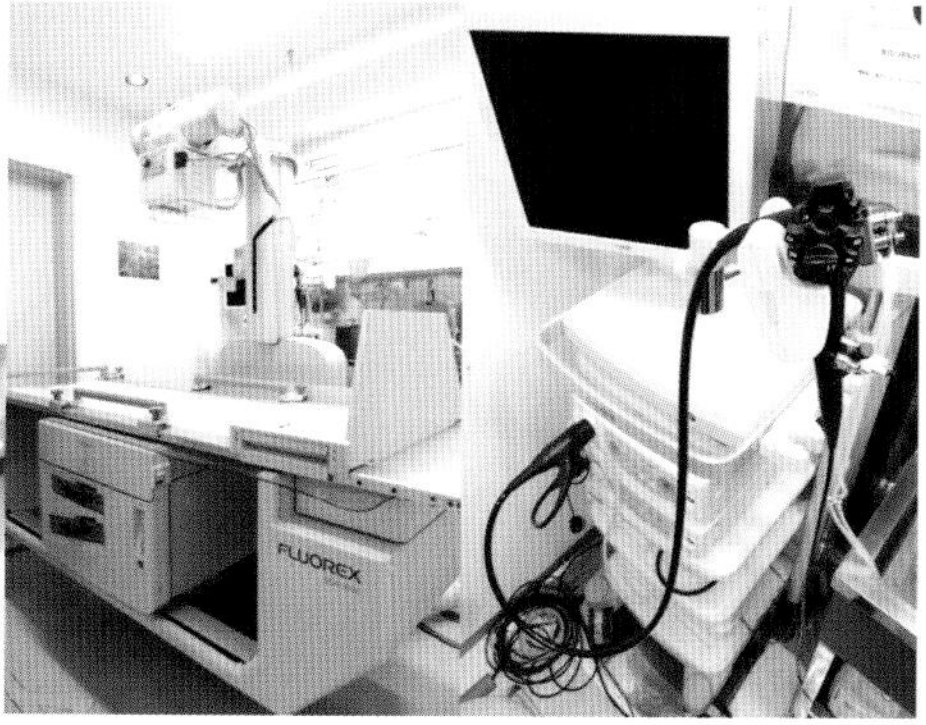

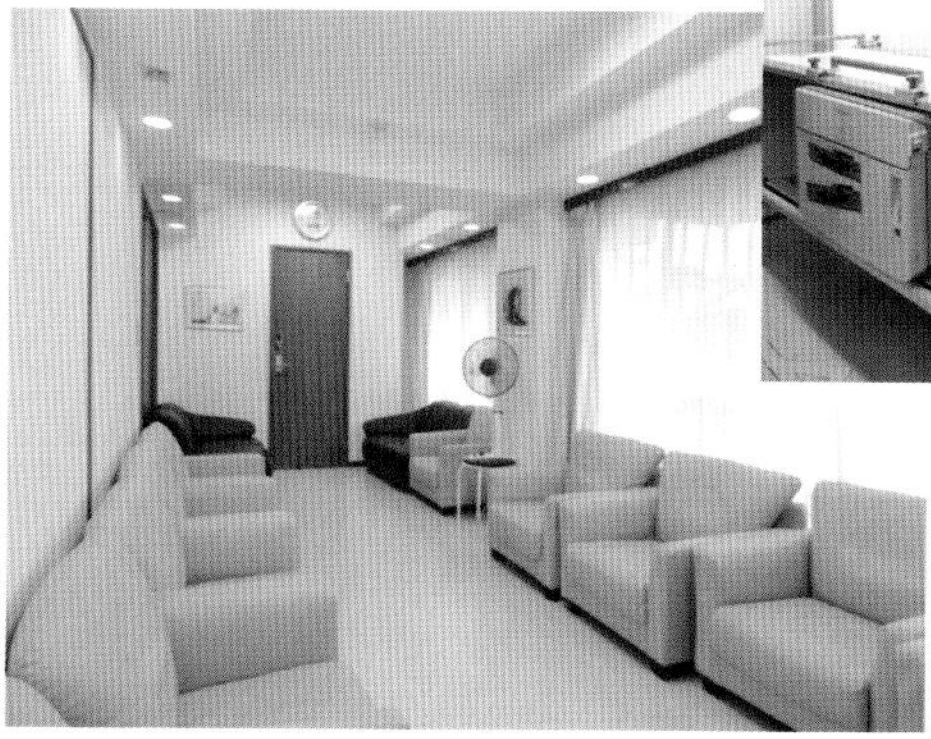

あらゆる病気に対応可能な設備を整え、感染症対策にも万全の体制を敷いている

ろから肝機能（指標はＡＬＴ30以上）の悪化がみられたら、早めに対処する必要があります」

次に挙げるのは「脳」。特に注意すべきは認知症だ。認知症の中で6割以上を占めるアルツハイマー病の発症には、生活習慣病が密接に関連しているという。血管のケアと同様に早めに対処することが認知症リスクの軽減にも繋がる。加えて、脳の健康を保つためには質の高い睡眠を取ることや、うつ病を防ぐための心のケアも重要になる。

３つ目の「体」。これは、脂肪・筋肉・骨・関節など、私たちを構成する体の要素を指す。菅原院長は「運動をしなければ年に１〜２％筋肉は衰えていきます」と警鐘を鳴らす。

「まずはウォーキングなどの運動習慣を身に着けること、そして週２回程度でいいですから、スクワットや腕立て伏せなど、簡単に自宅でできる筋トレをすることが大切です」

３Ｃの１つ目は「がん」。厚生労働省が発表した２０２２年の統計では、実に約38万人（死因全体の約25％）の命が、がんによって奪われている。だからこそ大切になるのが、早期発見と早期治療だ。菅原医院では早期発見を目指したがん検診の受診率向上に力を入れており、たとえば大腸がん検診は、全患者のうち約80％が受診しているという極めて高い水準となっている。

菅原院長自身が消化器内視鏡学会専門医も取得しており、区の胃がん検診も積極的に行っている。

続いて注意したいのが「たばこ」。つまり喫煙習慣だ。「あらゆる病気の原因を考えたときに、特に悪影響が大きいのは喫煙」だと菅原院長は語る。

「禁煙に成功した人の経験談を調べてみると、『子どもが生まれた』や『50歳になった』など、ライフイベントや年齢の節目が契機になっている人が多いとわかります。そのことを踏まえながら禁煙のサポートも行っています」

最後に、意外と見落とされがちなのが「コミュニケーション」だ。

「コロナ禍の影響で人間関係が疎遠になった人は多いでしょう。ただ、外の世界と交流を持たないことで、高齢者の認知症リスクは高まります」

こう語る菅原院長は、「気軽に相談できる環境」や「患者同士が会話できる環境」を構築し、患者の安全・安心を確保することにも余念がない。実際に同院へと足を運ぶ患者たちは「看護師やスタッフ、ほかの患者さんと話せるのが楽しみ」だとしばしば口にするという。

「3Bと3Cに気をつけて生活習慣の改善に取り組んでいけば、トータルで見るといい方向へと進んでいきます。どの患者さんに対してもこのポイントを必ず確認して、具体的な改善方法を提案しています」

かかりつけ内科医の役割はより重要に 見過ごされやすい病気にこそ丁寧なコミュニケーションを

「当院の特徴は、健康寿命を延伸できる取り組みを幅広くやっていること。特定の病気だけに注目するのではなく、全身・全体をくまなく診ることが大切です」

「人生100年時代」と言われる現代において、菅原院長は「かかりつけ医としての役割がますます重要になる」と指摘する。数々の取り組みがある中で一例として挙げたのが、骨粗しょう症や過活動膀胱といった50歳以上の女性に多いトラブルへの対策だ。

50歳以上の女性の3人に1人がかかる身近な病気である骨粗しょう症は、進行すれば転倒骨折や関節疾患の原因となる。一方で「自分が骨粗しょう症だと自覚するのは難しい面もあり、通院せずに放置してしまうことも多い」と菅原院長は語る。

過活動膀胱の場合は、強い尿意をもよおしたり、トイレに行く回数が増えたりと、発症のサインはいくつもある。しかし、自覚症状があっても「どの科に相談すればいいかわからない」や「泌尿器科は男性の患者が多くて通いづらい」といった理由で受診を控えるケースも多いという。

つまり、これらの女性特有のトラブルに共通する問題は、症状を抱え込んだままで医師の診察を受けない人が多い点にあるの

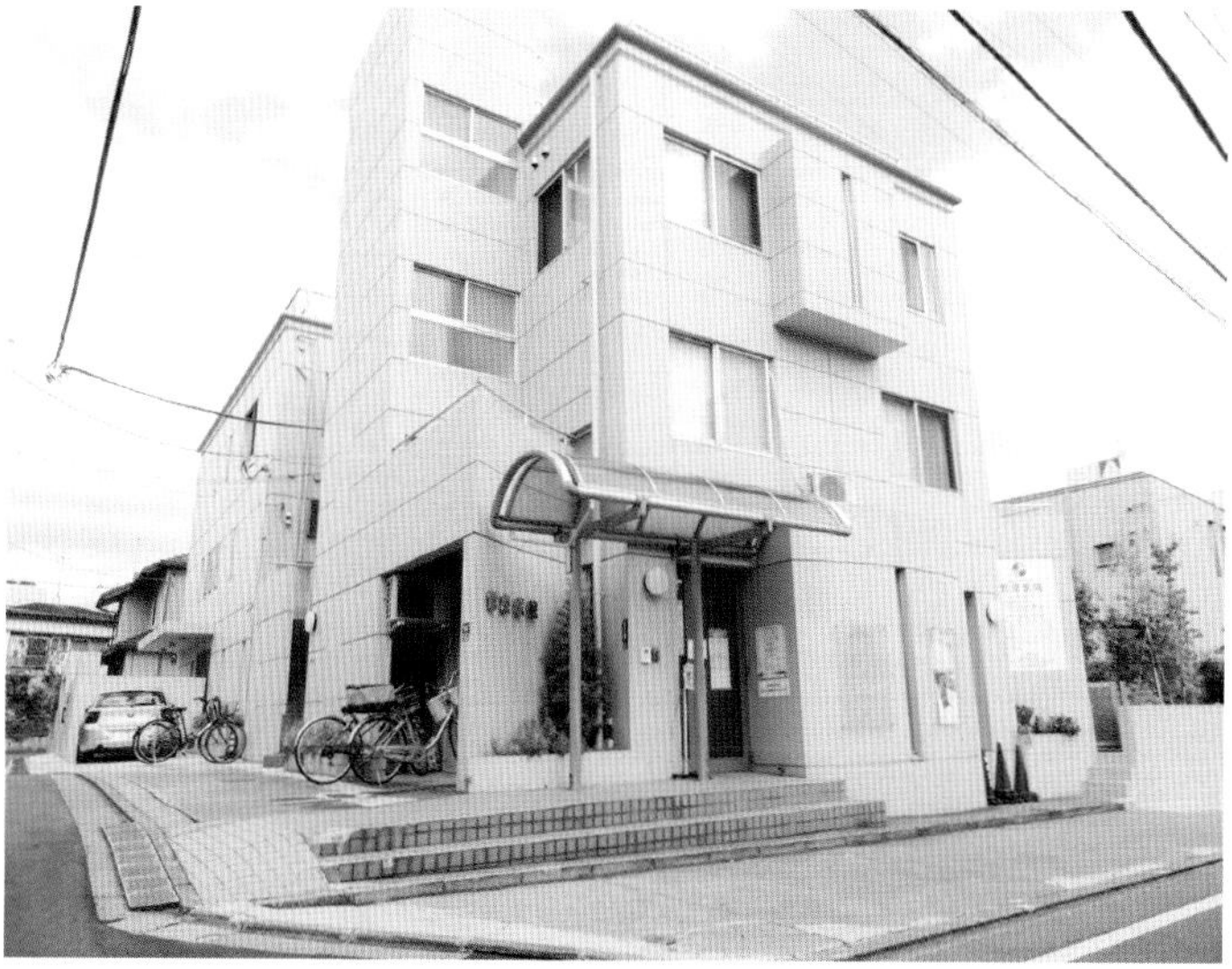

「体全体を診る総合診療内科医」を掲げ、地域の信頼される医院として長年支持されている

だ。そこで菅原医院では、一定年齢以上の女性に対して積極的な声掛けを行っているという。「見過ごされやすい病気だからこそ、かかりつけ医が気づき、サポートしていく必要があります」と菅原院長は強調する。

患者の健やかな暮らしを支えるのは高度なチーム医療と綿密な連携体制

前述した診療方針を実現するためには、スタッフの存在も欠かせない。菅原医院では、院長自身が糖尿病治療に関する豊富なノウハウを有しているだけでなく、多数のスタッフが「日本糖尿病療養指導士（CDEJ）」などの専門資格を所持している。

「私だけが糖尿病に詳しくても意味がないと考えています。スタッフも含めて、医院全体でレベルの高い診療を行い、患者さんを支援できる体制を作ることが大切です」

その言葉通り、看護師のみならず、管理栄養士や臨床検査技師、受付担当の事務スタッフまで糖尿病治療に関する様々な資格を取得しているという。

「やはりスタッフは宝です。私の掲げる診療方針が、スタッフを含めたチーム医療として実現できているのは、彼らの力によるところが非常に大きいと考えています」

事務スタッフも含めて20名規模で医院を切り盛りする少数精鋭の体制では、一人ひとりがハイレベルな知識を持ち、患者と向き合っていく必要がある。それを実践できているのも、菅原医院が地域の信頼される医院として長年支持されている要因だと言える。

そして、大切なポイントとして菅原院長がもう1つ挙げたのが、他病院との連携だ。近隣にある順天堂大学の付属病院をはじめ、多数の病院・専門医との良好な人間関係を築き、綿密な医療連携を構築している。

「重い病気になったり、手術が必要になったりなどしたときに、信頼できる医師を推薦できること。実はこれも、かかりつけ医として大切なポイントです。円滑な連携体制を作ることは、患者さんにとっても大きなメリットになります。医師自身の腕がいいのはもちろんですが、そうした『連携力』も医師として非常に大事な能力だと考えています」

「患者の人生を支えること」が原動力に 第一線で奮闘しながらも守り続ける医師の原点

常に患者第一を心がける菅原院長の原点は、医局時代の教えにある。

「当時の医局で、いい医師の条件は『なるべく多く患者と顔を合わせること』だと教えられ、少なくとも1日3回は患者さんと顔を合わせていました。患者さんにはそれぞれの人生がありますが、まずは健康でないと始まりません。1回きりの人生を充実して過ごしてもらうために、健康面からしっかりと支援していこうという考えは、今も昔も変わりません」

「患者第一」の方針は今も変わらないと強調し、これまでのキャリアの中で数々の人生と向き合ってきた菅原院長。患者たちが生き生きと暮らす姿こそが原動力となっている。

「正直に言うと、受診した時点では『この患者さんはそう長生きできないかもしれない』と考えてしまうケースもあります。しかし、そんな人が生き生きと過ごし、今も元気に通院している例も多いのです。患者さんの元気な姿を見ていると『この人の人生を少しは支援できたのか

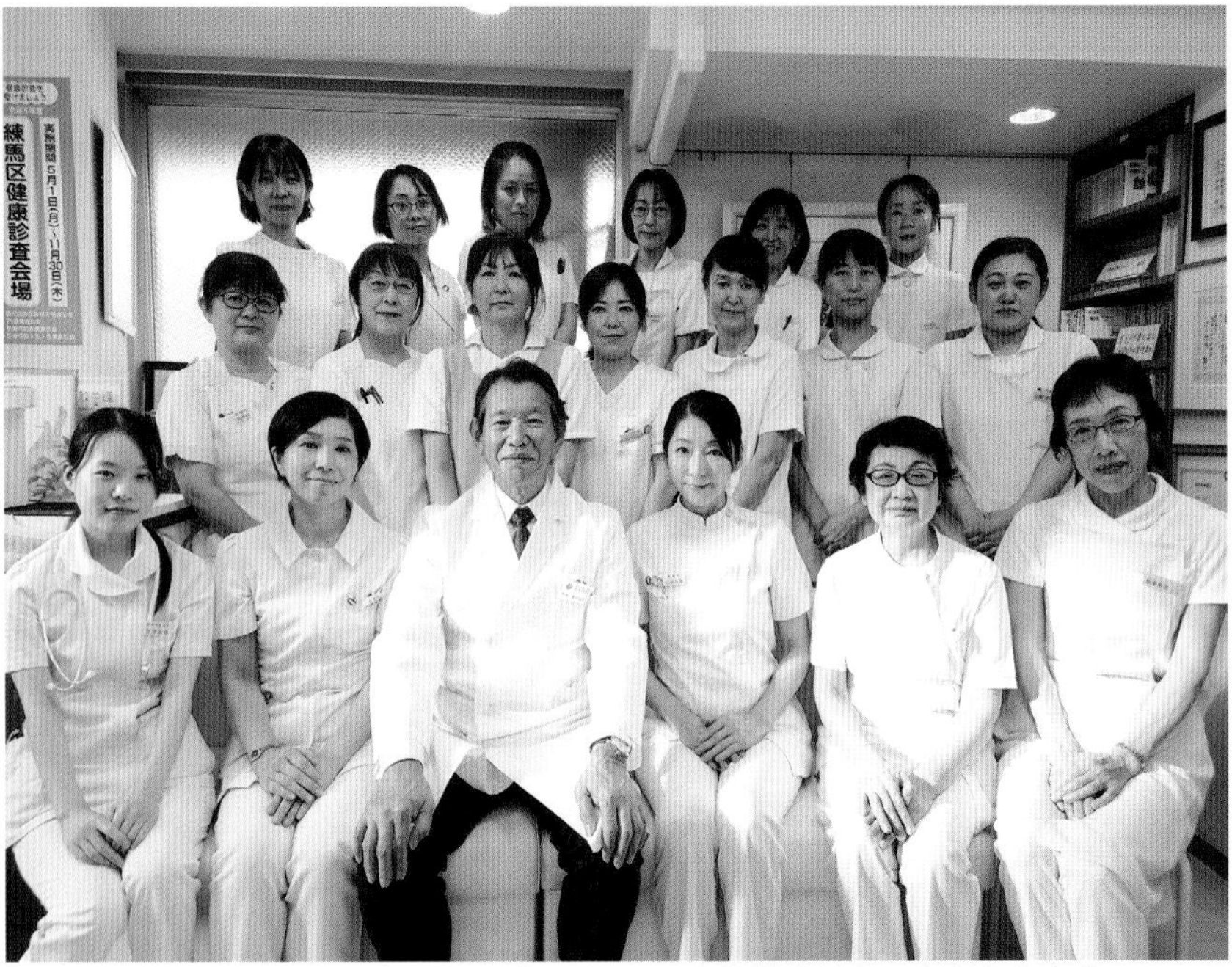

スタッフ一人ひとりがハイレベルな知識を持ち、患者と向き合っている

もしれない』と嬉しい気持ちになります」

糖尿病をはじめとした生活習慣病の治療は自覚症状が乏しく、じわじわと進行して結果的に命を脅かす病気を引き起こすリスクがある。また、それまでの生活スタイルを見直すことが億劫に感じてしまい、病院から足が遠のいてしまうケースも多いだろう。それだけに菅原院長は「時々雑談もしながら」気安い診療を心がけているという。第一線でハイレベルな医療サービスを提供しつつ、気軽に相談できる「かかりつけ医」として、今日も患者のより豊かな暮らしを支えている。

PROFILE

菅原　正弘（すがわら・まさひろ）

1980年、順天堂大学医学部卒業。

1982年、順天堂大学内科学講座入局、順天堂病院にて内科診療に従事。

1993年、菅原医院にて診療（現職）。

1998年、東京内科医理事、練馬区医師会糖尿病治療研究会（代表）。

2001年、東京都糖尿病協会理事。

2003年、日本臨床内科医会常任理事。

2005年、順天堂大学同窓会城北支部長。

2006年、東京都糖尿病協会会長、日本糖尿病協会理事。第20回日本臨床内科医学会実行委員長、日本糖尿病対策推進会議ワーキンググループ委員（日本医師会選出）。

2008年、第48回日本糖尿病協会総会・年次集会会長。

2009年、東京都医師会　健康食品の安全性に関する検討会委員会　委員長
2010年、日本糖尿病療養指導士認定機構理事。

2012年、東京内科医会会長。

2013年、第30回日本臨床内科医会総会会頭。

2014年、東京都糖尿病協会顧問。

2016年、第30回日本臨床内科医学会会長。

2017年、第34回日本臨床内科医会総会会頭。東京CDE（東京糖尿病療養指導士認定機構）代表幹事。東京都医師会生活習慣病対策委員会委員長。

2023年、一般社団法人　日本臨床内科医会　会長就任
著書『40歳からの糖尿病との上手なつき合い方（中経文庫）』など著書多数。


【所属・活動】

日本内科学会評議員を経て、現在日本糖尿病学会功労学術評議員・専門医、日本リウマチ学会評議員・専門医、日本消化器内視鏡学会専門医、日本臨床内科医会専門医、日本専門医機構総合診療専門研修　特任指導医、日本糖尿病対策推進会議委員、東京都糖尿病医療連携協議会副会長。

INFORMATION

所在地	〒177-0041　東京都練馬区石神井町3-9-16 TEL 03-3996-3016 FAX 03-3996-4316
アクセス	西武池袋線「石神井公園」駅 南口より徒歩３分 西武バス「石神井公園前」より徒歩１分
設立	1948年
診療科目	内科、糖尿病内科、リウマチ科、胃腸科、循環器科
診療時間	〈月・火・木・金〉9:00～12:30、15:30～19:00 〈土〉9:00～12:00 〈休診日〉水・日・祝
当院の役割	元気で充実した人生を歩めるようにチーム医療で患者さんをサポートすること。 それが当院の役割と考えています。

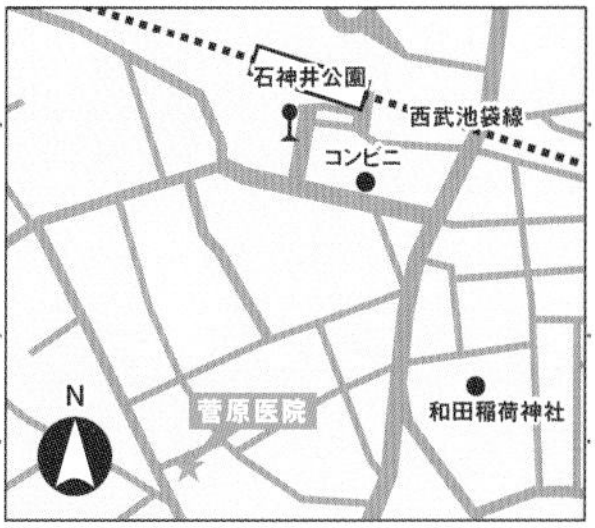

https://www.sugawara.or.jp/

多種多様な各分野の人材が集う専門家集団

子どもたちの生活、成長に寄り添う唯一無二の小児科

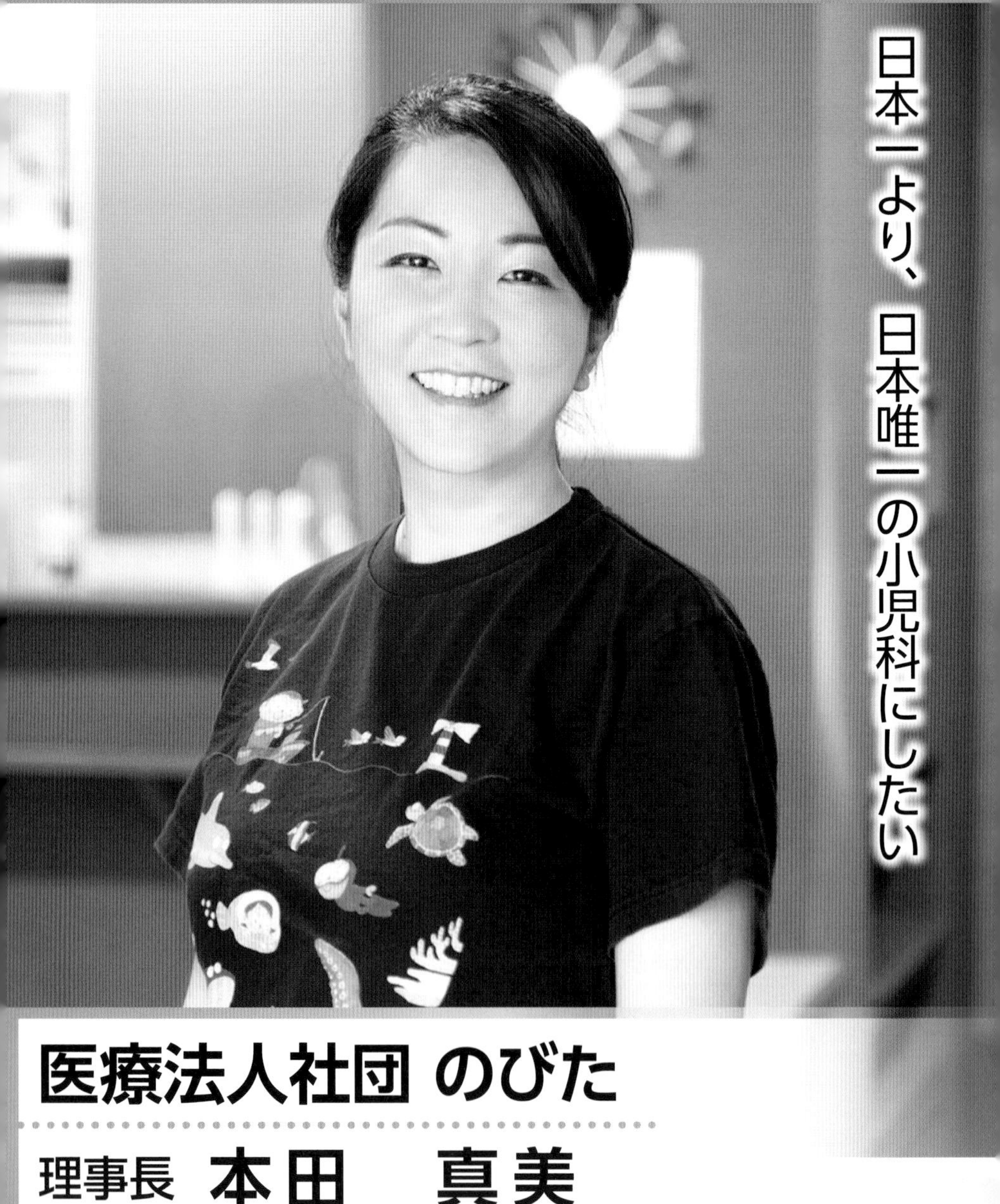

日本一より、日本唯一の小児科にしたい

医療法人社団 のびた

理事長 本田　真美

2016年に開院した「みくりキッズくりにっく」を本院とし、100人を超える大所帯に拡大、成長した医療法人社団のびた。同法人は多職種連携により、患者に数多くの選択肢を提供することを目的とした、14職種もの多種多様な分野の人材が集う専門家集団である。

外来は一般小児科に加え、発達サポート外来も運営し、ショートステイ施設も併設。診療、治療にとどまらず、ワークショップなどの学びの場も提供している。家族のケアやサポートまで含めた、幅広い分野を網羅する小児科クリニックと言えるだろう。そんな同法人のリーダー役を務めるのが、小児科医として豊富な経験を積んできた本田真美理事長だ。

開院当初から、多職種連携による子どもの専門家集団を作って治療に当たってきた本田理事長。「日本一より、日本唯一の小児科にしたい」との想いで、日々の治療に取り組んでいる。

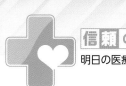

テレビで見たイルカセラピーに衝撃を受ける
米国の地で得た知見を日本でも実地に応用

本田理事長が医師を目指すきっかけになったのは、10歳の頃にテレビで見たある番組に感銘を受けたことだった。米国・フロリダで行われていた「ドルフィン・アシステッド・セラピー」（DAT）というイルカを使った療法、いわゆるイルカセラピーを紹介する内容だったが、雷に打たれたような衝撃だったという。この頃はまだ医療に対する強い信念はなく、「イルカのそばにいたい」という素朴な感情だった。

元々動物好きだったこともあり、イルカと一緒にいられる職業を探して回ることになる。水族館に通いつめ、飼育員の道を模索したこともあった。転機になったのは、進路に悩んでいた際、高校の先

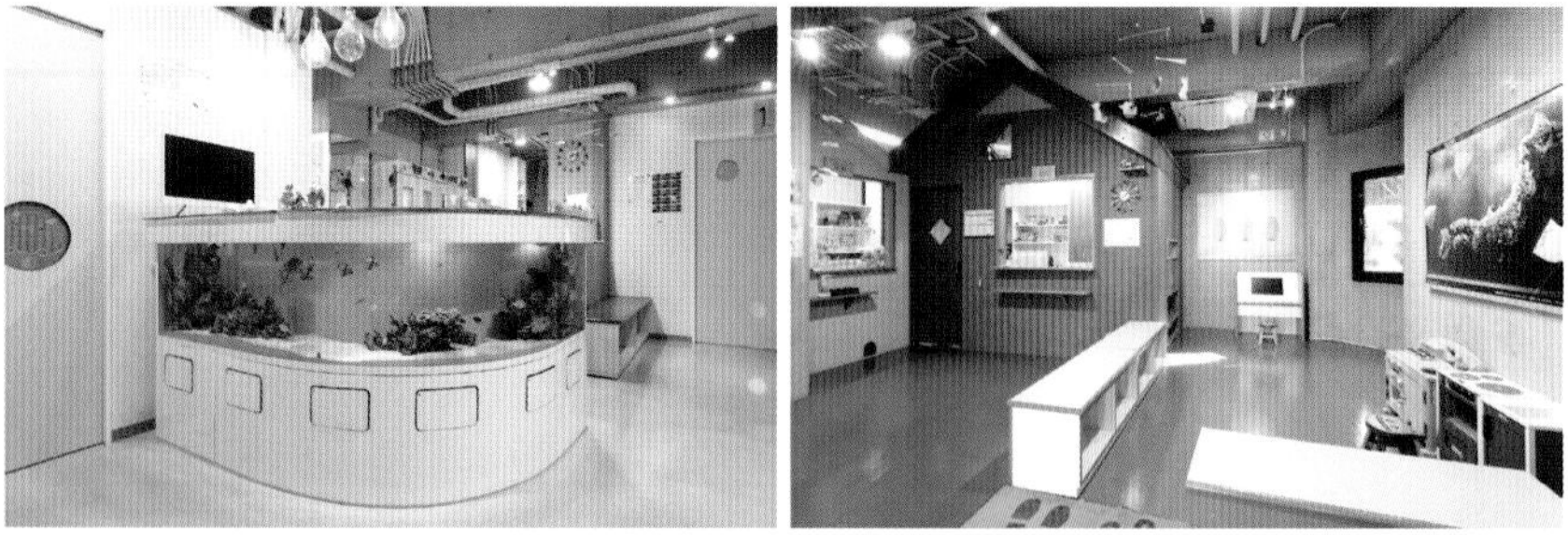

医師を筆頭に保健師や理学療法士、作業療法士、言語聴覚士、保育士など各分野の専門スタッフが集う

生に掛けられた言葉だった。「医師の資格を持てば、イルカセラピーに携われるし、イルカのそばにもいられるのではないか」。そのアドバイスに背中を押され、本田理事長は医療の道を歩もうと決心した。

東京慈恵会医科大学に進んだ本田理事長。そこでは、子どものアトピー患者の治療として海水を用いる「海洋療法」を薦めていた昭和大学の飯倉洋治教授と出会う。海水はアトピーに効果があるが、アトピー肌に対し海水は刺激が強く、子どもは嫌がる傾向が強かった。そこで本田理事長は、海洋療法の痛みをまぎらわせるためイルカセラピーを採り入れることを思いつく。

そうして1996年には、学生ボランティアとしてイルカセラピーに参加する機会に恵まれる。夢が叶った瞬間だった。現在も本田理事長は沖縄のチームと連携し、同様の取り組みを続けている。

大学卒業後は医局に残らず、小児科の研修経験を積むために志願して国立小児病院（現・国立成育医療研究センター）に研修医として入職する。しかし、ここではイルカセラピーを学べる場所や機会は存在せず、想いは募るばかりだった。

悩んだ本田理事長は昔テレビで見た、イルカセラピーを行うデイヴィッド・ネイサンソン博士に手紙を書く。「DATを勉強したい」という熱意が伝わったのか、「現地に来て勉強してもいい」という返事をもらうことができた。3カ月のフロリダ滞在を研修の単位として認めてもらえるよう病院の院長にも許可をもらい、長年の夢だったイルカセラピーを現地で学ぶことになった。

直にイルカセラピーに触れて感じたのは、「DATは系統だった療法」ということだった。イルカセラピーとは医学的に確立された療法の1つで、「医療的なアセスメント（客観的な評価）とそれに対するフィードバックがないとセラピーとは呼べない」という厳格なもの。「米国では『セラピーとアクティビティーはきちんと区分けしなさい』と指導されます。たとえば、お年寄りが犬と触れ合い楽しむ機会を提供するのはアクティビティーに分類されます。私たちが目指しているものは療法としてのセラピーです」

「子どもたちの生活に寄り添いたい」という想いが強くなる　みんなで患者と向き合うフラットな体制が必要であると痛感

その後は国立小児病院、国立成育医療研究センター神経科や都立多摩療育園（現・都立府中療育センター）、その後都立東部良育センターの立ち上げメンバーとして、小児科医としての経験を重ねていく。日々の診療に携わる中、次第に治療だけではなく、生活のサポートや家族のケアなど、「子どもたちの生活そのものを良くしたい」という想いが強くなっていった。「療育センターへ行ったのも、病気を診るというより日常生活を送っている子どもたちや家族と向き合いたいと思ったからです」

そこでは、色々な体験や学びがあったという。現場での経験が、現在のクリニックを構成するヒントや気付きに繋がったようだ。

「小児科医として病気の治療はできますが、たとえば呼吸が楽な姿勢を整えるのは理学療法士の方が長けている。医師としての限界というか、理論だけで実践が伴わない医師としての自分の限界を覚えました」

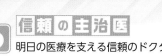

従来の医療のように医師を中心にしてそれをスタッフがサポートするのではなく、みんなで患者と向き合うフラットな体制が必要だと考えるようになった本田理事長。それが、様々な専門家を集め患者に向き合う多職種連携という構想に繋がっていった。

そして2016年、本当に自分がやりたいことを具現化できる拠点、みくりキッズくりにっくを開院する。子どもたちが育つ上で必要なものを「み（水）、く（空）、り（里）」の3文字に込めた。当初から8〜9職種のスタッフが揃っていた同クリニック。看護師が複数の資格を有するケースもあるが、医師を筆頭に保健師や理学療法士、作業療法士、言語聴覚士、保育士など各分野の専門スタッフが集う。

一般の小児科を筆頭にアレルギー科や発達サポート外来、ショートステイ施設「まんまる」や訪問看護ステーション「七つの海」、子どもに学びの場を提供するワークショップ「みくりエイティブ」など、その分野は多岐にわたる。子どもたちの治療のみならず、生活や成長を応援する従来になかった個性的な組織体制である。

良いものはどんどん採り入れていこうという積極的な姿勢は、「日本一よりも日本唯一の小児科を作りたい」と語る、本田理事長が掲げる基本方針の表われなのだろう。長年、障害を持つ子どもたちの診療にも携わってきた本田理事長。その経験から得たものは、「子どもに良いセラピーには、障害の有無は関係ない。一般の小児科でもやることは同じだ」という点。既成概念にとらわれることなく、子どもたちの〝ためになる〟体制作りに余念がない。

スタッフとの連携、意思疎通を大切にする運営理念
〝みくりイズム〟を受け継いだ分院とも連携を図る

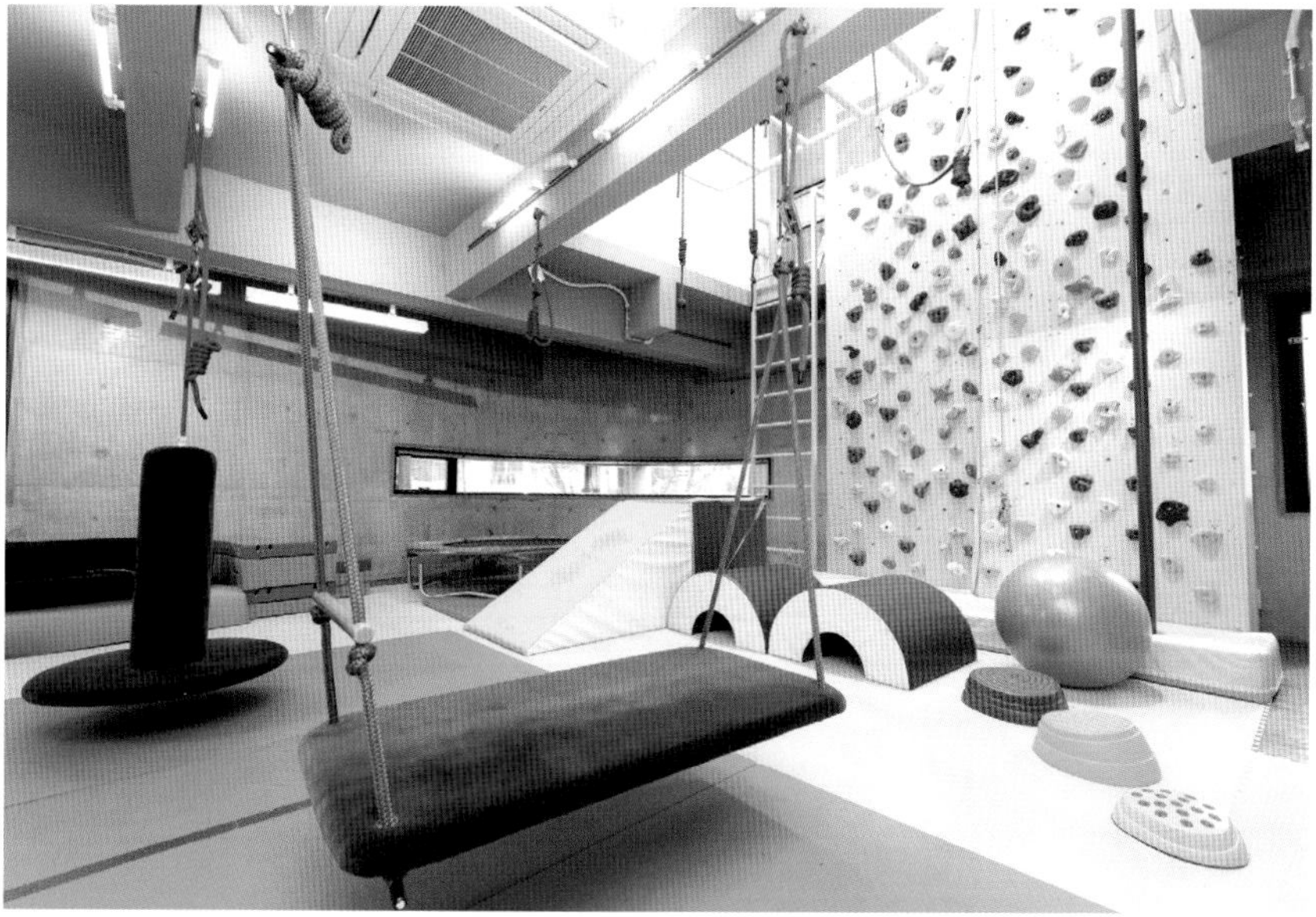
網羅する分野は多岐にわたり、子ども達の生活や成長まで応援している

クリニックの運営について、留意しているのはスタッフとの連携、意思疎通。本田理事長のやりたい医療を具現化できているのも、「スタッフが真剣に取り組んでくれているからだ」と語る。

また、特段、募集もかけていないそうだが「スタッフになりたい」という応募も多い。本田理事長の想いや、やりたいことに共鳴して、クリニックの一員になってくれる熱心な人材ばかりだ。

理想の医療体制については、「従業員ファーストがキーワードかも知れない」と考えている。「患者ファースト」という言葉には違和感がある」という本田理事長。患者にとって質の良い医療を提供するには、優秀なスタッフが揃っていなければ難しいという現実を見据えた上での発想である。

グループの構成人数が100人を超えた現在、理事長として医療の質を落とさずに、皆の意見をまとめつつ理想の方向へ導いていく作業は、なかなか大変な仕事のようだ。組織の統一感や価値観の共有を目的に、学術や倫理、医療安全など複数の委員会を作り、組織の意見統合や価値観の共有にも時間を割いている。

以前、クリニックに在籍していた2名の副院長が独立し、「コドモノいっぽクリニック」と「やおやコドモくりにっく」という2つの分院を立ち上げているが、これも組織の方針を維持しつつ、医療体制の質を持続するための1つの手段かもしれない。「〝みくりイズム〟を受け継ぎつつ、それぞれ院長たちがやりたい医療を提供するスタンスで分院が存在しているのです。互いに連携を取っています」

2023年春から始めた医療と福祉の勉強会も、貴重な体験の場になっている。毎回、スタッフが持ち回りで自身の専門領域を地域の他専門職たちに啓蒙する内容だ。将来、大きくなって社会へ出ていく子どもたちをサポートするためには、「私たちが社会のことを知らなくてはいけない」と理事長は考えている。「診察室の中だけにいては、分からないことがあります。いろんな人に出会うと、知らないことに気付かされることも多いのです」

座右の銘は「病気を診ずして病人を診よ」多職種連携による豊富な選択肢の提供を追求

本田理事長の座右の銘は「病気を診ずして病人を診よ」。これは母校の東京慈恵会医科大学で昔から大切に受け継がれてきた言葉だ。多職種の連携により、患者の選択肢を提供するという同クリニックの基本方針にも繋がる考え方を表わしている。

この価値観は「多職種連携によるたくさんの選択肢、経過観察をしない、過保護でおせっかいな診療を」という3つのモットーにも明確に反映されている。「当たり前ですが、病気を抱える子どもたちにも学校があり、生活があります。その事実を『病気を診ずして病人を診よ』という言葉に気付かされるのです」

1つ目の「多職種連携によるたくさんの選択肢」の次に掲げているモットーが「経過観察をしない」こと。他院では医師が「経過を見ましょう」と経過観察を薦める場合が多いというが、同クリニックでは、その場で医学的背景に基づいた具体的な解決の手段を提示する。「多職種連携があるからこそ可能な対応なのですが、安心を与えるだけではなく、そこには根拠や具体的な方法が必要だと考えます。そうしないと親御さんの心配が払拭されることはありませんから」

3つ目は「過保護でおせっかいな診療を」。ほかの2つのモットーと関連する内容だが、多職種連携があり、熱心な子ども好きのスタッフが複数在籍しているから、初めて可能になることである。「目の前にいる子どもとその家族の困りごとを、専門家集団が一丸となって熱心に解決策を探る」とでも言おうか。本田理事長の目指す唯一無二の小児科の理想像なのだろう。

信条は「仕事を楽しくすること」、感謝の念に喜びを覚える子どもたちとの触れ合いからエネルギーをもらう

こうした日々の努力が、子どもたちにもしっかり伝わっていると分かるエピソードがある。ある時、母親と待ち合わせしていた子どもがカギを無くして、クリニックに助けを求めてきたことがある。また別の日には、転んでケガをした友だちを連れてきた子どももいた。「駆け込み寺ではないですが、何かあった時に当クリニックを頼ってきてくれる。ありきたりですが、やはり感

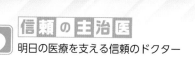

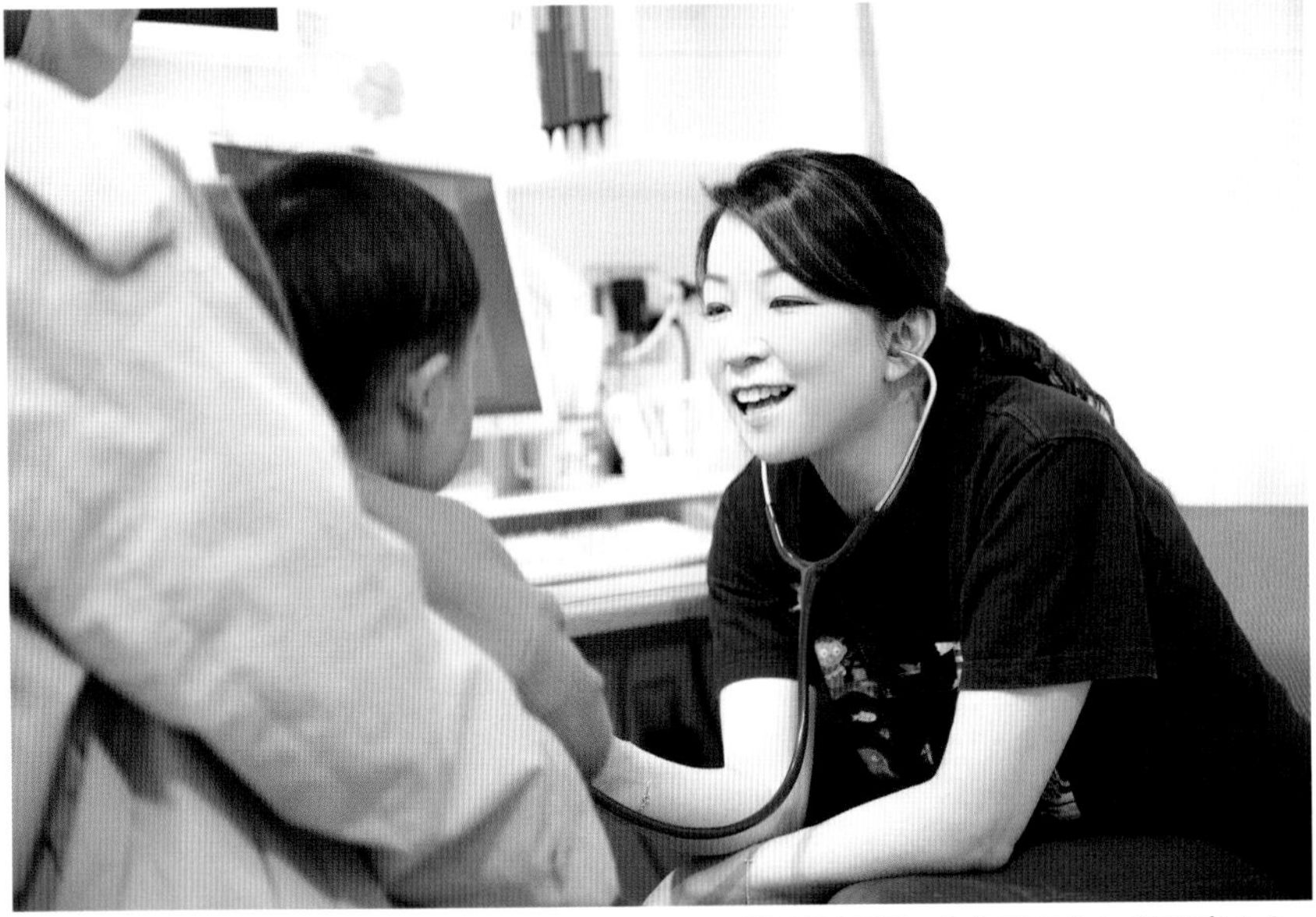

「仕事を楽しくすること」を信条とし、
多くの子どもたちとその家族に温かく接している

謝されると嬉しいものです。医師になって良かったと思うひと時でもあります」

信条は「仕事を楽しくすること」。多くの子どもたちとその家族に接することが、本田理事長にとっては無上の楽しみなのだろう。その旺盛なバイタリティーは、子どもたちとの触れ合いが源泉になっているのかも知れない。

2022年には、認知特性や認知機能の研究を目的とした組織「本田式認知特性研究所」を立ち上げた。人間が外部から情報を得て認知、理解する方法を認知特性と呼ぶが、その研究を続けている。

SNSなどを活用してその認知度向上にも力を入れている。LINEの登録者数は14万人にまで増えるなど、成果は着実に表われている。

本田理事長の研究により各人に適した仕事や勉強、コミュニケーションの選び方ができる可能性がある。将来のある子どもたちにも役立てられる日が来るのも、そう遠くないことだろう。

PROFILE

本田　真美（ほんだ・まなみ）

1998年、東京慈恵会医科大学を卒業。同年、国立小児病院の研修医。

2002年、国立成育医療研究センター神経科に勤務。

2004年、都立多摩療育園に在籍。

2005年、都立東部療育センターに勤務。

2016年、みくりキッズくりにっくを開院、院長に就任。

2019年、医療法人社団のびたを設立。理事長に就任。

2022年、本田式認知特性研究所を設立。

2023年、日本小児診療多職種研究会　理事長に就任。

2024年、あのねコドモクリニック（仮称）院長に就任予定。


【所属・活動】

医学博士。日本小児科学会 専門医。小児神経 専門医。

日本小児診療多職種研究会 理事長。身体障害者福祉法第15条指定医。子どもの心相談医。おもちゃコーディネーター。

INFORMATION

所在地
〈医療法人社団 のびた みくりキッズくりにっく〉
〒158-0093
東京都世田谷区上野毛2-22-14　B棟
TEL 03-3701-1010
FAX 03-3701-1011

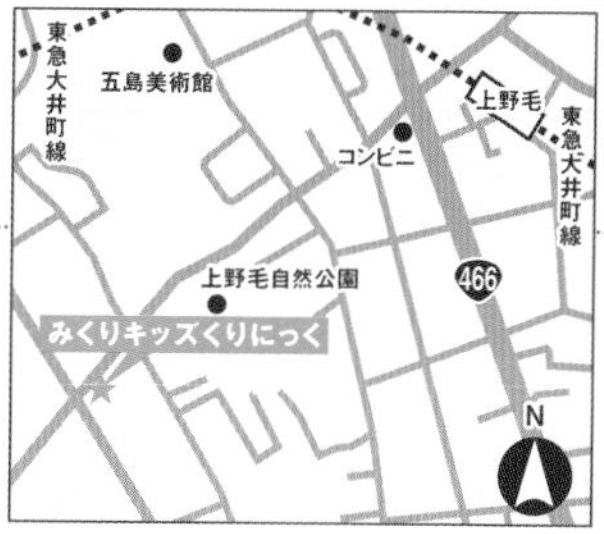

アクセス
東急大井町線「上野毛」駅より徒歩7分
東急田園都市線　東急大井町線
「二子玉川」駅より徒歩12分
東急バス　黒02系統「玉川高校前」
停留所より徒歩1分

設立
2016年

診療科目
一般小児科、小児アレルギー科、育児サポートプログラム、
発達サポート外来（リハビリテーション）

診療時間
〈月～金〉9：00～13：00、15：00～18：30
〈土・日〉9：00～12：00、14：00～17：00
〈休診日〉祝

モットー
多職種連携によるたくさんの選択肢
経過観察をしない
過保護でおせっかいな診療を

https://www.micri.jp/

患者の自己決定力を回復し、人生を選べるように導く精神科医

すべての人々が健康かつ幸福に社会参加する世界を創る

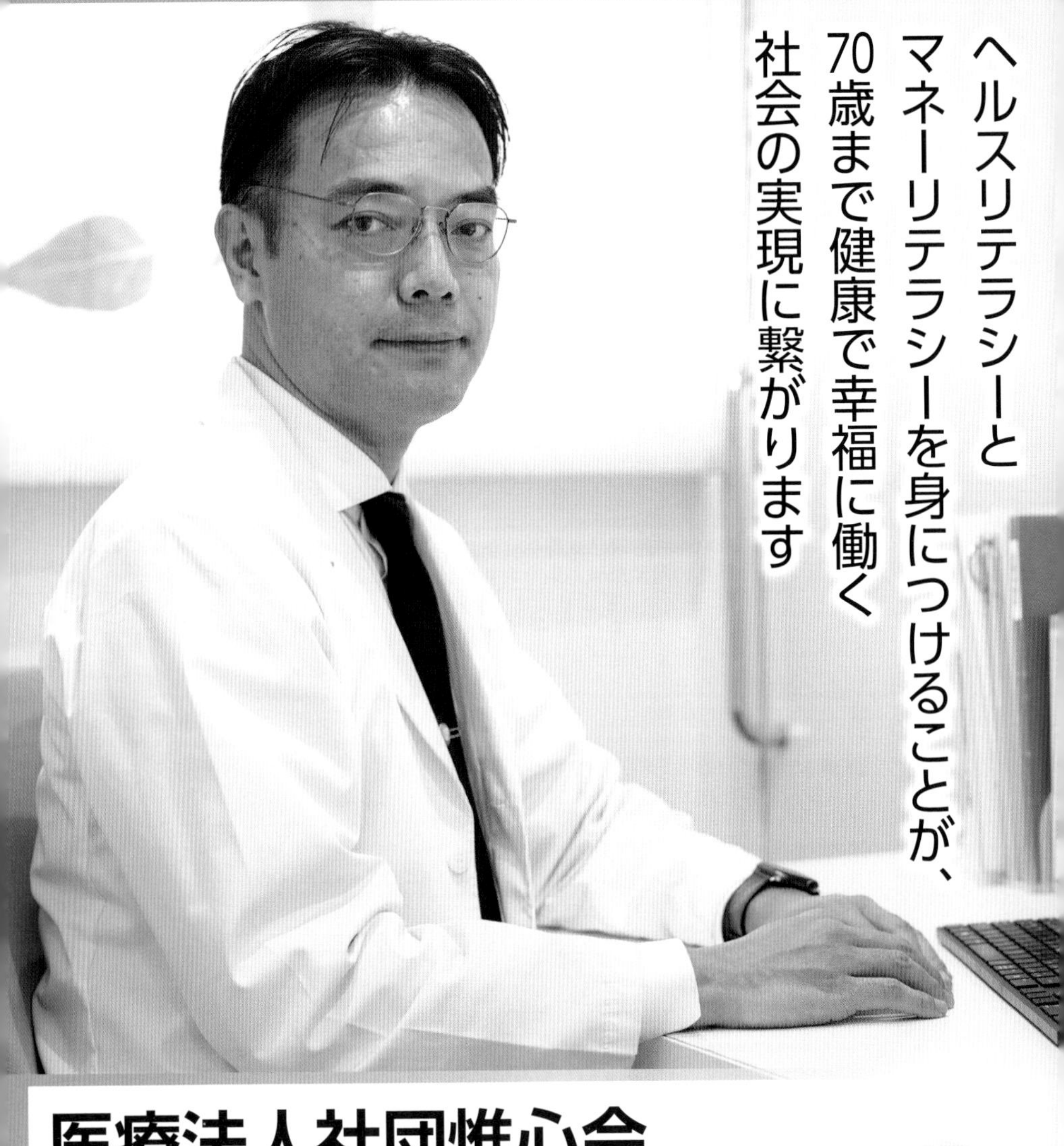

ヘルスリテラシーとマネーリテラシーを身につけることが、70歳まで健康で幸福に働く社会の実現に繋がります

医療法人社団惟心会

理事長　吉田　健一

人は生きる上で、日常の食事1つから、人生の岐路まで大小様々な選択を迫られる。だが、心身共に不健康な状態ではどんな小さな選択も難しくなってしまう。

「がんを告知された方の殆どが鬱状態を呈する、と言われています。健康時とは異なる、謂わば極限状態では、医師から治療法の選択肢を提示されても理性的な決断は困難です。しかし、鬱の治療をすると、決断力が回復し、適切な治療選択が可能になる。この仕事の醍醐味だと思います」

そう述べるのは、精神科医である医療法人社団惟心会の吉田健一理事長だ。患者の自己決定の先に、『すべての人々が健康かつ幸福に社会参加する世界を創る』ことを目指す吉田理事長に様々なお話を伺った。

健全な社会参加に繋がる、生きる希望が湧く治療
厳しさが優しさ　リワークプログラムで社会復帰を支援する

高校時代に「言葉で人を動かす仕事」に憧れ、コピーライターと迷った末に精神科医の仕事を選んだ吉田理事長。志のままに関西の進学校から千葉大学へ進み、当時精神科分野で台頭していた東京医科歯科大学の医局に入局した。その後、日本初の精神科救急である千葉県幕張の精神科医療センター、東京都立荏原病院、千葉県がんセンター緩和医療科で多くの経験を積む。

精神科医療センターの救急では「母親の遺体をコタツの脇に放置したまま3カ月も普段通りに生活していた統合失調症の高齢女性など、様々な患者さんがいらっしゃいました。心身の極限状態にある患者さんを診てきたことは、今も役に立っていると感じます」

身体の不調と同じく精神の病も早期発見・早期治療が大切だ。しかし、心療内科や精神科に通うことが恥ずかしい患者、統合失調症に多い病気扱いされること自体が許せない患者もいる。そんな患者の対応にも、救急での経験が活きている。

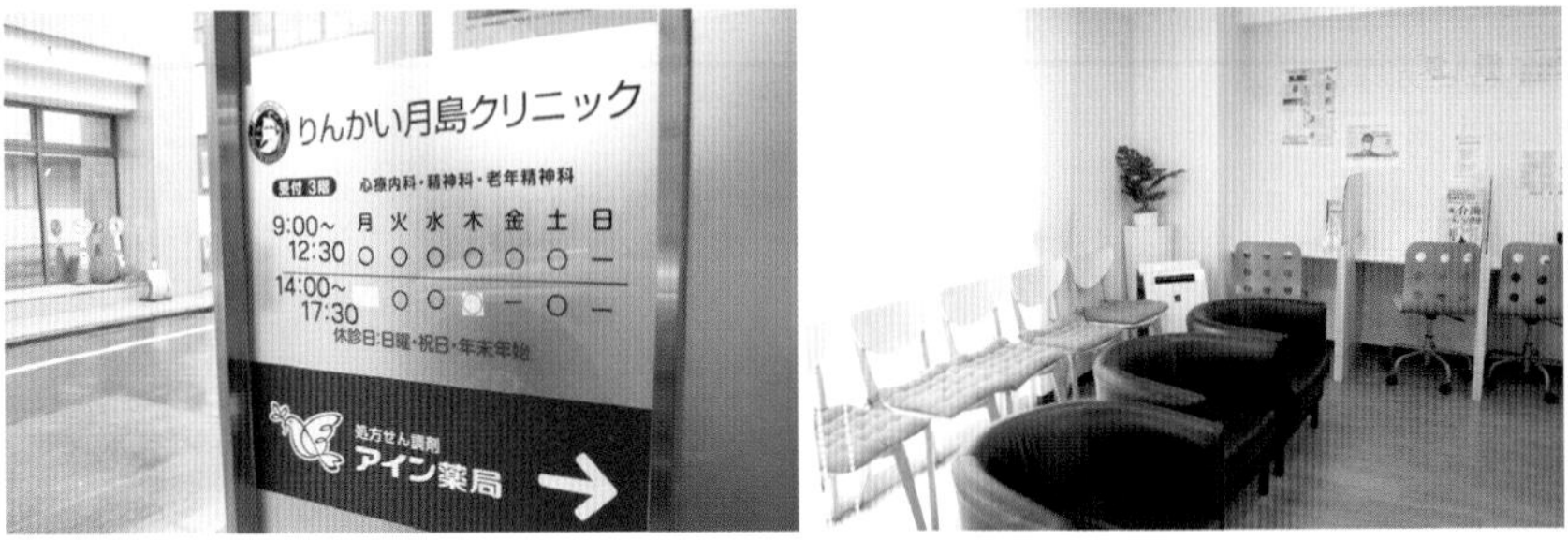

陽の光が差し込み気も晴れるような明るい印象のクリニック

がんセンターでは精神科医として緩和医療病棟を担当した。鬱を患うがん患者が多く「余命宣告をされ、極度の諦念や自暴自棄な状態では、理性的な判断ができません。鬱の治療をすると生きる希望が湧き、治療法を選択できるようになり、道が開けてくる。それが治療後の患者さんの、健全な社会参加に繋がると感じました」

２００８年にはりんかい豊洲クリニックを開業する。同院は江東区湾岸エリア初の精神科・心療内科。老年精神科も標榜しており、認知症の患者も多く、訪問診療を行うため地域性が強い。

目指すのは安全かつ機能的なクリニック。番号札での呼び出し、高い患者満足度、待ち時間の削減、選択できる支払方法などを採用し、これからも「時代や環境で変わるニーズに応えていきたい」と吉田理事長は話す。

２００９年には同じ精神科医である妻との相談のもと、築地の貸しビルにクリニックを開業。それを前身とし２０１３年に月島へ移転。ここでもエリア初の精神科・心療内科となるりんかい月島クリニックを開いた。移転の際は精神科に適した構造を熟考。「患者さんやスタッフの動線は治療構造に影響します。動線を工夫することで治療効果も向上するのです」と言うとおり、死角をなくし規律が保たれる構造として、患者もスタッフも安心できる環境とした。

同院の中心は、精神的な不調を抱える患者の社会再参加を支援するリワークプログラム。コースは復職に向け生活リズムを整える目的の〝通常訓練コース〟。集団認知行動療法（ＣＢＴ）やアサーションスキルなどを学び、再休職予防を目指す〝リワーク標準コース〟の2種類を用意した。双方共に、最終的には週5日通所し、スキル課題やグループワークなどをこなしながら職場復帰を図る。

他院のリワークプログラムでは、卓球などレクリエーションを行い、週数回の出席で職場復帰を可能とするものもある。しかし、同院のプログラムではレクリエーションは行わない。また最終的な出席率は日数の95％を求め、会社へ出席状況を毎月報告するなど、他院のものと比べて一見厳しいものとなっている。しかし95％という出席率は、実際の出勤日で考えるのならば月に1度は休みになる計算。通常はこの値ですら、会社側は頻繁に休む印象を持つだろう。

「職場復帰に失敗すれば、いずれ再休職することになり、患者さんは挫折感も味わいます。それではクライアントのためにならないため、職場同等のハードルを設けるのが、リワーク施設としての優しさや誠実さだと思うのです」

日本は終身雇用が基本、リワークの需要は多い。同院は社会参加を機能的に促す、重要な復職の足掛かりとなっている。

精神を病む前に予防する産業医としての活躍
会社を興し橋本社長と二人三脚で走り続ける

リワークプログラムを提供する中で吉田理事長は「会社の中でメンタルが悪化する前の人を支援した方がよいのでは」という想いを抱き、2011年に株式会社フェアワーク・ソリューションズを設立。産業医の資格も取得する。産業医として印象に残るエピソードがある。

「大企業がM＆Aをした場合、キャリアが断たれたと感じることや、双方のカルチャーがぶつかり合い自殺者が出ることがあります。政府系銀行や当時の都市銀行でそのような事例が多発した、と聞いています。そんな流れの中、妻と私は統合したばかりのとある大手システム会社に精神科産業医として勤務しました」

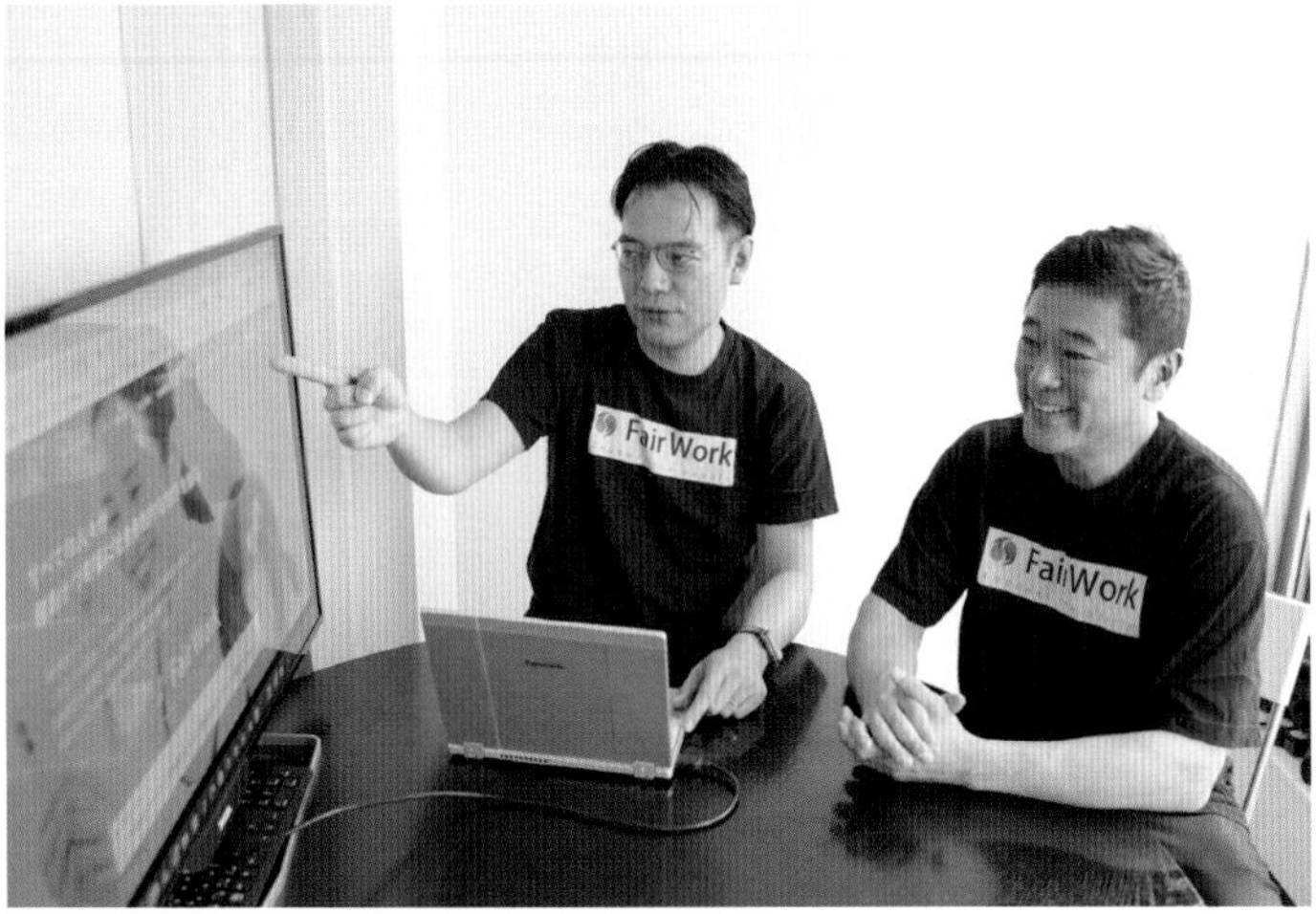

吉田理事長と橋本社長が二人三脚で運営しているフェアワーク

そこではシステムエンジニアの健康支援、長時間労働や福利厚生の改善、有給取得などについて改革が進行中だった。当時の国策とマッチし、当該企業はその後、連続で健康経営銘柄を取得。連続での取得は珍しく、健康経営の分野で著名な会社となった。その会社の産業医だったことを明かすと、今も驚かれる程だ。

また吉田理事長は、2015年の労働安全衛生法の改正でストレスチェックが義務化されたことに伴い、自社で同システムの開発と提供に乗り出した。日本政府各省庁や衆参両院、国立病院や日赤病院ほか大手企業が取引先となっている。

従業員のエンゲージメントやプレゼンティーズム（体調不良による生産性の喪失）を測定するシステム、従業員サーベイも開発。経済産業省後援〝第6回HRテクノロジー大賞〟の注目スタートアップ賞を受賞した。

これを販売するため2019年に興したのが、『すべての人々が健康かつ幸福に社会参加する世界を創る』を経営理念とする株式会社フェアワークだ。

現在、同社の社長業は橋本篤志氏に任せている。橋本社長は数々の企業の第二次創業に関わり辣腕を振るってきた人物で、2人の共通の知り合いである経営者から紹介され、意気投合した。吉田理事長とは半年程の付き合いだが、幼馴染かと問われる程に馬が合う。

橋本社長はフェアワークを紹介された際の印象を「経営理念がしっかりしており社員への浸透具合

も素晴らしかった、凄く大事な部分です。吉田の普段の言動や意思決定もビジョンから全くぶれないため、この企業は伸びると思いました」と話す。橋本社長の前職である上場企業のCHROという立場から見ても、同社のサービスや腕の良い産業医・カウンセラーの評価は高い。また、同社の活動を世に広めたいという想いもあり参画を決めた。

「フェアワークは、新しいことをしても姿勢がぶれず経営理念を深く突き詰めていく、吉田の歴史を凝縮したような会社。二人三脚でやってきましたが、お互いに足りない部分を持っており1足す1を3にも5にも出来ています」と橋本社長。信頼が伝わる語り口だった。

定年制の廃止で70歳まで健康かつ幸福に働く社会を 月経や更年期症状の緩和、ピルの普及で女性活躍を推進

企業運営だけでなく、クリニックや産業医としての活動も『すべての人々が健康かつ幸福に社会参加する世界を創る』ことに繋がっている。これには労働力確保や生産性向上が必須となるため、吉田理事長は精神科医の視点から意見を述べた。

定年制の廃止について「OECD加盟国で60歳が定年の国は日本と韓国くらいで、奇しくも睡眠時間が短い第1、2位の国々です。睡眠時間を削って働くのではなく、70歳まで健康を維持しながら働く社会が望ましいのではないでしょうか。不足する労働力の確保や生産性向上にも繋がるはずです」と語る。

また、女性活躍推進について「月経や更年期の問題がある方は、症状が緩和できれば更に活躍できることでしょう。人によっては突発的な欠勤が減り、仕事を辞めずにも済む。管理職へのトライも増え、給料も上がり、仕事のやりがいも増すでしょう」

これにはピルも重要な要素となる。2023年ノーベル経済学賞を単独受賞したクラウディア・ゴー

ルディン教授の論文『ピルの力：経口避妊薬と女性のキャリアおよび婚姻意思決定』によると、アメリカは州によりピルの使用解禁年齢に差があり、解禁が早い州ほど女性の賃金が高かった、との研究結果がある。

「ピルは避妊や、生理不順や生理痛緩和のためだけにあると思われがちですが、望まない妊娠を避け、自分の人生設計を可能にする力を持っています。今こそ、女性の自己決定のためのツールとして、ピルを再定義したいと思います」

多くのニーズに応える通院不要のオンライン診療所 プレゼンティーズムを改善し生産性を向上

吉田理事長は日本のプレゼンティーズムの現状についても問題提起した。

プレゼンティーズムとは、従業員が心身に不調を抱えながら働いている状態だ。たとえば花粉症であれば、多かれ少なかれ年3カ月は生産性が落ちると考えて良い。日本の不健康による生産性ロスは単純計算で年19兆円、個人では約30万円と考えられている。

「しかし、企業が社員1人に1万円の健康投資をすれば、ロスを3万円減らせるかもしれない。産業医の活用や健康診断の効率化だけでなく、従業員の健康意識を高める仕組みに投資するべきです」

ここ30年で、保養所を持つ大企業は少なくなった。翻って、企業内診療所は現在も約1500カ所あるが、テレワークの浸透もあり受診する社員の数は減っている。また、多くは役員フロアにあり、ある調査では利用者も50代以降の男性社員に偏っている。若年や女性の一般従業員は利用しづらく、プレゼンティーズムの改善には活用できていない。

そこで、フェアワークでは2023年にオンライン社内診療所、フェアクリニックを立ち上げた。スマホで場所を問わず受診可能で、薬は最短で即日発送。オンライン社内診療所と銘打っているが、契約企業だけでなく診療科によっては個人の患者も受診可能である。現在は睡眠障害、解熱・鎮痛、花粉症、ピル、肩こり・腰痛、ドライアイ・老眼、睡眠時無呼吸、高血圧、男女の更年期障害、痛風、インフルエンザ予防内服の処方まで行っているが、今後更に診療科目を増やす予定だ。開業半年の現時点でも既にリピーターが数多く存在する。

オンラインでの診察や薬の処方業務は、吉田理事長も担う。橋本社長は「現場が大好きな所は、吉田の凄く良い所。様々なオンライン診療所が出てきましたが、これだけ実務に携わる者が関わっているのは当社だけでしょう」と語った。オンライン診療所に興味を持ったクライアントが、ストレスチェックや従業員サーベイへ移行する場合もある。ストレスチェック、従業員サーベイ、オンライン診療所を三位一体、一気通貫で行えるのは同院ならではのことだ。

展望は、オンラインで殆どの外来診療がこなせるクリニックの全国展開。構想としては、全国の大都市に惟心会のクリニックがあり、普段はオンラインで診療を行い、数カ月に1度、採血や健康診断の際には来院し、大規模な検査が必要な際は大病院に繋ぐ、という形である。

また、「通院では受付や診察、会計に掛かる計3時間を、保険適応外でも良いのでオンラインにより5分で済ませたいというニーズもある。それにも応えるべきです」と吉田理事長。既存の枠に囚われない医療の発展に期待が寄せられる。

初心を忘れず、すべての人々の健康で幸福な社会参加を支援
個人の自己決定力を高め人生100年時代を幸福に生き切る

鬱病は軽症化してきたと言われる。重症者が減ったのであれば歓迎すべきことだが、問題もある。たとえば、「診断書、今日、すぐ」といった宣伝文句で、すぐに3カ月休務、などの診断書を出すクリニックが増加したことだ。診断内容や職場復帰可能の判断が適切でないことも少なくないという。

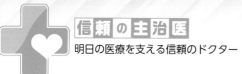

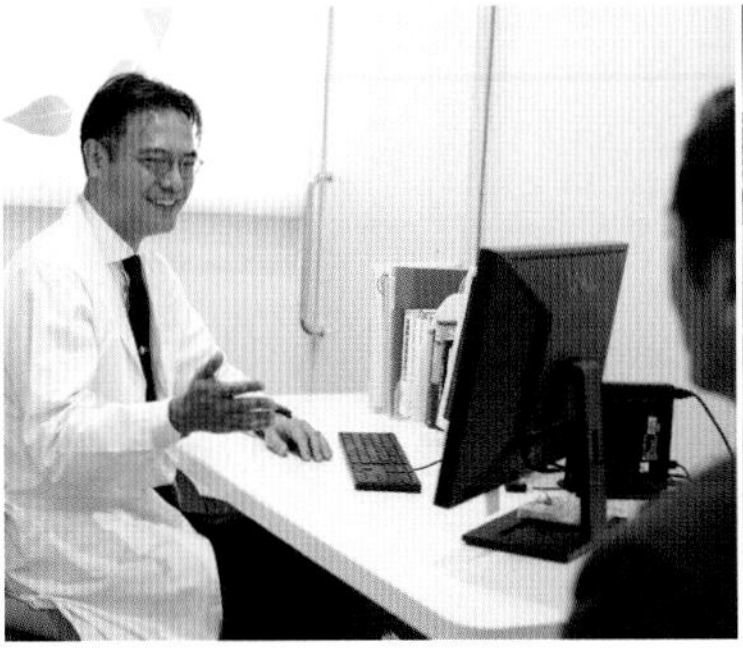

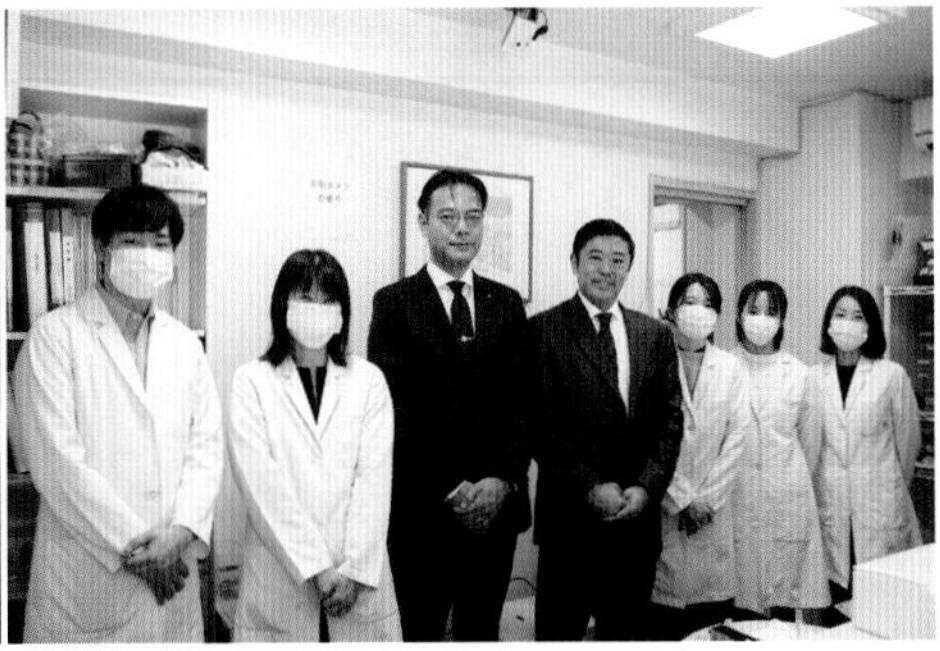

患者が自らの人生にとってより良い選択ができるようスタッフと共に励んでいく

会社としても従業員としても、長期的にはデメリットも多く「受診しやすくなったのは良いことかもしれませんが、短期とはいえキャリアが中断する点については、もう少し丁寧な従業員教育が必要と感じます」と吉田理事長。定年後に再雇用されるとして、軽度の鬱や適応障害で何度も休職歴のある社員と、多少の困難は乗り越えて職業人として成長し職責を全うした社員。週3日勤務と週5日勤務の仕事があった場合に、会社が誰にどちらの仕事を割り振るかは自明の理だろう。

理想は、軽度の適応障害で受診したとして、医師から「休職したいですか？」と問われて、休みたいと即答するのではなく「眠れれば何とかなりそうなので、睡眠薬を貰って様子を見たいです。それでも駄目だったら先生、休職の診断書をください」という選択ができること。

「診察室での自己決定が、将来にどんな影響を及ぼすのか、想像する習慣をつけていただきたい。自分の人生を自分で決定すること、人生100年時代をどう幸せに、心身共に健康なまま生き切るか。ヘルス・リテラシーやマネー・リテラシーを身につけて、長く健康に社会参加し続けて欲しいと思います」

好きな言葉に、世阿弥の〝初心忘るべからず〟を挙げた吉田理事長。これからも初心のままに、老若男女問わず、すべての人々の健康で幸福な社会参加を目指し邁進する。

PROFILE

吉田　健一（よしだ・けんいち）

1999年、千葉大学医学部卒業。

東京医科歯科大学医学部附属病院精神科。東京都立荏原病院精神科。

千葉県がんセンター緩和医療科　医長。千葉県精神科医療センター　医長。

2008年9月、りんかい豊洲クリニック開設。

2013年4月、りんかい月島クリニック開設。

2019年9月、株式会社フェアワーク設立。

産業医としては参議院事務局ならびに国土交通省東京航空局ほか、複数の東証1部上場企業をはじめ50社ほどの民間企業に勤務歴がある。


【所属・活動】

精神保健指定医・精神科専門医・指導医、日本医師会認定産業医。

INFORMATION

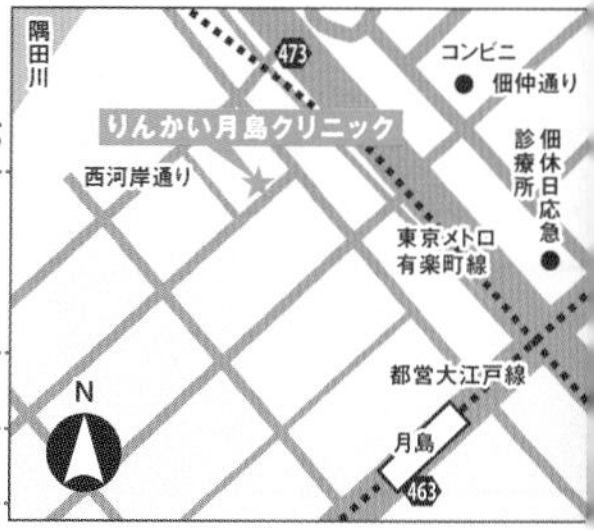

所在地	**〈りんかい月島クリニック〉** 〒104-0052 東京都中央区月島1-13-6 ウェルネス月島3F　TEL 050-1720-3538
アクセス	有楽町線「月島」駅7番出口より徒歩2分 都営大江戸線「月島」駅8番出口より 徒歩3分
設立	2013年
診療科目	心療内科、精神科、老年精神科
診療時間	◆外来診療　〈月・金〉9：00～12：30 〈火～木・土〉9：00～12：30、14：00～17：30　〈休診日〉日 ◆リワーク　〈月～金〉9：00～15：45　〈休診日〉土・日・祝
法人理念	(1) 健康で安心な社会の実現を希求する (2) 社会的使命と個人の役割を自覚し、猛烈かつ誠実に、働くことを楽しむ (3) 同僚を尊重し、公正な機会を与え、互いの強みを生かす (4) 常に社会情勢に目を向け、自己研鑽と挑戦を続ける (5) 個人と組織を成長させ、先進的なサービスを提供するために必要な収益構造を築く
所在地	**〈りんかい豊洲クリニック〉** 〒135-0061 東京都江東区豊洲4-4-26　NYビル1F TEL 050-1808-7639
アクセス	有楽町線「豊洲」駅5番出口より徒歩2分
設立	2008年
診療時間	〈火・水・土〉9：00～12：30、14：00～17：30 〈木・金〉9：00～12：30　〈休診日〉月・日・祝

https://ishinkai.org/

所在地	**〈株式会社フェアワーク〉** 本社：〒104-0052 東京都中央区月島1-13-6 ウェルネス月島4F 豊洲オフィス：〒135-0061 東京都江東区豊洲4-4-26 NYビル5F		
代表取締役	吉田　健一・橋本　篤志	設立	2019年

〈オンライン社内診療所 Fair Clinic（フェアクリニック）〉

診療メニュー	睡眠障害、解熱・鎮痛、花粉症、ピル、肩こり・腰痛、ドライアイ・老眼、睡眠時無呼吸症候群、高血圧、男性更年期、女性更年期、高尿酸血症（痛風）、インフルエンザ予防内服

https://fairclinic.online/

個々の患者ごとに構築する
唯一無二の治療・予防プログラムが特徴

高い技術と最新医療機器、スタッフの人柄が好評の歯科医院

患者さんの歯の歴史を知ることが
歯科治療において最も大切です

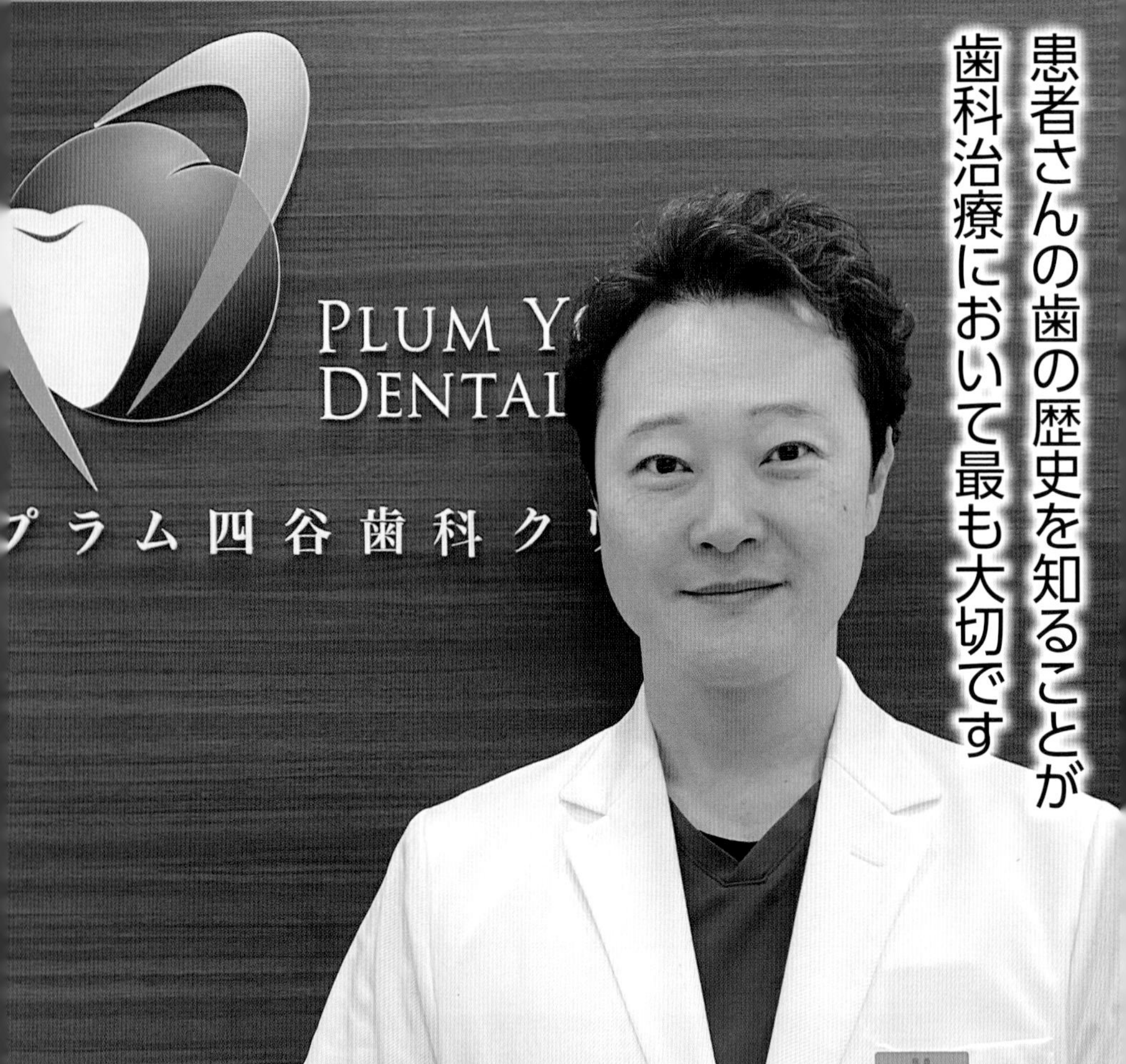

プラム四谷歯科クリニック

院長 安豊(李)　昌弘

新宿の四谷はＪＲや東京メトロなどが乗り入れ、駅周辺には商業施設やオフィスビル、大学が立ち並ぶ。ビジネスパーソンや学生など多くの人が集まり、行き交う場所だ。

利便性が高く、人通りの多い四ツ谷駅から徒歩5分程のところに、患者から絶大な信頼を集める人気の歯科医院がある。それがプラム四谷歯科クリニックだ。

強みは歯科医師や歯科技工士、歯科衛生士の確かな腕とデジタルフル活用の最先端医療機器、患者に寄り添う全スタッフの高いコミュニケーション力。これらが一体となった歯科医療の提供で、ファンとなる患者を増やしている。

「何1つ欠けてはいけませんが、強いていうなら歯科治療は患者さんとのコミュニケーションが最も大切。医師自身の理想の治療を追い求めるだけではいけないと考えています」

こう話すのは院長の安豊昌弘歯科医師。開院以来、患者に良質な医療を提供し続ける安豊院長に、多忙な合間を縫って貴重なお話を伺った。

手先の器用さを活かせる歯科医師に 勤務医を経て独立　開院当初から患者が殺到

元来手先が器用で細かいものを見たり触ったりするのが好きだった安豊院長。親戚に医療関係者がいたこともあり、子どもの頃から医療に携わる仕事に就きたいと考えていた。歯科医師を志した動機は、「手先の器用さを活かせる点と、1人の患者さんに対して診査、診断、治療プラン立案、治療、予防ケアと、最初から最後までトータルに診ることができる点に惹かれました」という。

歯学部卒業後、大学病院や開業医で、主に再生医療やインプラント、歯周病などについて知識と技術を学んだ。経験を重ねる中、次第に独立願望を募らせていく。「自分が描く理想の歯科医療を実現するための器材や人材は独立しなければ揃えられないなと感じました」

こうして2012年にプラム四谷歯科クリニックを開院。開業場所が人通りの多い立地であったこともあり、当初から多くの患者が来院した。「当時、患者さんの来院過多でキャパオーバーに陥ってしまったこともありました」と振り返る。こうした問題に直面した安豊院長は、「歯科治療は集中力が問われる医療ですので、私1人で診られる患者さんの数も時間も限られる。その場限りの痛みを取り除く治療ではなく、予防治療を一緒に取り組んでいける患者さんを選別していくスタンスを取りました」と、方針を転換。以来、現在まで予防に重きを置いた歯科医療を患者と一緒に取り組んでいくスタイルを重視している。

力を入れて取り組むプラム四谷歯科クリニックの予防歯科医療
歯科ドックの実施で口腔内の状態をこと細かに診断

歯のトラブルの代表格である虫歯と歯周病。悪化すると、激しい痛みや歯の消失、さらには糖尿病や脳梗塞、心筋梗塞など命に関わる重大な疾患をも引き起こす。安豊院長は、「だからこそ、そもそもトラブルにならないようにするための予防と、治療後も再発しないように予防していくことが非常に重要です」という。

「たとえば虫歯を治療して、『はい終わり』ということではなく、なぜ虫歯になったのかを解明しなければ必ず再発してしまいます。治療と共に原因究明を行い、予防メンテナンスを続けていかなければなりません」

「歯周病に関しては、歯が失われる一番の原因ですが、進行してもほぼ自覚症状がありません。悪くなるまで放置されがちな歯周病を、予防歯科で未然に防いで欲しいと思います」

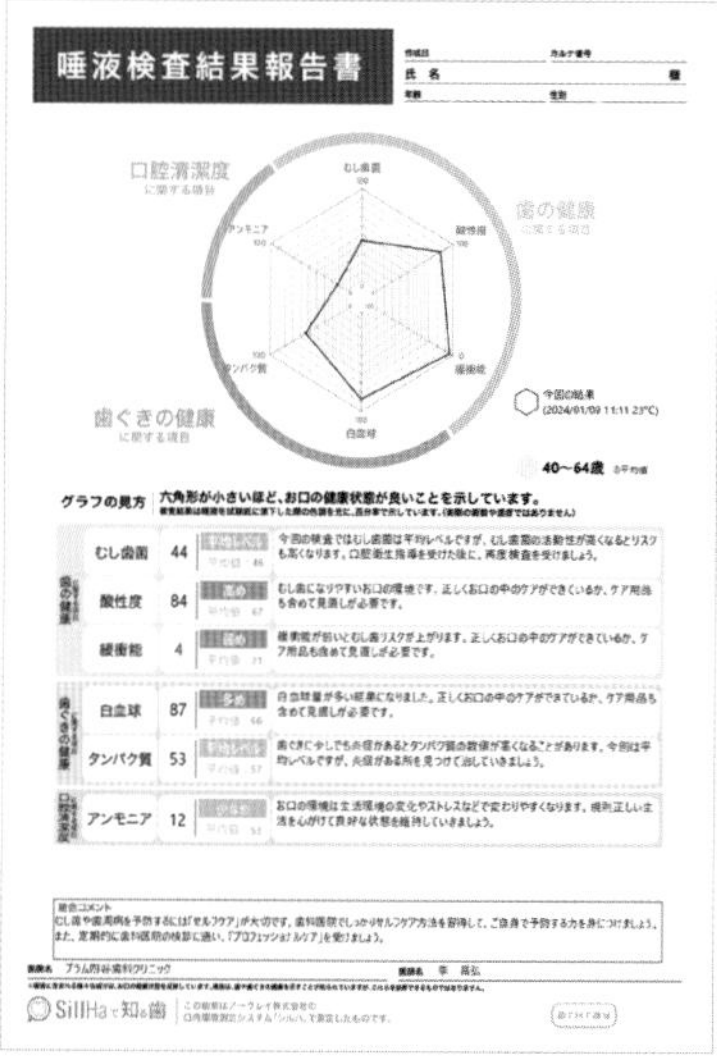

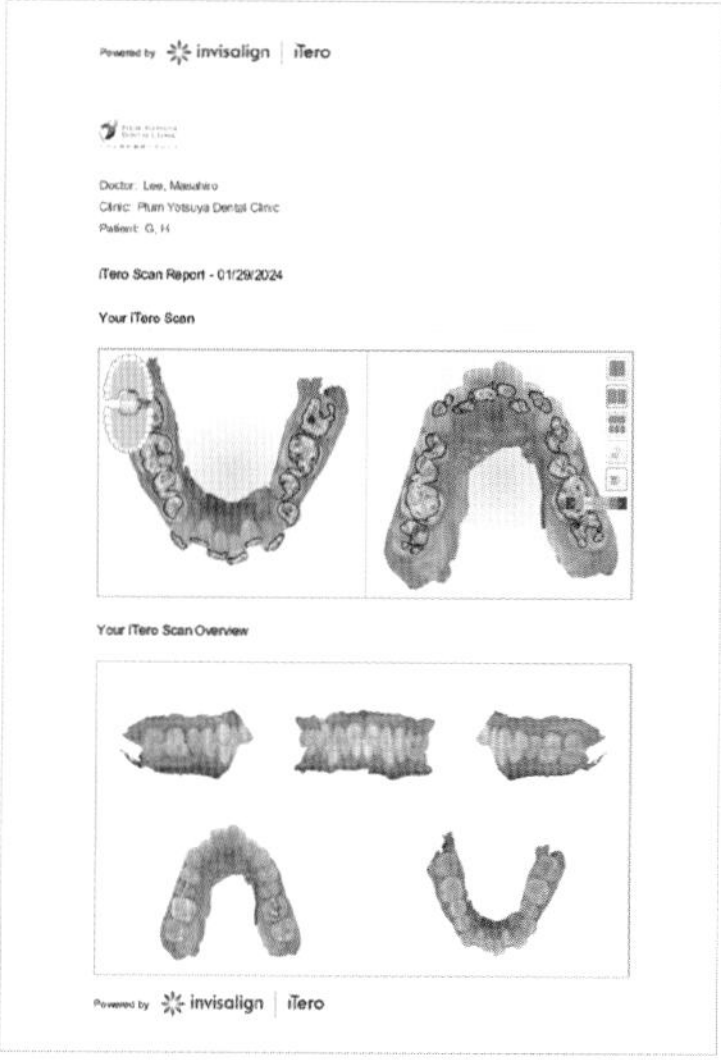

細菌の数値を明らかにする唾液検査や噛み合わせの可視化によって患者にも分かりやすく説明

歯のトラブルを防ぐ予防歯科。プラム四谷歯科クリニックでは、個々の患者の状態に合わせた完全オーダーメイドで提供している。

「なぜかというと、口の中の噛み合わせ、形態、被せ物、細菌の種類によって、最適な予防アプローチが変わってくるからです」

プログラム立案のための検査にも力を入れ、一環として実施しているのが歯科ドック。問診で健康状態や持病、既往歴、歯の治療歴、生活習慣といった情報を尋ねた上で、レントゲンやCT、口腔内スキャナ、唾液検査を実施。患者の普段の生活習慣を含めた全体像を把握すると共に、虫歯や歯周病の有無、歯並び、噛み合わせのバランス、細菌の種類や数など口腔内の状態をこと細かに調べていく。

「歯科ドックによる詳細な検査は、その後の的確な予防プログラムの立案に役立つことはもちろん、もう1つ、患者さんにとってメリットがあります」

「ただ口頭で『虫歯がありますね』などとお伝えするだけではなく、患者さんと一緒にCTや口腔内スキャナの検査画像を見ながら状態をお伝えし、細菌の種類や数も数値で明確に提示します。『自分の口腔内の状態は今こんな感じなんだ』というのが、画像や数値で分かりますので、説明もご理解いただきやすくなりますし、その後の治療や予防をモチベーション高く、納得して前向きに受けていただける。これが大きなメリットといえます」

歯や歯茎を傷つけないプロによるクリーニング 歯科衛生士の腕や使用する器具、研磨剤の違いで仕上がりに大きな差も

検査やカウンセリングに基づいて行われる予防歯科は、主に歯科衛生士が担当。行うのはPMTCという方法で、専用の器具を使って、歯周病や虫歯の原因になる歯石や歯垢、着色の除去、フッ素塗布などが行われる。いわゆるプロによる歯のクリーニングだ。

「当クリニックでは、歯や歯茎に負担をかけないクリーニングに徹底的にこだわっています」と安豊院長。「歯石の除去により、歯や歯茎が傷ついてしまうケースは普通に起こりえる話ですが、これは今の最先端の歯科医療ではナンセンスな話です。技術や器具の進歩で、リスクなく、ジェントルに歯をキレイにすることができるのです」

プラム四谷歯科クリニックでは、トレーニングをしたプロの歯科衛生士が、超音波スケーラーや拡大鏡、インスツルメントといった最先端の器具を用いて歯石・歯垢だけを狙って丁寧に除去していく。さらに、歯石や歯垢除去後は、ラバーカップやエアフローという器具を用いて、歯を傷つけずに着色や汚れを落とし、歯をツルツル・ピカピカにしていく。「エアフローは、専用の

微粒子パウダーを歯に吹き付けて、着色汚れや細菌の層を取り除く器具です。パウダーのクオリティが昔に比べかなり進化していて、当クリニックも最新のものを使用しています」

クリーニングにおいて、何よりクオリティを優先させ、あらゆる面でこだわりを見せる安豊院長は、「PMTCを行う歯科医院は昔に比べ増えていますが、歯科衛生士の腕や使用する器具、研磨剤などの違いにより、仕上がりに大きな差が出るということを皆さんには知っていただきたいと思います」と話す。

そして、予防歯科においてはこうしたPMTCに加え、患者自身の日々のセルフケアもかなり重要なウェイトを占める。これに対しては、「当クリニックでは個々の患者さんに合わせた適切なブラッシング法や食生活を含むケアの方法、歯ブラシや歯磨き粉の選定などもアドバイスをさせていただきます。歯のケアを無理なく楽しんでやっていただけるような、そんなお手伝いができればと考えています」と安豊院長。

歯科医院では珍しい歯科衛生士の担当制を採用
安豊院長も全幅の信頼を寄せる精鋭スタッフ

プラム四谷歯科クリニックでは、クリニックに通う全ての患者に専属の歯科衛生士を付ける、担当制を採用。歯科医院では珍しい取り組みだ。「メリットは色々あって、『ずっと同じ人が診てくれている』という患者さんの安心感に繋がり、悩みや疑問など本音の部分も教えていただきやすくなります。また、専属歯科衛生士が患者さんをこと細かに把握し、それを歯科医師、

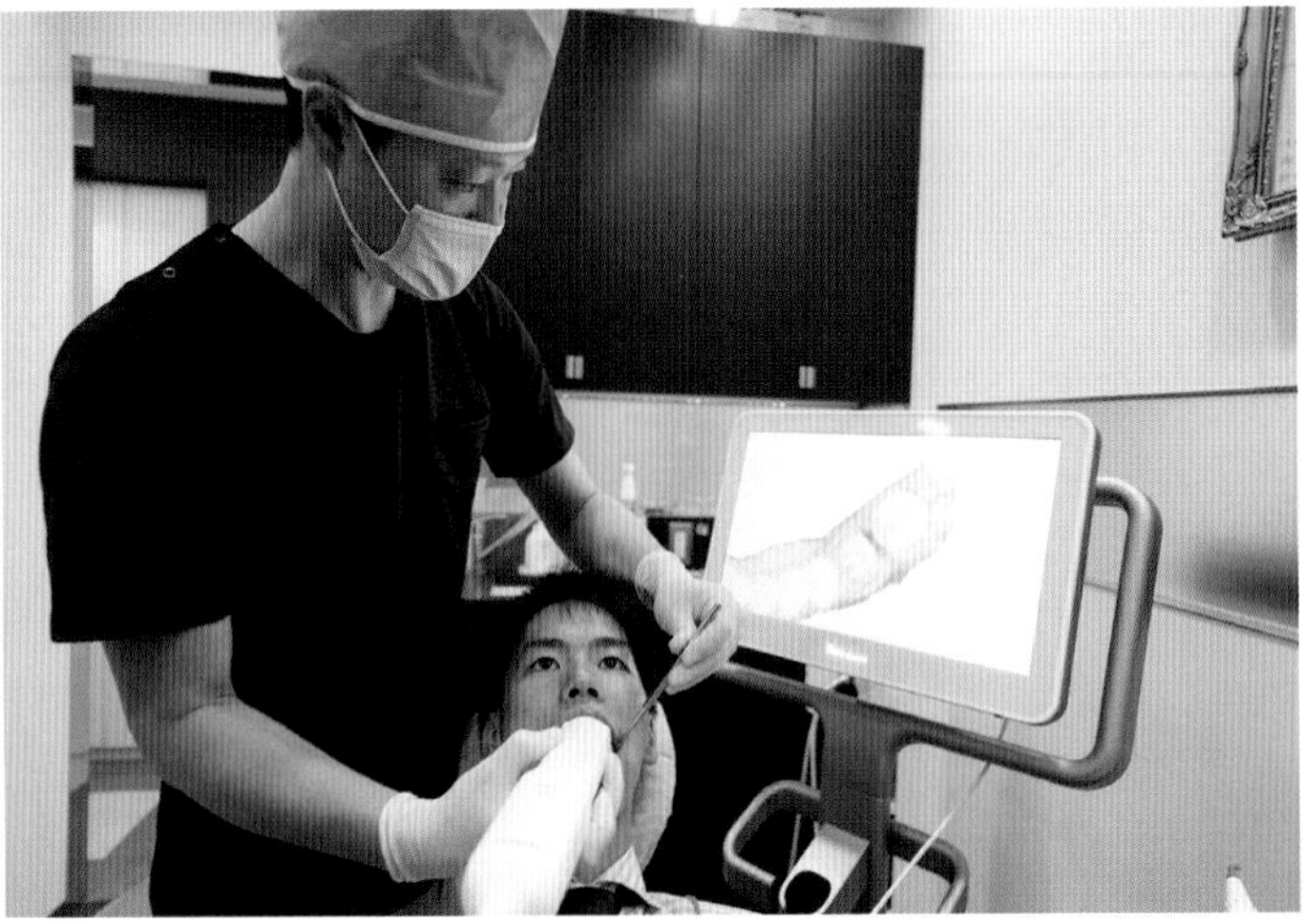

検査やカウンセリングをしっかり行うことで
高クオリティな予防歯科を提供

歯科技工士が共有すれば、的確な治療に繋げることができます。治療から当院と関わった患者さんであれば、治療の開始、途中経過、治療終了まで全て把握しますので、この経過を踏まえたオーダーメイドの予防ケアを提案することができるようになります」

そして、こうした担当制の採用と同時に、「引き継ぎ」にも大きな力を注ぐ。「歯科衛生士は女性スタッフが多いので、結婚・出産で離職するケースも少なくありません。患者さんを不安にさせないためにも、次に引き継ぐスタッフには、カルテに記載された病状はもちろん、トラブルに至った背景や患者さんの要望、想いといった、詳細な情報を全て伝えます。『担当が変わってしまったけど、自分のことを分かってくれている』と患者さんに思っていただくことを目指しています」

治療・予防を行う上で欠かせない存在である歯科衛生士は、現在クリニックに6名が在籍している。「今いるスタッフは歯周病認定医や認定衛生士の資格者も多く優秀な上、人柄も良く、安心して仕事を任せることができています」と安豊院長も全幅の信頼を寄せる。「優秀なスタッフがライフイベントなどで離れてしまうことはもちろん仕方のないことですが、また戻って働きたいと思ってもらえるような、職場環境づくりも大事にしていかなければいけないと考えています」

何より重視するのは患者とのコミュニケーション
予防に特化したフロアを新たに開設

クオリティを追求した独自の予防歯科医療を提供するプラム四谷歯科クリニックは、他にも最新の医療機器導入やインプラント治療を強みとしている。「口腔内スキャナ、マイクロスコープ、CTといった最新医療機器を採用しているおかげで、精度の高い診査・診断が可能になり、精密でクオリティの高い治療やクリーニングに繋げることができています」

安豊院長は国際口腔インプラント学会認定医・日本口腔インプラント学会会員。さらにDIOインプラント公認インストラクターを務め、デジタルを駆使したインプラント手術を年間70件以上こなしている。

「インプラントは何十万〜何百万という費用がかかり、決して安い治療ではありません。だからこそ、個々の患者さんに合ったものを入れることと、長持ちさせることが非常に重要です。やり直しのないインプラント手術を行うには、手術前に歯が抜けた原因をしっかり解明して治療をすることと、手術後からの予防ケアがポイントになります」

そして、これらの予防や治療を提供する上で、スタッフ一同が大前提として大切にしているのが、〝患者とのコミュニケーション〟。安豊院長は、「患者さんとのコミュニケーションが不足してしまえば、歯科医師の理想論と患者さんの抱く希望がずれてしまいます。このようなケースは意外と多いのです」と話す。

「歯の特徴は見れば分かり、色んな検査機器を使うことで状態も把握できます。でも、患者さんの歯の歴史を知ることが歯科治療において最も大切です。そのために、一番時間をかけて、色々

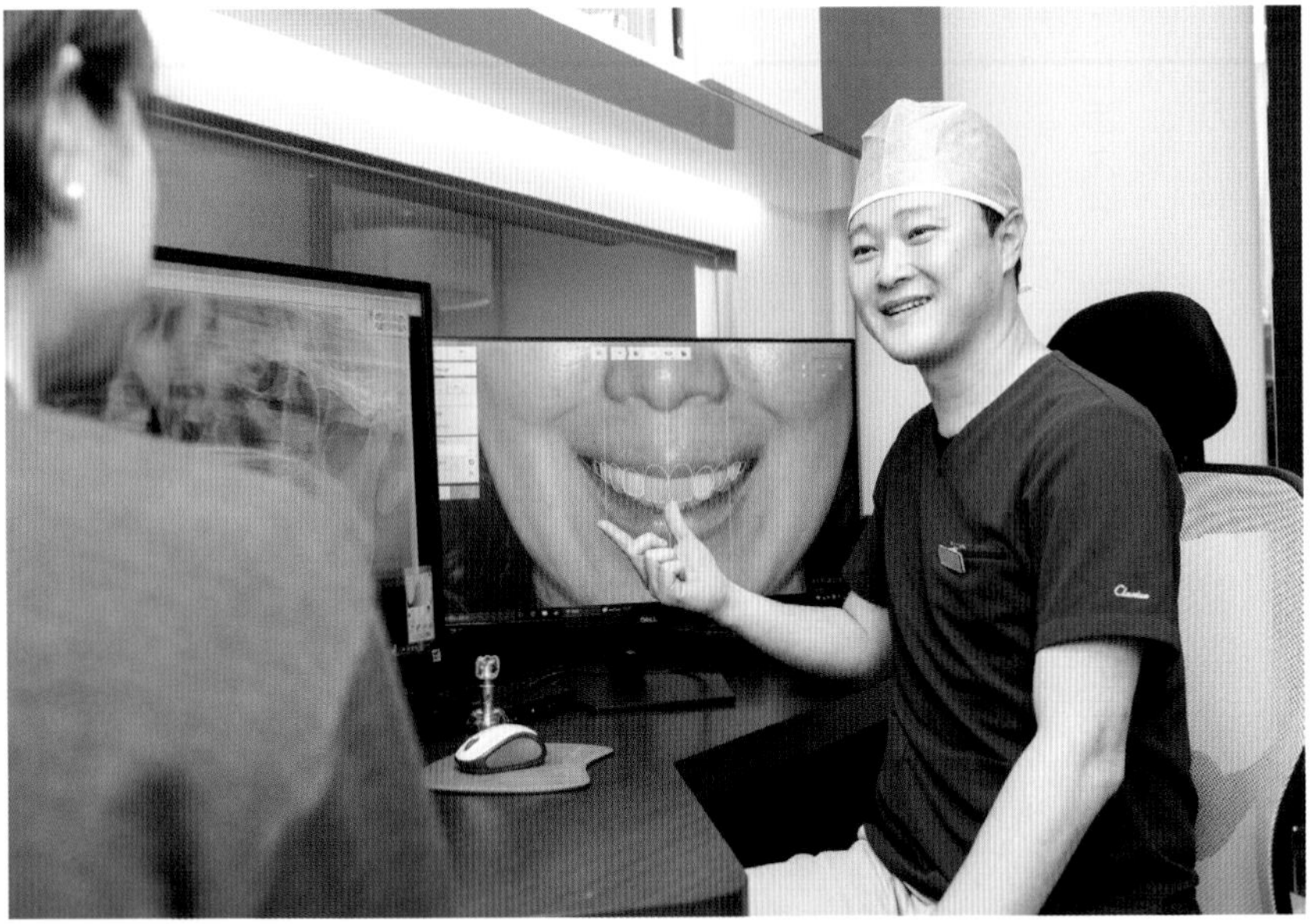

歯科医院利用のイメージを刷新させるため丁寧な医療提供に力を入れる

な情報を密なコミュニケーションで引き出す必要があるのです」

強みを活かし、クオリティの高い歯科医療を患者に提供するプラム四谷歯科クリニックは、既存患者のため、そして1人でも多くの新規患者を受け入れるため、2024年6月から予防に特化したフロアを新たに開設予定だという。「今後、歯科医院の利用イメージを変えたいですね。予防・クリーニングを『髪の毛を切りに行く』位の感覚で気軽に当たり前のように受けていただきたい。そのための環境・雰囲気づくりというものも引き続き、模索していかなければなりません」

常に笑顔を絶やさず、気さくで優しい人柄が印象的な安豊院長。「歯科の仕事が何より好き」と、これからも歯科医という仕事に情熱を傾け、患者に良質な歯科医療を提供し続ける。

プラム四谷歯科クリニック

PROFILE

安豊(李) 昌弘 (やすとよ（り）・まさひろ)

1977 年生まれ。東京都江戸川区出身。
2001 年、日本大学松戸歯学部 卒業。同年、歯科医師免許取得。
2001 年、日本大学総合歯科診療学講座　入局。
2002 年、日本大学総合歯科診療学講座　助手。
2004 年、SJCD 原田歯科クリニック（千代田区）副院長。
2012 年、プラム四谷歯科クリニック　開院。
2018 年、日本大学松戸歯学部再生歯科医療学講座　博士（歯学）取得。
2018 年、日本大学松戸歯学部非常勤講師。

【所属・活動】
国際口腔インプラント学会　認定医。日本顎咬合学会　咬み合わせ認定医。
厚生労働省認定　歯科医師臨床研修指導医。日本大学松戸歯学部非常勤講師。
DIO インプラント公認インストラクター。日本臨床歯科医学会　会員。
OJ（Osseointegration study club of Japan）正会員。
日本口腔インプラント学会　会員。日本歯周病学会　会員。

INFORMATION

所在地
〒 160-0004　東京都新宿区四谷 2-4-1
ACN 四谷ビル 1F
TEL 03-3355-3718
FAX 03-3355-3719

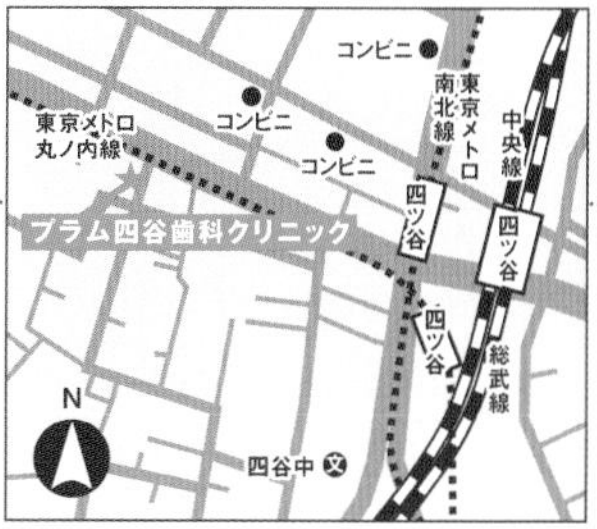

アクセス
JR 総武線「四ツ谷」駅より徒歩 5 分
JR 中央線「四ツ谷」駅より徒歩 5 分
東京メトロ丸ノ内線「四ツ谷」駅より徒歩 5 分
東京メトロ丸ノ内線「四谷三丁目」駅より徒歩 8 分

設立
2012 年

診療科目
一般歯科、口腔外科、インプラント、矯正歯科、予防歯科、審美歯科

診療時間
〈月～金〉10：00 ～ 13：30、14：30 ～ 19：00
〈土〉10：00 ～ 13：30、14：30 ～ 17：00
〈休診日〉日・祝　　※木・土は各週休

理念
歯の悩みは人それぞれいろいろあると思いますが、その原因というのもそれぞれにいろいろあります。

「治したばかりなのに痛いな」「問題ないと言われたがやっぱり気になる」

「歯ぐきから血が出るけど平気なのかな」

「どこで咬んでいいかわからない」

「あごがガクガクする」「口の中全部がしみる」

「骨がやせすぎていてインプラントが出来ないと言われた」

決まりきった治療などないのです。個人個人に合わせた適切な治療をご提案いたします。

一度相談にいらしてください。 どんな悩みでも恥ずかしいと思わずに何でも話してみてください。

当クリニックでは様々な検査をし十分にお話を聞くことにより原因を究明してまいります。

皆様の悩みを少しでも改善できますように誠心誠意お手伝いさせていただきます。

https://plum-dc.com/

「老化は治る」という新時代

患者を救い、社会を救う

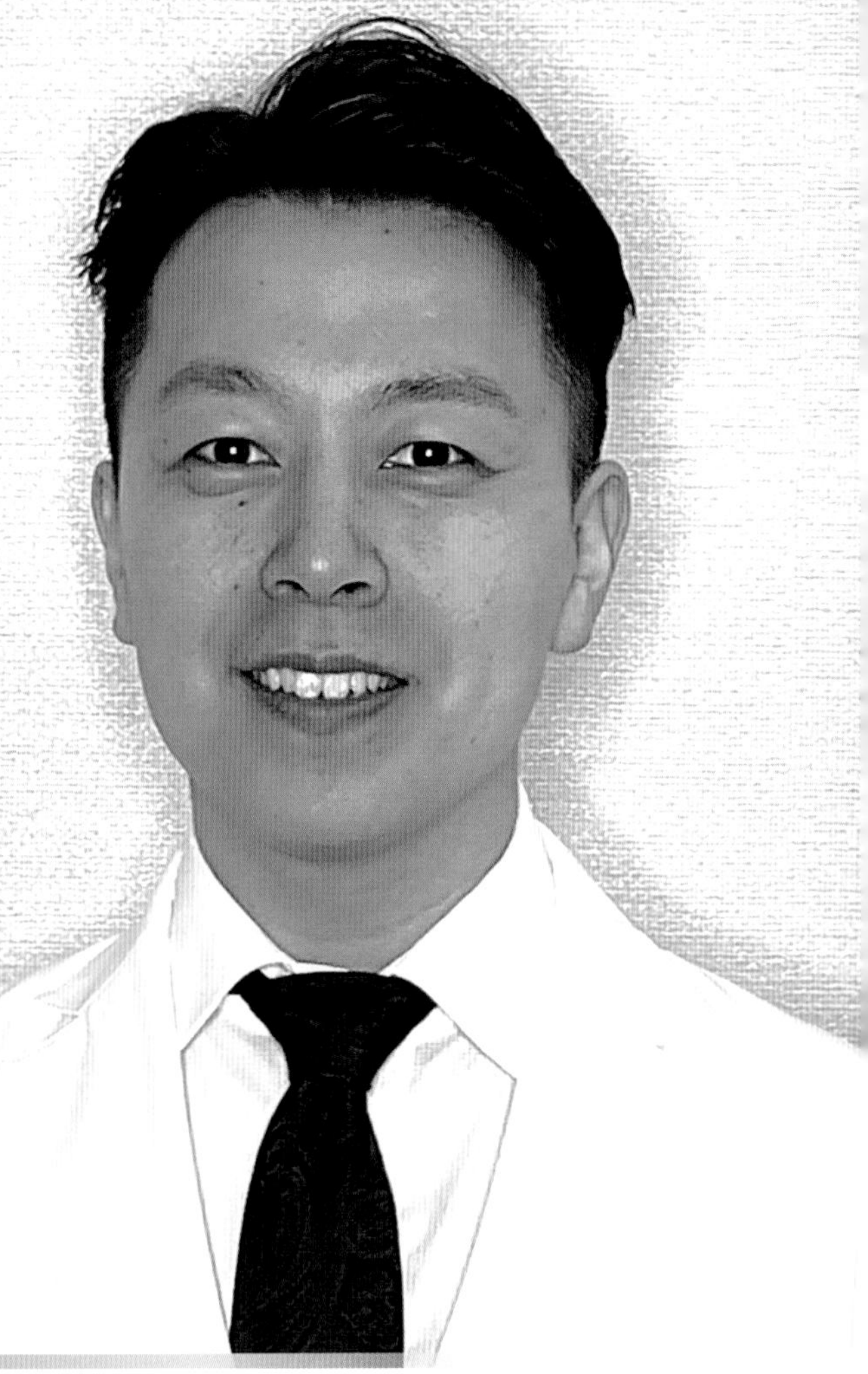

老化治療薬を低コストで提供することで、日本の医療費を削減し、より良い社会が実現すると信じています

医療法人社団創雅会 **銀座アイグラッドクリニック**

理事長・院長　**乾　雅人**

「老化は治る」という言葉を耳にしたことはあるだろうか。実は、この新説は医療業界では既に広く浸透している。2019年にWHO（世界保健機構）が公表したICD－11（国際疾病分類第11版）でも「XT9T＝aging related（老化関連の）」という行政コードが定められている。今という時代は、「老化が治るかどうか」が議論されている段階ではなく、「老化は治る」という前提のもと、各種の老化治療薬が研究、開発、検証されている段階なのだ。

実際、長寿サプリとして広く世の中に浸透しているNMNなどは、その筆頭だろう。しかしながら、そのNMNよりも数十倍も強力な物質があるという。「新型ビタミンが世界を救う」の著者である乾雅人医師が検証をする、5デアザフラビン（TND1128）が、まさにそれだ。

同物質を使用した世界初の臨床研究を担う乾雅人医師は、高血圧や糖尿病などの生活習慣病、認知症、筋力低下、慢性腎不全、透析導入中の患者などを対象に治療を行い、改善例を経験してきた。

現時点での臨床研究を経て、乾雅人医師は「治療薬としての活用のみならず、予防薬として老化治療薬を適切に使用することで、社会保障費の削減にも繋がる可能性がある」とも語る。

医療業界のプロ経営者として生きる手段としての独立開業

「美養と老化を科学する」。唯一無二のキャッチコピーを掲げる美容クリニックが東京・銀座にある。院長の乾雅人医師は「私は、医療の原理原則を追求しているだけです。もともとは臓器移植を生業とする医療一家の次男でした。大学院での研究費を継続的に確保する為には、自分自身が医療業界のプロ経営者になる必要がありました。将来的に臓器移植領域に役立つ事業経営となると、〝自然美の追

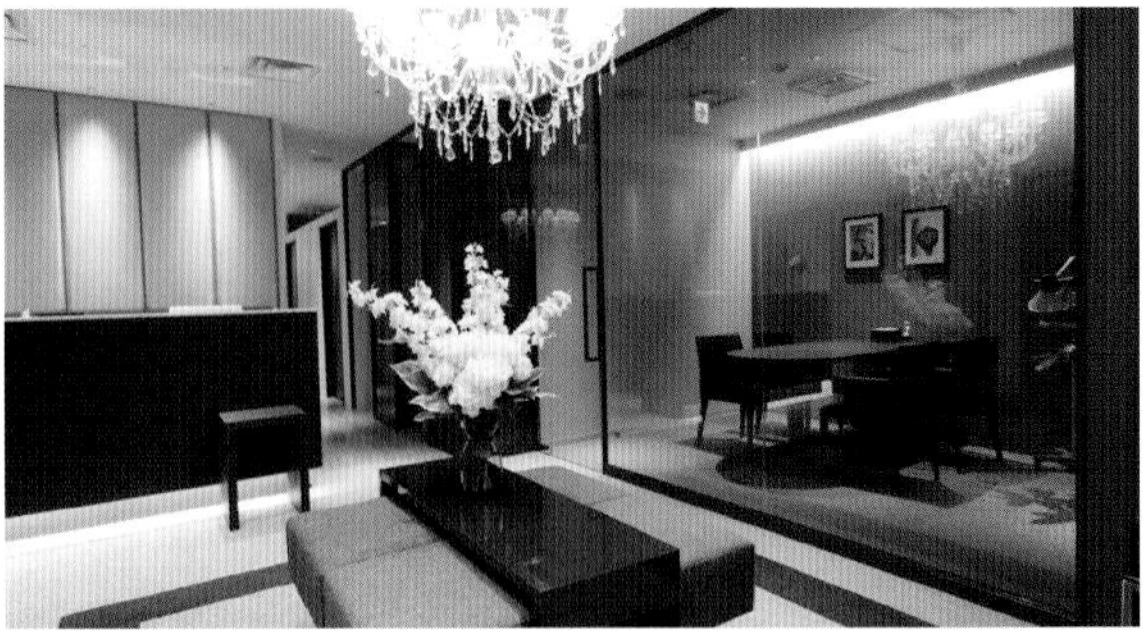

「顧客中心主義」を体現した洗練されたデザインの受付

求〟＝〝細胞の活性化〟に特化した美容皮膚科クリニック以外に道が無かったというのが実情です。薬液の検証を続けて3年と少し。今では、アンチエイジング領域のみならず、末期がんの方、コロナ後遺症の方、透析導入寸前の方、指定難病の方なども受診されています」と語る。

そもそも、乾雅人医師の専門は胸部外科（肺移植領域）とのこと。5歳の時に、胸部外科の先輩である父親がドイツに留学した。肺移植の研究目的だと知るのは後のことだが、幼心に「自分も国を代表する外科医になりたい」と憧れを抱く。兄と共に東京大学医学部に進学し、それぞれ心臓外科、呼吸器外科を専攻し、臓器移植領域に従事することに。

まさに王道のキャリアを歩んできたが、医師7年目、大学院生時代に転機が訪れた。「財政が厳しい現在の日本では、臓器移植などのニッチかつ不採算部門に継続的な予算がつきません。自前で財源を確保をするために、独立開業を選びました。論語と算盤の両立を求めて3年強。ついに、5デアザフラビン（TND1128）という老化治療薬に出会い、私の理想である、患者を救い、社会を救う医師像を体現しつつあります」

「顧客中心主義」の理念
良き医師と良き社会人の両立を目指して

銀座アイグラッドクリニックの理念はシンプルで「顧客中心主義」だ。患者を顧客と捉え、職員を顧客と捉え、社会を顧客と捉える。3つの文脈の中で常に「顧客の問題解決をした範疇で、正当な報酬を得る」という強い信念がある。

「幼少時に思い描いた理想の医療は、財源が潤沢にあるという前提があってこそ。その前提が崩れた今、医療費の拡充を主張することは、少子化対策や貧困対策、国防など、他領域の予算を奪うことを意味します。目の前の患者を救う〝良き医師としての生き方〟が、社会の問題解決を目指す〝良き社会人としての生き方〟と矛盾するのです。ここに居心地の悪さを感じていました」

この矛盾を乗り越えるため、保険診療の対極である、自由診療領域で武者修行することを決意。海外旅行を経て日本の良さに気付く様に、それぞれを比較、検証することで本質に対する洞察を得てきた。〝医療の本質〟を深掘りし、総合病院や製薬会社、生命保険会社に対するコンサルティング事業も行い、社会問題の解決を目指しているという。

「かつて、〝もし君が総理大臣なら、医師をどうする？〟というコラムを記載しました。医師には一個人としての自由がありますが、同時に、社会資源という側面もあります。自衛隊が総理大臣の命令を無視したら烏合の衆となる様に、医師にもある程度の方向性、意思は必要だと思います。ただ、その意思は民意であるべきです。時代の声、社会の声を丹念に聞くことが、現在の医師に求められているのではないでしょうか。顧客中心主義の理念は、ここに由来します」

「自然美の追求」に特化した〝ミシュランの三ツ星クリニック〟施術を通して、判断軸を提供する

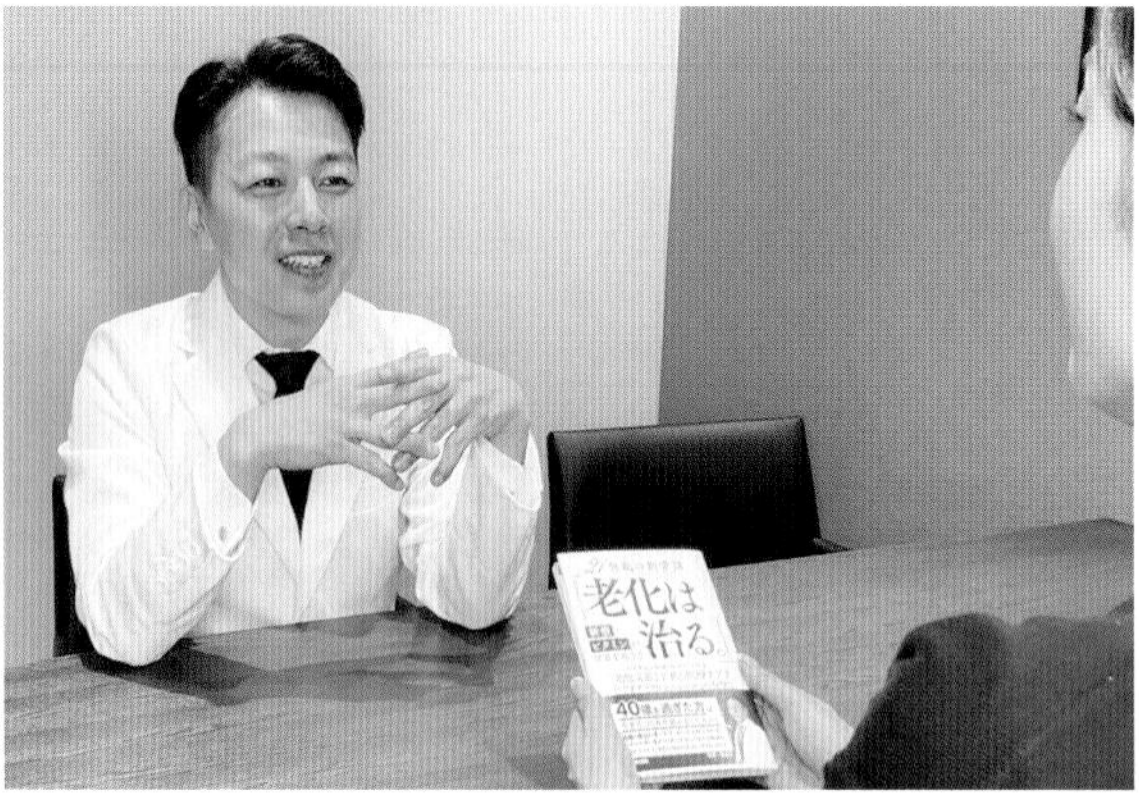

老化を予防することが
あらゆる疾患に対する予防にも繋がる

実際に、銀座アイグラッドクリニックではどのような美容施術を提供しているのだろうか。コンセプトは「自然美の追求」と定め、その手段として「薬液による細胞の活性化」を日々検証しているとのこと。

「美容医療業界にはガイドラインがありません。よって、当院では施術を通じて、判断軸を提供しています」

「心臓の病気に対しては、内科治療、カテーテル治療、心臓外科手術、という順番に治療方針が決定されます。また、適応外の場合は治療を断ったり、最適な治療のために他院を紹介することも一般的です。この原理原則は、美容医療にも当てはまります」

「他、メスを用いた切開手術や、物理的に組織を引っ張る施術、異物を注入するヒアルロン酸などは、物理的な効果を期待したものです。Before→Afterの変化が〝映える〟一方で、万が一トラブルが起きた際は修正が困難です。一方で、化学反応による効果を期待した場合は、その反応性を確認し続ける限り、大きなトラブルになりにくいのが特徴です。どちらが負担が少ないかは自明です」

「また、身体の構造を知ることで、整理がシンプルになります。皮膚は表面から、表皮、真皮、皮下組織の三層構造です。このうち、真皮と皮下組織は表皮と異なり、医療行為による積極的な介入がないと改善が乏しいのです」

この様な思考の整理のもと、まずは真皮、皮下組織に対する「肌再生治療」に特化することに。参考にしたのはミシュランの三ツ星レストラン。「その料理を食べるために旅行を計画する価値がある」と定義されるならば、三ツ星クリニックは「その施術を受けるために旅行を計画する価値がある」と定義されることだろう。シェフが「素材×調理機器×スキル」で調理を考えるならば、ドクターは「薬液×医療機器×スキル」で施術を作り込む。

真皮に対する肌再生治療は、繊維芽《せんいが》細胞の活性化と定めた。この細胞こそが、コラーゲンやヒアルロン酸など、肌に必要なものを全て生成する。各種の薬液を検証する中で、再生医療領域で注目を集める幹細胞の培養上清液に注目した。幹細胞を具材とするならば、その上清液は旨味成分が沁みだしたコンソメスープだ。この上清液に含まれる成分の検証を重ね、独自の薬液を開発した実績を持つ。

加えて、その薬液の伝達手段として、フランスの航空機メーカーが医療転用して開発したメソガン（Ｕ２２５）という医療機器を選んだ。数多ある伝達手段の中で、細胞に直接手渡しする注入機器に行き着くのは自然だろう。その活用法を、皮膚科専門でも形成外科専門でもなく、外科学総論という新規の切り口から提案した実績が認められ、乾雅人医師は日本人初のライセンスを取得した。

皮下組織の肌再生治療はどうか。薬液を糸にのせて届けようと考えた。通常の短い糸リフトに薬液を追加することで、一層の〝たるみ改善〟効果を期待し、検証を進めた。

意外なことに気付く。本来、効果の体感までに時間を要する化学反応がメインのショートスレッドリフトで、即時的な引き締め効果が得られた。即ち、ロングスレッドリフトの主効果である物理的な牽引作用が得られていたのだ。

１本１本の摩擦力、牽引力は弱くとも、意味のある配列にすることで、数本の束によって物理的な作用を発揮できると解釈した。外科学総論を修練した医師が持つ〝当たり前の感覚〟が活きた。

薬液の選択、使用する糸の選択、挿入部位や深さ、配列など、各種の試行錯誤の末、現在では、た

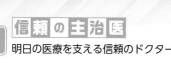

るみ改善という物理的な効果と、肌の状態改善という化学的な効果、両方を叶える施術となった。痛みやダウンタイム、各種の制限もなく、三ツ星を目指すに相応しい看板メニューとなっている。

再生医療と老化治療〜補充と除去〜
老化治療薬としての5デアザフラビン（TND1128）

「美養と老化を科学する」のキャッチコピーの通り、美を養うことを科学してきた。もう1つの老化治療の検証はどうか。

老化現象を細胞レベルで読み解くと、〝正常細胞の減少〟と〝老化細胞の出現〟とも解釈できる。幹細胞や上清液を用いた再生医療では〝補充〟が主目的となる。骨や肌の細胞が減少するのに対して、有効な治療法となる。一方で、老化細胞という阻害要因に対しては〝除去〟することが治療法となる。老化細胞除去薬などが話題となるのも当然だ。

更に、遺伝子レベルで老化現象を捉えてみる。私たちの身体には、長寿遺伝子とも呼ばれるサーチュインが存在しており、遺伝子レベルの汚れを〝除去〟することが知られている。このサーチュインを活性化する代表的な物質が、昨今話題のNMNだ。

各種の老化治療薬の中で、乾雅人医師は5デアザフラビン（TND1128）に狙いを定めた。

「そもそも5デアザフラビンとは、リボフラビン＝ビタミンB2の誘導体です。自然界にも存在し、ビタミンB2の骨格でありながら、その機能はビタミンB3系統のNMNと同一であることが、数十年前から知られていました」

「違いは、5デアザフラビンは数百種類のカスタマイズが可能であることです。実際に数百種類のシミュレーションの中から10種類のサンプルを作成し、その中で総合的に優れたものがTND1128と呼ばれるものです。サーチュインの活性がNMNの数倍強力であり、ミトコンドリアの活性についてはNMNの数十倍強力と特許でも認められています。私は、この新規物質を検証しているに過ぎません。しかし、倫理審査委員会の承認を経て、臨床研究を始めた世界初の医師ではあります」

「当院での処方実績も累積1000例を越え、各種の医療機関や研究機関とも提携し、より早期の社会実装を目指しています」

老化とは万病に共通する、インパクトが極めて大きなリスク因子 老化の積極的な予防治療で未来の医療が変わる

「人間の身体は40歳を過ぎたころから、細胞の活性化の程度が低下します。正しくは、人間の活動エネルギーの95％を生成しているミトコンドリアの機能が低下します。このミトコンドリアを活性化する、世界最強の物質が5デアザフラビン（TND1128）と考えています。個人的には、60歳以上の方に対しては、健康診断の意味合いで同物質の内服を検討しても良いとすらも」

「老化による不具合があると仮診断をします。老化治療薬の投与で改善した際に、逆説的に、仮診断が正しかったと証明される訳です。この場合、治療行為は診断行為でもあるのです。専門的には、診断的治療と呼ばれるものです」

この仮診断をする根拠が、乾雅人医師の臨床経験だ。これをより洗練させ、仮説を証明するためには、データベースの構築が必要となる。実現には膨大な時間と労力、財源を要するが、それでも目指す程に、これまでの臨床研究の結果は刺激的だ。

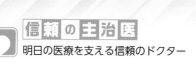

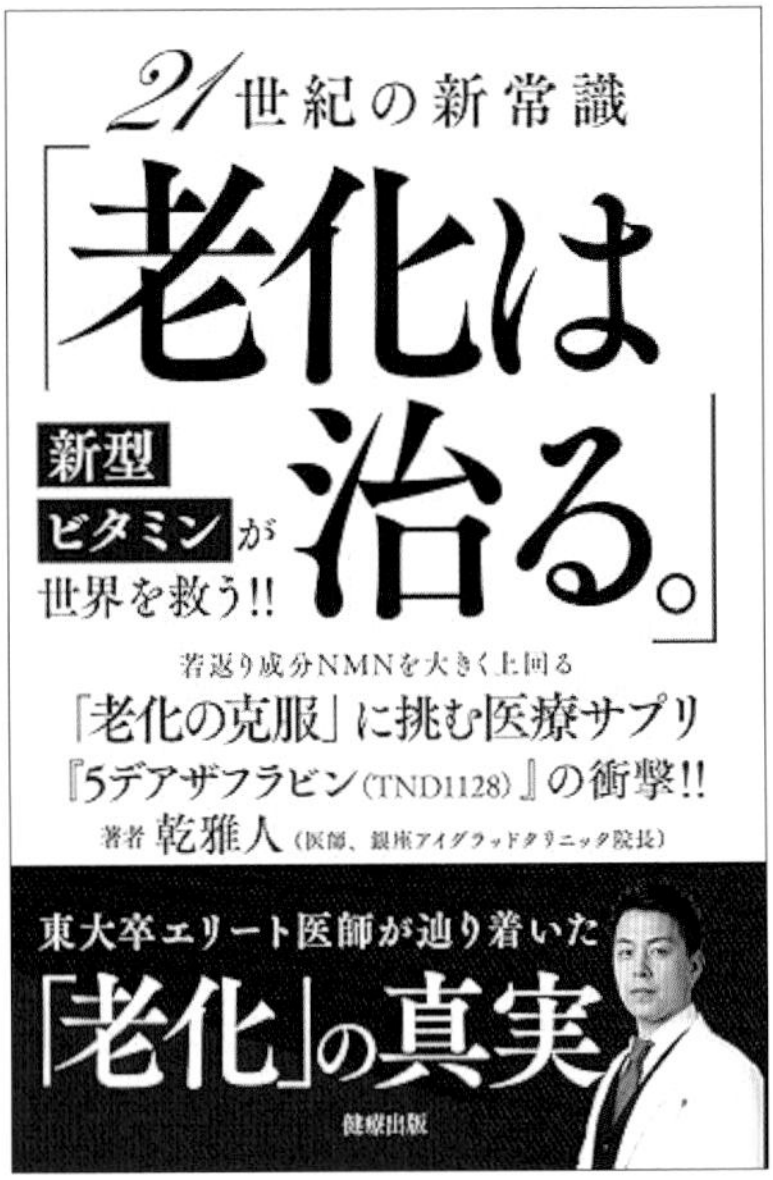
21世紀の新常識
「老化は治る。」
新型ビタミンが世界を救う!!
若返り成分NMNを大きく上回る
「老化の克服」に挑む医療サプリ
『5デアザフラビン（TND1128）』の衝撃!!
著者 乾雅人（医師、銀座アイグラッドクリニック院長）
東大卒エリート医師が辿り着いた
「老化」の真実
健康出版

患者、社会をも救う
5デアザフラビンと共に老化の
仕組みにまで踏み込んだ1冊

執筆著書「新型ビタミンが世界を救う」に記載の一例を挙げると、認知症。最近の研究では、アルツハイマー型認知症はアミロイドβによる神経毒性ではなく微小血流障害が原因とする説もある。脳血管型認知症と一緒で、脳神経細胞への血流不足という点が同一だ。5デアザフラビン（TND1128）の投与は、細胞の〝体質改善〟を促す。血流不足、酸欠状態でも、本来の代謝機能を維持出来るとする基礎研究があることが、臨床研究に踏み出した根拠の1つだ。

昨今、保険適応となった認知症の治療薬は、進行を緩徐にするだけで症状そのものを改善する訳ではない。この薬剤に年間300万円以上の医療費が必要となるのに比べ、同物質はその1／5の費用で、症状の改善を認めた事例が複数例ある。同時に、筋力低下や慢性疼痛、生活習慣病など、他の症状も同時に改善した症例を経験してきた。

「老化とは、喫煙や肥満などの他リスク因子と比較して圧倒的にインパクトが大きく、また、万病に共通する唯一のリスク因子です。治せるならば治さない理由がありません。老化によって引き起こされる生活習慣病や、筋力低下、慢性疼痛、認知機能低下、などを、一網打尽に治療できる可能性すらあります。積極的な老化治療は、万病に対する予防と治療効果が期待できるため、低コストで提供することが出来れば医療費の削減にも繋がると考えています。患者を救い、社会を救う。そんな医師として生きれたら本望です」

PROFILE

乾　雅人（いぬい・まさと）

2010 年、東京大学医学部医学科　卒業。
2012 年、東京大学医学部付属病院　初期臨床研修　修了。
2015 年、東京大学医学部付属病院　外科専門研修　修了。
東京大学医学系大学院　外科学（胸部外科）専攻。
2020 年、銀座アイグラッドクリニック　開業。
2021 年、医療法人社団創雅会　設立。

【所属・活動】
日本外科学会、日本胸部外科学会、日本呼吸器外科学会、
日本再生医療学会、日本抗加齢医学会、日本美容皮膚科学会。

医の常識を揺さぶる Youtube チャンネルを運営しています。
是非、ご視聴下さい。

INFORMATION

所在地	〒 104-0061　東京都中央区銀座 3-11-16 VORT 銀座イースト 3F TEL 03-6264-7550 FAX 03-6264-7551
アクセス	東京メトロ浅草線「東銀座」駅 A7 番出口目の前 東京メトロ日比谷線「東銀座」駅 3 番出口より徒歩 2 分 東京メトロ銀座線・丸ノ内線・日比谷線「銀座」駅 A12 番出口より徒歩 4 分
設立	2020 年
診療内容	美容皮膚科、内科
診療時間	〈火～土〉11：00 ～ 20：00 〈休診日〉月・日
理事長からのメッセージ	銀座アイグラッドクリニックでは、5 デアザフラビン（TND1128）以外にも、各種の老化治療薬や再生医療領域の薬液の検証を行っています。 「美養と老化を科学する。」のキャッチコピーには続きがあって「がんと老化を科学する。」「難病と老化を科学する。」です。 当院は確かに、薬液の検証機関として各種の医療機関や研究機関と提携していますが、本質的な価値はそこではありません。〝診断学〟という学問に則って、患者の方に最適な医療を提供していることです。自由診療ではガイドラインに当てはまらない方を診察することも多いですが、ガイドラインを目指す姿勢は変わらず重要です。2050 年ごろには、WHO による ICD-12 が制定されるでしょう。老化という疾患分類もより整備され、治療方針のガイドラインもそのころにはきっと。 他の代替手段がない場合や、より進んだ健康診断をしたい場合など、気軽に問い合わせ下さい。〝診断学〟を駆使して、最適な患者体験を提供します。

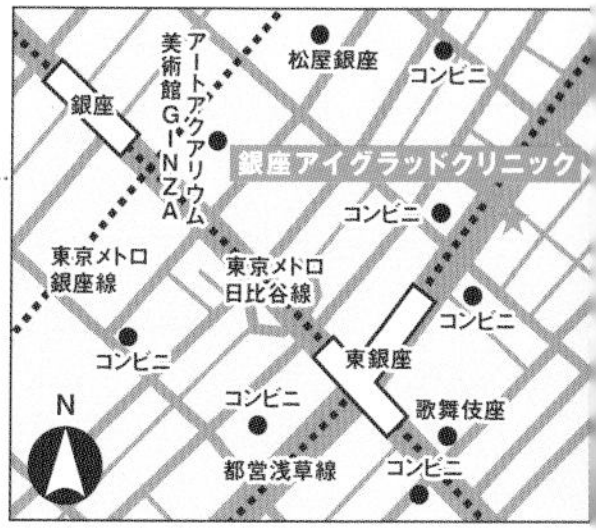

https://ginza-iglad.com/

低リスクで負担の少ない低身長治療を提供

無限の可能性を持つ子どもたちの役に立ちたい

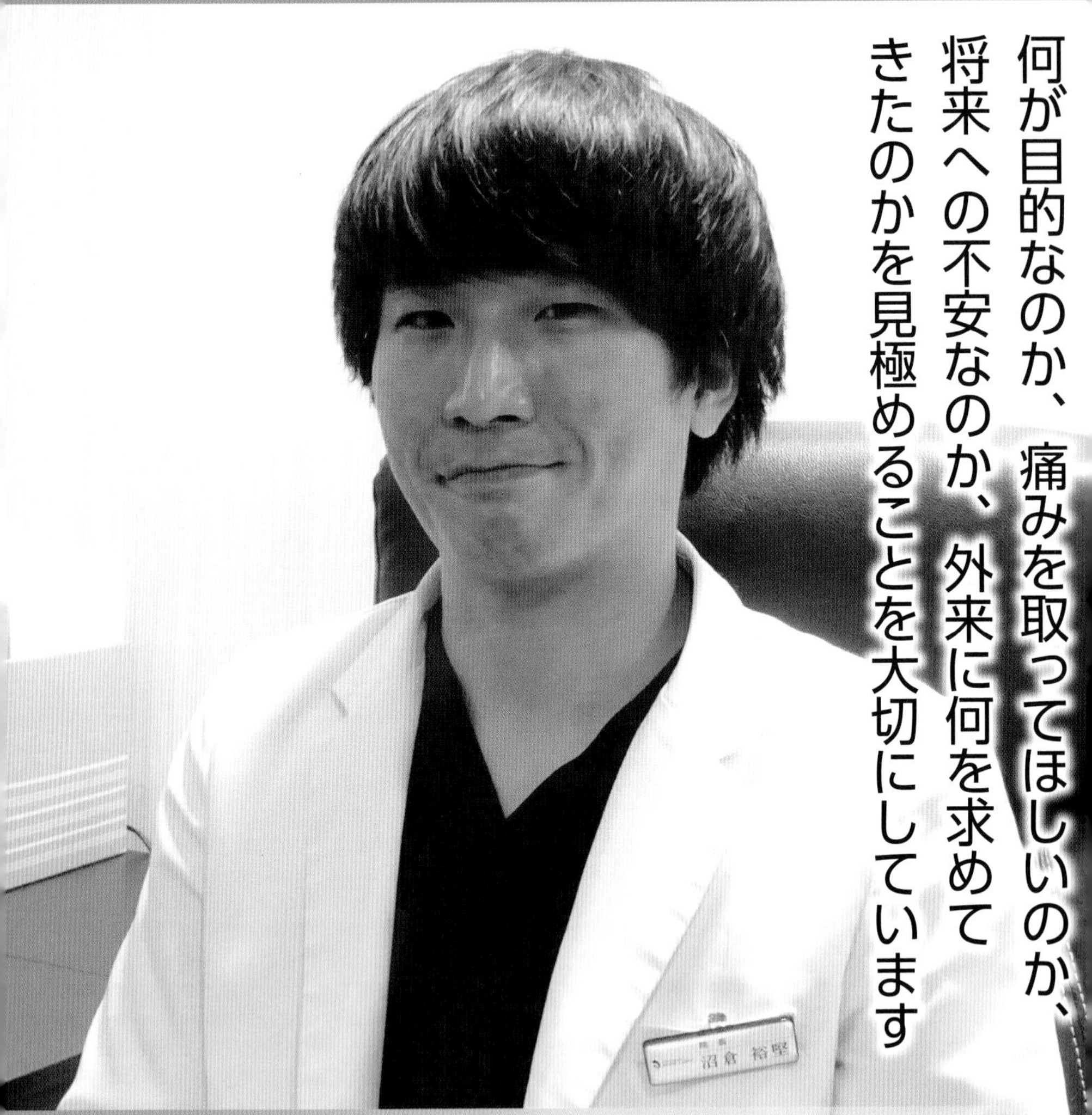

何が目的なのか、痛みを取ってほしいのか、将来への不安なのか、外来に何を求めてきたのかを見極めることを大切にしています

西新宿整形外科クリニック

院長　沼倉　裕堅

西新宿整形外科クリニックは2014年7月に開院。およそ10年に渡り、地域に一般整形外科医療を提供すると共に、子どもの低身長治療と膝関節の再生医療といった専門的な医療も提供してきた独自の特色を持つ医療機関だ。

中でも子どもの低身長治療は、全国でも扱っている医療機関がまだまだ少ない科目の1つだ。主に小学校低学年から中学生の〝育ちざかり〟の子どもが対象で、成長ホルモン注射を中心に身長が伸びるよう、栄養面も含め医学的なサポートを行う治療である。

幼少期の低身長に悩む親や子どもは少なくないようで、北は北海道から南は沖縄まで、全国から患者が訪れる。低身長は親が心配する例、本人が思い悩む例などその理由は様々で、年齢層も幅広い。

治療に当たるのは、自身も身長に対してコンプレックスがあったという同クリニック院長の沼倉裕堅医師。実体験を基に、患者の気持ちを汲み取り、将来のある子どもたちに役立てるような治療を心掛けるオンリーワンのドクターだ。

医師を目指すきっかけとなった東日本大震災
低身長に対する治療の存在を知り、その道へ

西新宿整形外科クリニックの診療を一手に担い、多忙な日々を送る沼倉院長。

そもそも彼が医師になろうと心に決めたのは、19歳の時に遭遇した東日本大震災がきっかけだった。震災発生時、仙台市の大学に在学中だったが、学舎が被災し休学になり、自宅待機を余儀なくされる状況に陥った。しかしそれが自分の人生について考え直す良い機会になったとい

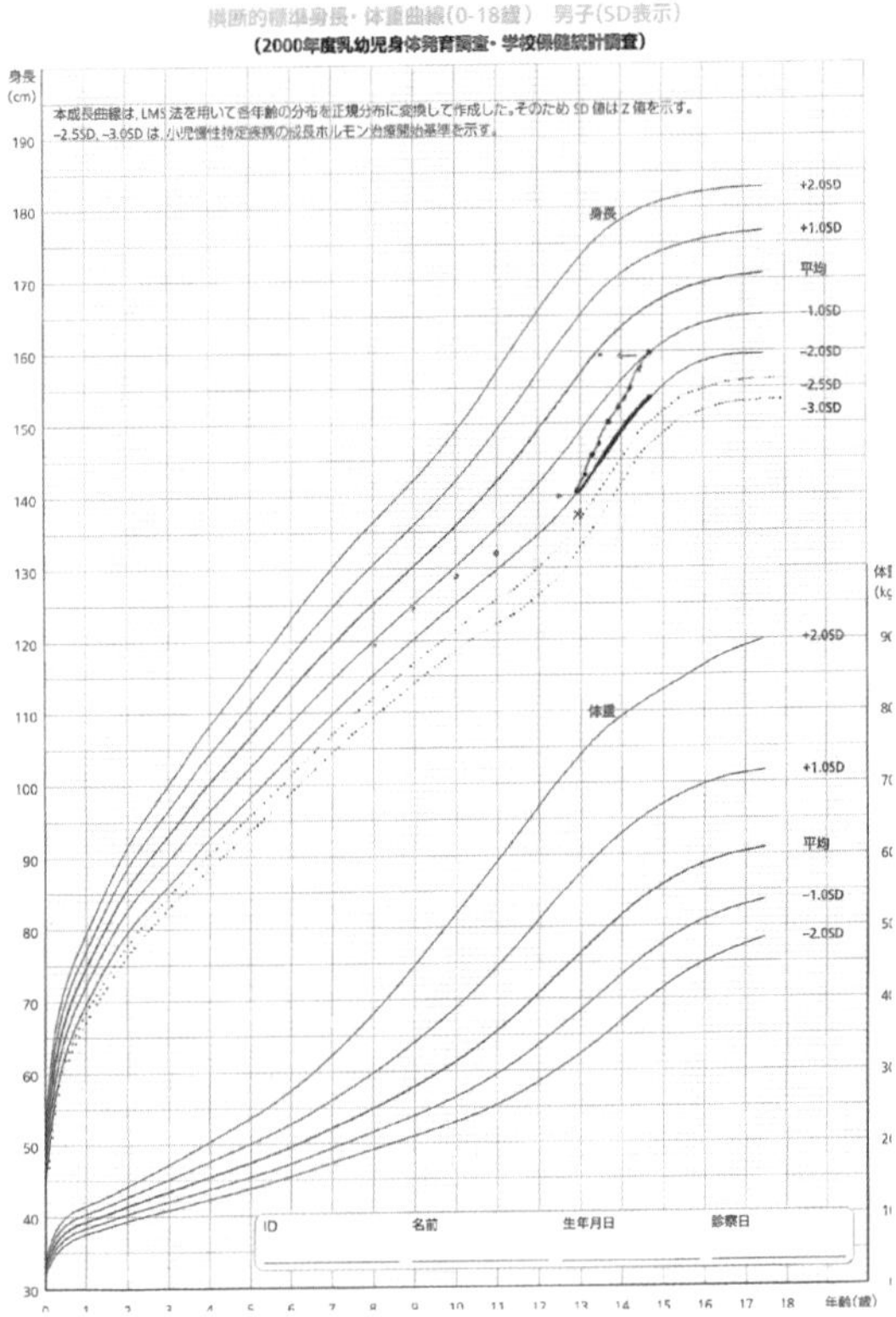

毎年の身長・体重のデータから成長曲線を作成し、成長スピードの推移や傾向を把握

う。「震災が自分のこれからを考え直すきっかけになりました。当時、医学部に在籍していなかったのですが、元々、医療の道に進みたいという想いもあったため、『もう一度、医師を目指してみよう』と思い立ちました」

一念発起し、その年に大学を休学して、医学部を受験し直す。見事、東北大学の医学部に合格し、医師として新しい人生を歩み始めた。自分の夢を目指し再度、勉強し直して意中の医学部に合格するという行動力からは、「医師になるのだ」という強い意志が伝わってくる。まさしく人生の大きなターニングポイントだった。「あの震災の体験がなかったら、間違いなく医師にはなっていなかったでしょう。今のクリニックで診療もしていなかったと思います」

大学卒業後は、初期研修医として湘南藤沢徳洲会病院に所属する。その時、偶然にもイリザロフ創外固定器という機器を用いた、足を延ばす手術を知る機会があった。これは仮骨延長法とされる身長を伸ばす手術で、軟骨無形症など低身長になる病気の子どもの治療に使われていた。沼倉院長自身も当時身長に引け目を感じていたことから、治療法の存在に衝撃を受ける。「これこそ自分がやりたい医療だと思いました。整形外科の先生に相談したところ、同じ手術を手掛けている知り合いの医師を紹介してもらえることになりました」

それが、大阪のスカイ整形外科クリニックだった。神奈川に住んでいた沼倉院長だったが、大学の研修期間に一般診療の合間を縫って大阪へ赴き、脚延長手術のチームに参加して「身長治療を担う」整形外科医としての経験を重ねる日々を送った。

手術に替わる新しい可能性を模索する日々
ホルモン療法との出会い、自身の歩むべき先を知る

当初はこのまま脚延長手術の分野へ進もうと考えていた沼倉院長。しかし、この治療方法は合併症や運動機能の低下などデメリットもあるため、「もっと患者の負担が軽い方法はないものか？」と他の可能性を模索していた。

「手術のほかに、身長を伸ばしてあげられる治療はないのか」と自問自答していたその折、成長ホルモンを用いた治療があることを耳にする。

成長ホルモン治療は、整形外科というよりも寧ろ、内分泌分野の手法だというが、適切な時期に適切な対処ができれば、高リスクな手術を選択をしなくても済むという大きなメリットがある。「手術以外の新しい選択肢として、低リスクのホルモン治療で身長を伸ばせると知り、『この道を歩んでいくのもいいのでは？』と考えるようになりました」

そう思っていた矢先、運命の時が訪れる。西新宿整形外科クリニックの運営母体、SBCメディ

カルグループの相川佳之代表との出会いだった。相川代表も沼倉院長同様、幼少期は低身長で悩む少年だった。「相川先生のクリニックでは既に、低リスクのホルモン治療を手掛けていました。ようやく自分のやりたいことを見つけられたと。相川先生に惹かれて現在のクリニックにお世話になりたいと思いました」

データを入力し成長曲線から予測身長を算出 治療期間は約2年間、半年で成長スピードに変化

こうして2022年に西新宿整形外科クリニックの院長に就任した沼倉医師。同クリニックで一貫して力を入れて取り組む、子どもの低身長治療について、詳細を伺った。

まず、具体的に低身長とはどういった状態をいうのだろう。医学的には「同年齢同性で、身長がマイナス2SD」で病気として認定される基準だという。SDとは標準偏差の意味で、マイナス2SDとは身長が標準偏差より2倍以上低いことを指す。治療はこうしたマイナス2SDの子どもを対象にするが、成長ホルモンの分泌の量も参考にする。

低身長の診療は、まず患者の子どもの毎年の身長・体重のデータを取り、成長曲線を作成、成長のスピードの推移や傾向を把握することから始まる。併せて第二次性徴や思春期を迎えているかの確認や手のレントゲン写真も撮影する。手のレントゲンは骨端線を診るのが目的で、骨の年齢を測定することができるためだ。早熟の場合は骨の成長が進んでいることが多いが、どういった状態なのかを診断し、現時点で治療をしなかった場合、どれくらいまで背が伸びるのかという予測身長を割り出していく。

加えて採血、血液検査も行う。成長ホルモンがどれくらい分泌されているか、亜鉛や鉄など身長を伸ばすために不可欠な栄養素がしっかり摂れているかを調べる。「骨が伸びる時に軟骨細胞が分裂しますが、その際上がってくる数値があるのでそれを見ます。どれくらいのペースで骨が伸びているのかをある程度、把握することができます」

低身長に対する治療の方法はホルモン注射が中心となる。お腹やお尻に毎日、一定量のホルモンを注射する。糖尿病のインシュリン注射に使用するような極細の針のため、慣れれば痛みは感じにくいという。高学年になると自分で打つ子どもも多いようだ。

推奨する治療期間は目安として2年間としているが、もちろん開始年齢によって治療できる期間はその子それぞれだ。早ければ開始から半年で目に見えて成長のスピードが変わってくる。適切な時期に適切な治療を行えば、個人差はあるものの「5～10㎝は身長を伸ばすことができる」と沼倉院長。

『大きくなりたい』という本人の強い意志が重要に理想は早い段階での診療、結果が上振れする事例も

治療の対象になる子どもは、「男子が6歳から15歳未満、女子が6歳から14歳未満」が推奨されている。適切な時期に治療できれば、それだけ身長が伸びるという効果も顕著に表れる。「よく見掛けるのが、身長が伸び切って止まりかけている頃に来院されるケースです。成長が止まろうとしている子どもに治療しても大きな効果は望めません。身長が伸びる余地も少なく、治療が難しい時は諦めてもらうこともあります」

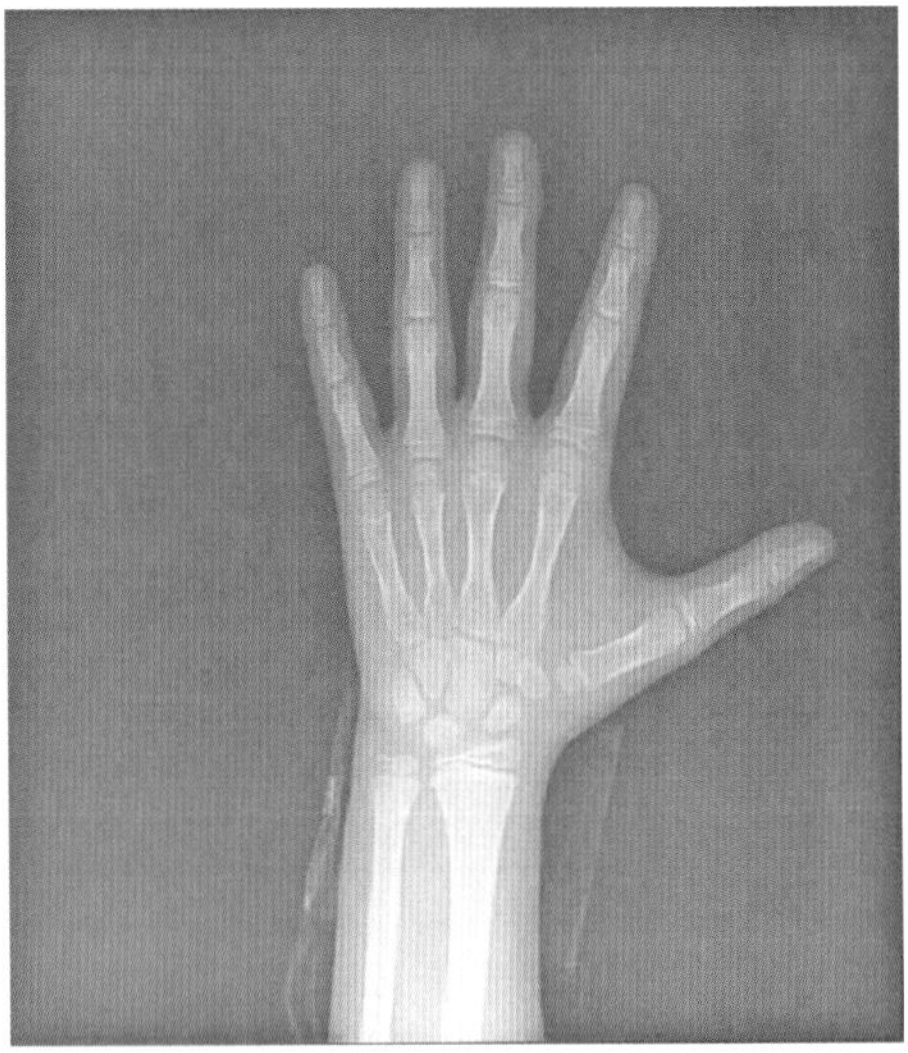

骨端線を診て骨の年齢を測定するため
手のレントゲンを撮影

もっと早く来院し治療を始めていれば「間に合ったというケースが少なくない」という沼倉院長。「低身長を親御さんが心配しているケース、本人が気にしているケースなど様々です。本人が自ら来院することもあります。きっかけを見つけて、早く来院いただくことをお勧めします」

基本的に、治療に対して積極的であるほど効果が表われることが多いのだという。「毎日、ホルモン注射を打つ必要があるので、『大きくなりたい』という本人の強い意志がないと治療がうまくいきません。栄養状態が悪ければ、その指導もします。食生活や睡眠の改善も重要なポイントですから」と沼倉院長は指摘する。

前述の通り、身長がマイナス２ＳＤというのが低身長の診断基準だが、身長がマイナス２・５ＳＤから始めて３年余で標準身長まで追い上げた事例もある。「１００人中、一番背が低かった子が治療により50人以上ごぼう抜きで背が伸びたケースです。適切な時期に適切な治療を行えば、このように効果的な結果を得ることもできます」

一方この治療に関して、保険の適用は厳格な基準があるため、基準をわずかでも満たしていなければ保険対象外になってしまう。「保険適用にならなかった場合は全額実費負担になりますが、治療に効果があると考えられる場合はご家族の意向に沿い、できることは最大限協力しています」

やはり早い段階で治療に取りかかった方がその効果も大きくなるようである。理想は、いわゆる〝学童期〟――小学校に入学した頃から、12歳くらいの時期に取り組むことだという。骨の伸びる勢いがある時期に治療すれば、それだけ効果も出やすいからだ。「身長を伸ばすことが全てではないかも知れませんが、効果的な治療方法でもあるので、選択肢の1つとして将来、後悔しないようにしてほしいと思います」

仕事の醍醐味は「笑顔になった患者さんを見ること」新しい整形外科の治療スタイルのロールモデルを目指す

医師になって7年が経過したが、仕事の醍醐味は「整形外科という特性もあるが、やはり治療後に痛みが取れて笑顔になった患者さんを見ること」だと語る沼倉院長。低身長治療に関しては、「治療が上手くいき、この治療方法に出会えて良かった」と感謝されることも多く、沼倉院長の励みにもなっているという。「色んな年齢層、色んな悩みを持った患者さんに来院いただきますが、子どもの低身長治療は一際大きなやりがいを感じます。未来のある子どものキラキラした目を見ると、そして無限の可能性を持った子どもを前にすると、その将来の希望を手助けし寄り添ってあげられればと強く思います」

そんな沼倉院長が西新宿整形外科クリニックでの日々の診療で気を付けていることは、「低身長に悩む患者さんを含め、全ての患者さんに対して、それぞれ皆さんが何を求めて来院してきたかを正確に知ること」だという。「何が目的なのか、痛みを取ってほしいのか、将来への不安なのか、外来に何を求めてきたのかを見極めることを大切にしています」

時には話をするだけで患者の不安を取り除くことができ、それで診療が終わる場合もあるそう

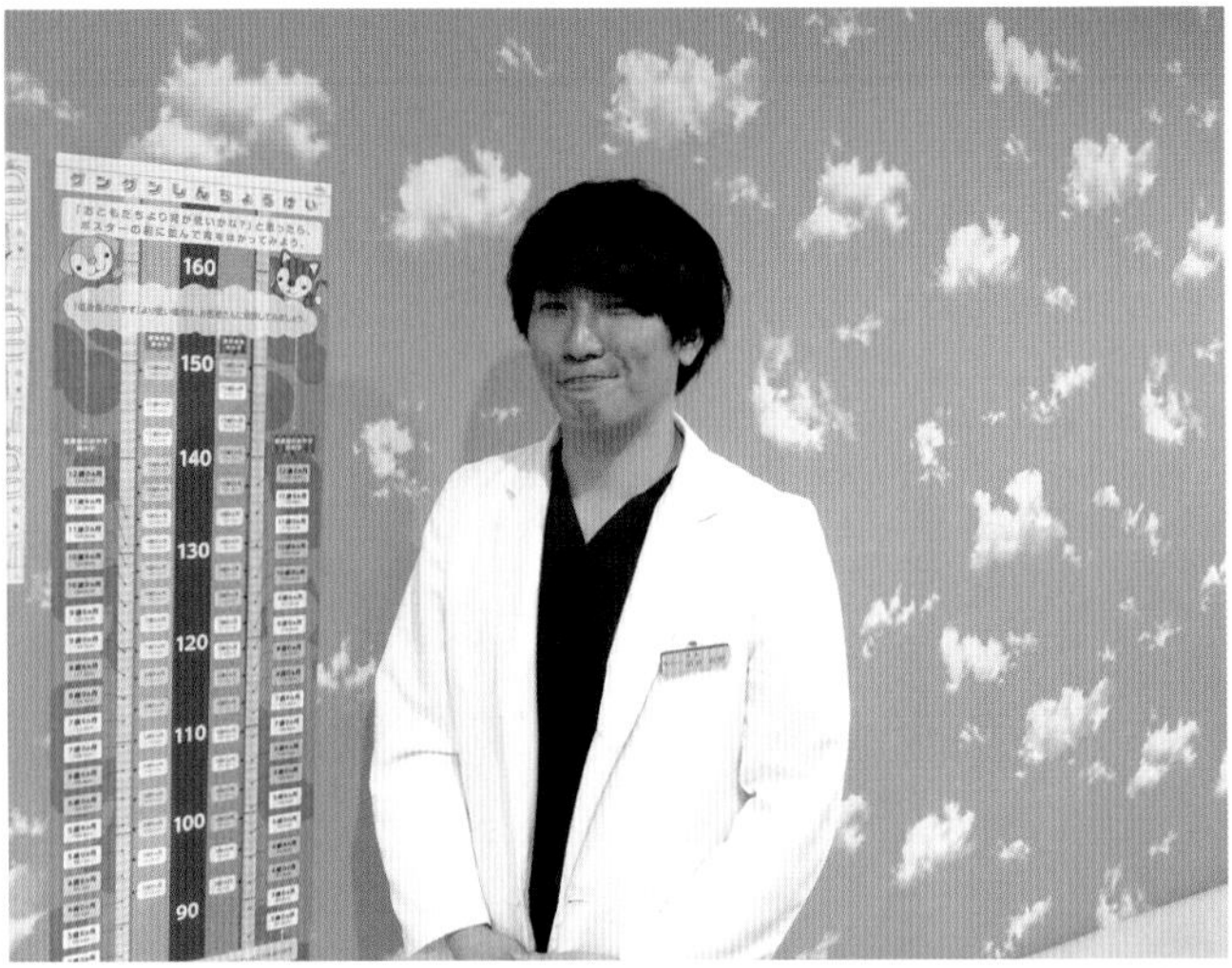

「未来のある子どものキラキラした目を見ると、その将来の希望を手助けし寄り添ってあげられればと強く思います」

だ。「診察室に入ってきた時と出る時を見比べて、患者さんの表情が明るくなったかどうかは常に意識しています」

沼倉院長の座右の銘は「三方良し」。SBCメディカルグループの合言葉でもある。元々は近江商人の格言として知られるが、これを「患者良し、働くスタッフ良し、世間良し」と言い換えている。「日々、治療を続けていく中で、この三方良しを意識して、そこから軸がぶれないよう心掛けています」

今後は、現在の新宿を拠点に「もっと広い地域で低身長に悩む子どもたちの光になりたい」と考えている。まだまだ首都圏の患者が多いため、遠方の患者も診られるような体制構築を思い描いている。

その1つが、2024年3月からスタートしたオンライン診療。最初に来院してもらう必要はあるが、その後は患者の住む地域の病院と提携して採血などを行い、オンラインで治療を続ける体制を整える。「SBCグループの力を活用して、もっとたくさんの人と関わっていきたいですね。新しい整形外科の治療スタイルを私たちのクリニックから発信していければ、そのロールモデルになれたら幸いです」

PROFILE

沼倉　裕堅（ぬまくら・ひろかた）

2017年、Mahidol University Faculty of Medicine Ramathibodi Hospital 整形外科留学。

2018年、東北大学医学部医学科 卒業。

湘南藤沢徳洲会病院 整形外科。

スカイ整形外科クリニック。

2020年、いわき市医療センター 整形外科。

2021年、竹田綜合病院 整形外科。

2022年、山形市立病院済生館 整形外科。

いしがみ整形外科クリニック。

西新宿整形外科クリニック。


【所属・活動】

日本整形外科学会。日本再生医療学会。日本四肢再建・創外固定学会。

INFORMATION

所在地	〒160-0023　東京都新宿区西新宿7-21-3　西新宿大京ビル7F TEL 0120-962-992　※完全予約制
アクセス	東京メトロ丸ノ内線「西新宿」駅より徒歩2分、JR「新宿」駅より徒歩7分、大江戸線「都庁前」駅より徒歩7分
設立	2014年
診療科目	整形外科一般、リハビリテーション科、膝関節再生医療、小児低身長、特別外来
診療時間	〈月～水・金～日〉9：15～18：00 〈休診日〉木

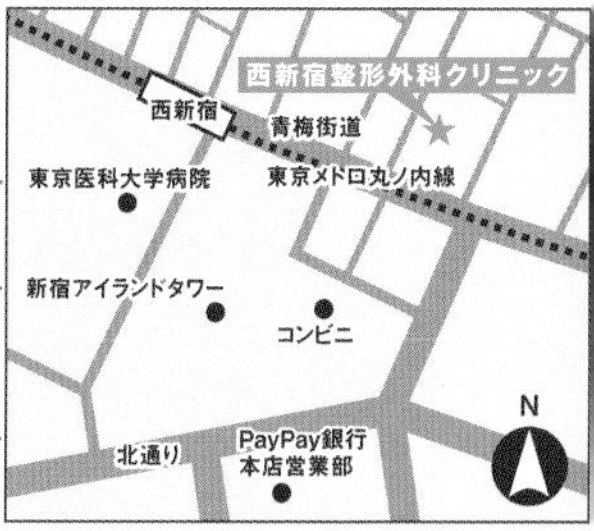

院長挨拶

院長の沼倉裕堅（ぬまくらひろかた）と申します。

西新宿整形外科クリニックは2014年7月に西新宿の地に開院して以来、地元のみならず全国から来院される沢山の患者様と共に歩んで参りました。

当クリニックは一般整形外科治療を軸にしつつ、開院以来一貫して「小児体質性低身長治療」と「再生医療PRP治療」に専門的に取り組んでおります。

保険治療の領域では補えない治療を含め、当院では豊富な経験実績に基づいて、患者様一人一人に合う最適な治療を提供しています。

必ずお力になれると自負しています！皆様の御来院、心からお待ちしております。

https://www.ns-seikeigeka.com/

医療に心を込める人情派在宅ドクター

高齢者の幸せを願って理想の在宅医療モデルを世界に発信

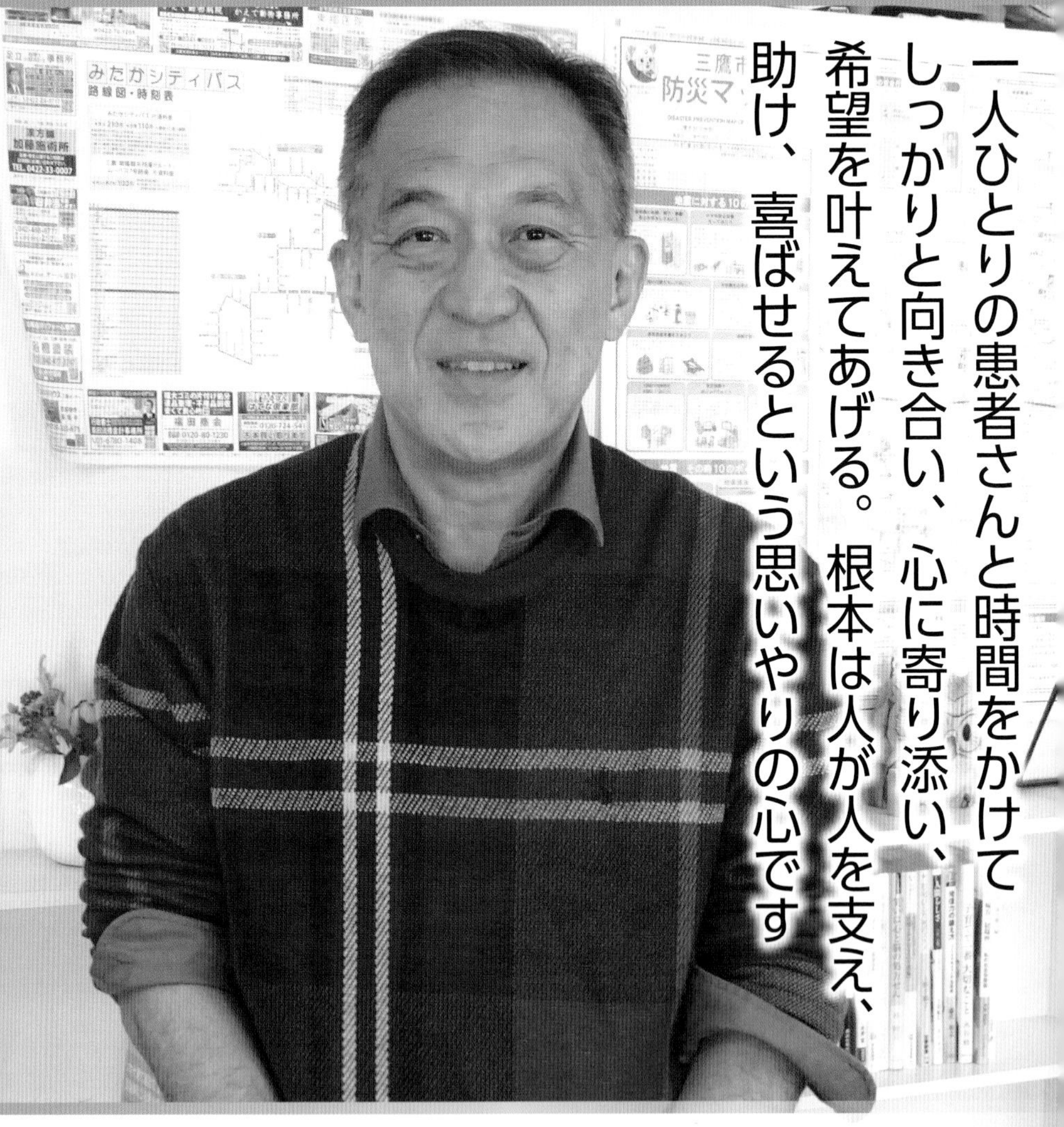

一人ひとりの患者さんと時間をかけて
しっかりと向き合い、心に寄り添い、
希望を叶えてあげる。根本は人が人を支え、
助け、喜ばせるという思いやりの心です

医療法人社団医輝会 **東郷医院**

理事長・院長 **東郷　清児**

現在日本は人口の3割が高齢者で、高齢者比率は世界断トツのトップだ。世界一の高齢社会において、日本という国がどのような対策を取り、どのような行く末を辿るのか、世界各国が日本の一挙手一投足を固唾を飲んで見守っている。

一方で、国連の統計によると日本の幸福度は先進国の中でも下位に沈む。日本の高齢者の多くが幸せを感じないまま老後生活を送っているという悲しい現実がある。

「高齢世代の方々に幸せを感じていただくために、医療はどのような役割を担えばいいのか、社会の仕組みをどのように作っていけばいいのか、在宅医療の現場で感じる課題や問題点を私なりに解決しながら、社会全体を変えていくことができればと日々医療活動を行っています」

こう話すのは、在宅医療を専門に行う医療法人社団医輝会　東郷医院理事長・院長の東郷清児医師。在宅医療を通して日々高齢者やその家族と向き合い、理想の医療の在り方を模索する。「高齢社会を迎えている今の医療に特に必要なのは〝人を思いやる心〟」だという東郷理事長に、多忙の合間を縫って、貴重なお話を伺った。

在宅医を目指すきっかけとなった障害者施設の訪問
病気を治すだけが医者の全てではないという気づき

人口およそ20万人が暮らす東京都三鷹市。この地域で在宅医療を提供しているのが東郷医院。自身が理想とする医療を実現すべく、東郷理事長が2015年に開設し、以来10年近く地域医療を支えてきた。

そもそも東郷理事長が、在宅医として活動するようになったのはなぜか。きっかけは医学部時代まで遡る。「当時ラグビー部に所属し、外科医になるつもりで学生時代を過ごしていました。考えが変わったのは大学5年時に参加した障害者施設への研修でした」

研修期間は2週間。その間7～8回ほど訪問し、精神や身体に障害をもった子どもたちと一緒に色んな遊びをしながら交流した。「率直に感じたのは、〝普通の子たちと何ら変わりないな〟ということでした。気持ちが繋がって楽しいと思えれば、障害の有無なんて関係ありません。研修期間の間に施設の子たちと凄く仲良くなれました」

そして研修最終日の施設長の挨拶。ここでの話が衝撃だった。「障害をもった子たちは自宅にいると家族が介護を強いられ大変だからと、施設と病院を行ったりきたり。生きる空間が狭く、地域で受け入れ先がないことがショックでした。じゃあ医療はそんな子たちにどのように関わっているのかを問うと『関りはほぼ皆無。怪我や病気の時はもちろん対応するがそれが治ればさよなら』という返答でした。障害があれば普段の生活で大変なことが一杯あるにも関わらず接点は少なく、医療からのサポートが希薄だったのです」

医学部で学ぶのは病気や治療、薬の専門的な知識だが、「こうした知識を駆使して病気を治すだけが医師の本分じゃない、医師の全てではないと、研修を通して気付きました」と東郷理事長は語る。

医療と福祉の連携を目指して在宅医療の道へ 在宅医療にのめり込み30年以上のキャリアを歩む

国家試験を終えた東郷理事長は、合格発表までの3カ月の間、出身である鹿児島市内中の福祉

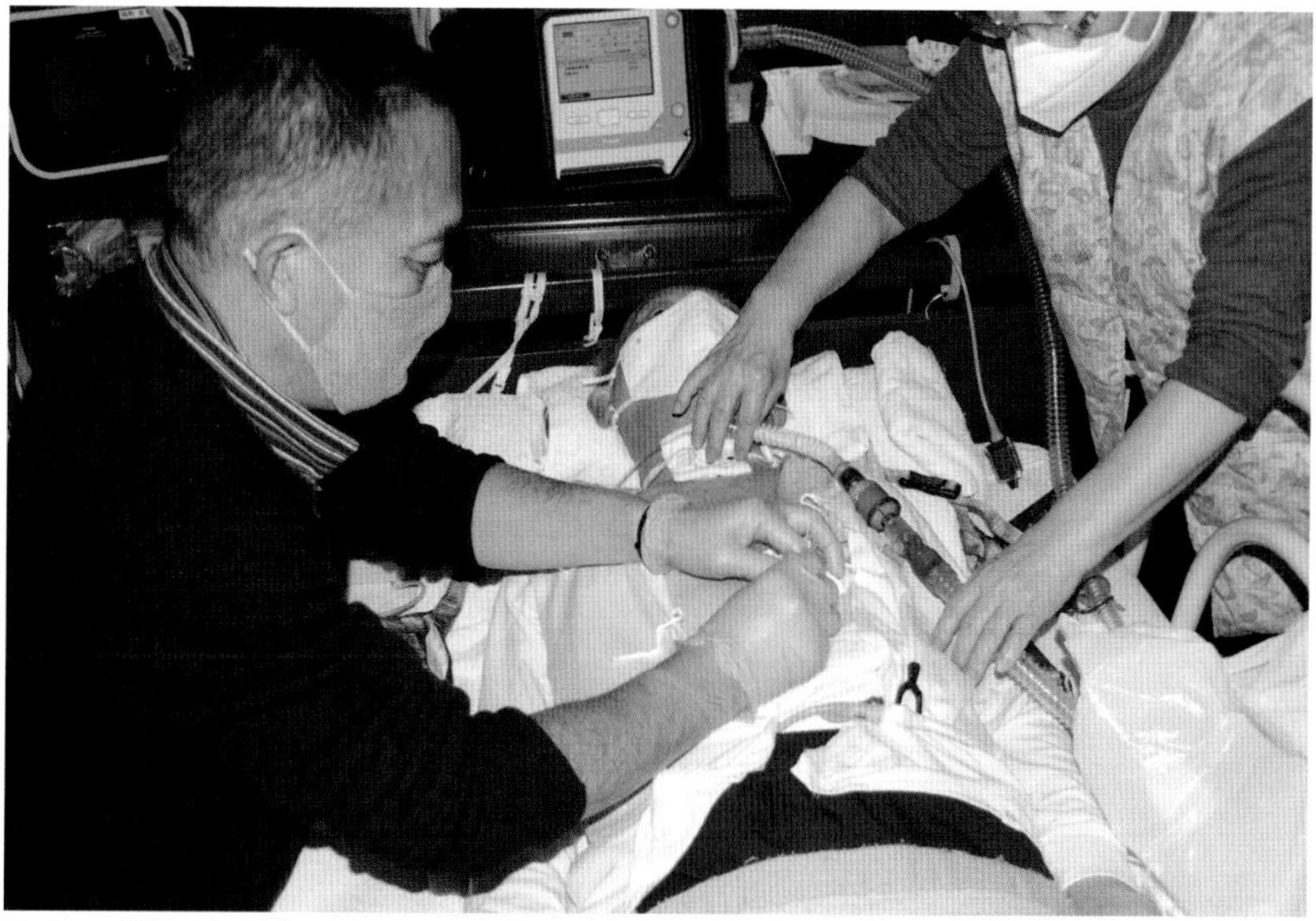
患者の環境や価値観に寄り添う在宅医療を行っている

施設や関連病院、福祉大学を見学した。「医療は社会とどう関わっているのかを自分の目で確かめたかった。結果はやはり、医療は病気を治すだけというスタンスでした」

医療が担う役割の幅を広げ、もっと福祉の分野に関わっていく必要性を感じた東郷理事長は、その後上京し、霞が関の全国社会福祉協議会や、当時福祉日本一といわれていた東京都武蔵野市の福祉公社などを紹介され、交流を深めていった。

「刺激を受け、これから日本一の医療・福祉の連携モデルをつくって日本に広げていこうと。そのための手段として取り組み始めたのが在宅医療でした」

1992年から武蔵野市を拠点に在宅医として働き始め、2015年の独立を機に三鷹市へ拠点を移して在宅医療に従事。在宅医としてのキャリアは2024年2月現在で32年となった。「長年に渡って、24時間365日体制の在宅医療を続けることができましたが、これだけ在宅医療に魅入られ、のめり込んだ理由は、在宅医療の現場で展開される人生ドラマに何度も感動し、多くを学ばせて頂いたからであることは間違いありません」

『住み慣れた自宅で最期を迎えたい』を叶える在宅医療 多職種の密な連携を駆使して患者と家族に寄り添う

戦後の時代からある在宅医療だが、その役割や重要性は時代によって変化してきた。「戦後は病院が少なく医師が往診に赴き、自宅で最期を迎える形が主流でしたが、高度経済成長期に入ると病院で治療を受け、病院で最期を迎える形が良しとされる社会になりました。そして今現在、『住み慣れた自宅で最期を迎えたい』という人々の願いと、国の医療費抑制の必要性から、再び在宅医療が脚光を浴びる時代が到来しています」

在宅医療が重要な役割を果たす時代がやってきた今、東郷理事長は「在宅医療とはなんぞやということを改めて多くの方々にご理解いただきたい」と話す。

「自宅で医療行為を受け、療養する在宅医療ですが、その本質は患者さんの背景まで含めて診る全人的医療です。まず我々医療を提供する側にとって何より大切なことはその患者さんを知るということ。居住環境や家族との関係、家族の健康状態、友人関係、その方が生きてきた歴史、仕事・趣味、価値観・死生観などを聞いて理解することから始まります。その上で、患者さんが抱える全ての病気を診ると同時に、患者さんの心も診ていきます。病気だけではなく、抱える悩みや心配に寄り添い、安心を感じていただける存在になることが非常に大切です」

こうした医療を提供するために重要となるのが、「多職種の専門職チームとの連携」だという。「医師だけでは在宅医療は成り立ちません。医療をプランニングしていくためには、介護、薬、リハビリなど色んなものが必要になりますので、ケアマネジャーやヘルパー、看護師、薬剤師、管理栄養士などそれぞれの専門家が一体となって1人の患者さんとそのご家族を支える体制を構築していきます」

そして、「支えるチーム全員が情報を共有することも非常に重要」とも。「たとえば医師が医療面を完璧に行うことを大前提に、その上で前述のような患者さんに関わる全ての情報を把握します。患者さんの状況や希望によっては、検査や治療はせず、医療が引いた方が良い場合も出てきます。医療者の価値観ではなく、患者さんご本人やご家族の価値観や考えを尊重することが大切です」

病院では起こせない在宅による命の奇跡とは自宅療養による劇的な回復事例

「病院では起こせない、在宅による命の奇跡の現場に何度も立ち会わせていただきました」

こう話す東郷理事長に、いくつか印象的な事例を挙げてもらった。

「89歳の女性患者さんは、体が弱り食事もまともに摂れない状態で、病院からは余命2～3カ月という宣告を受けていました。しかしその患者さん本人と娘さんの意向は、『自宅で最期を迎えたい』というものでしたので、病院を説得して家に帰ってもらうことができました。リスクはあったものの、酸素や栄養を送り込むためのチューブを全て外し、私もお看取りが頭をよぎっていました」

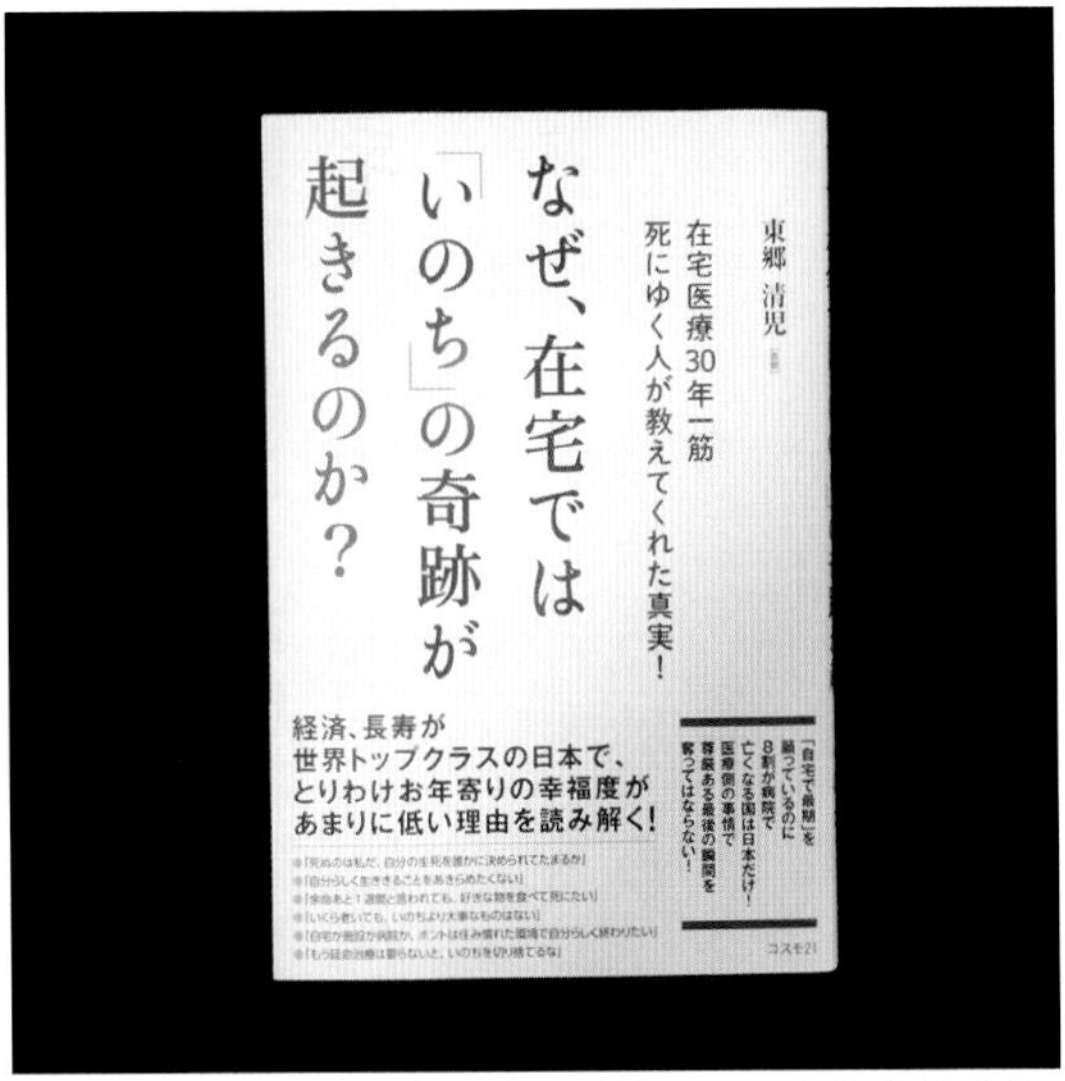

東郷院長が関わってきた事例から
在宅医療の重要性を説く著書

「ところがこの患者さん、自宅で口から食事を少しずつ摂れるようになっていったんです。みるみる体も回復していき、余命を宣告された3カ月後には、私が訪問に伺うと、玄関まで患者さん本人が『いらっしゃいませ!』と出迎えてくれたんです。病院からの余命は何だったのかという程の回復ぶりでした」

「もうお一方は91歳の女性患者さんです。90歳の時に食べ物を喉に詰まらせてしまい、呼吸が停止。心肺蘇生をして一命を取り留めましたが、生きていくために人工呼吸器と鼻の穴から胃管チューブを付けることになり、その後の人生を病院でほぼ寝たきりのような状態で過ごすことを余儀なくされました。入院生活が何カ月も続いたある日、この患者さんは『家に帰りたい。帰れないなら死なせてほしい』と強く訴えるようになり、ご家族が私のもとへ相談に来られました。自宅療養可能と判断した私は、すぐに病院を説得し、この患者さんを自宅へ。自宅で療養できる体制を整え、リハビリも懸命に頑張ってやっていただきました。すると、いつしか状態が良くなり、呼吸器や点滴、その他のチューブ類を外しても問題ない程になったのです。自分で食べることや歩くことができるようになり、大好きな絵を描くことができるようにもなりました」

「病院のベッドの上で壁や天井を見つめていただけの患者さんが、自宅に帰ることで息を吹き返して普通の生活を送れるまでに回復したのです。在宅療養は奇跡を起こす治療法だと感じた事例です」

「病気ではなく人を診ることが大切」「皆が幸せを感じられる仕組みや制度を三鷹の地から生み出していきたい」

学生時代、「専門的な治療提供だけでは足りない」と、現行医療教育に疑問を持ち、医療のあるべき姿を追い求めて在宅医療の世界に飛び込んだ東郷理事長。今は高齢者が幸せな老後を送るため、社会全体をより良い方向に持っていくため、医療に何ができるのかという点にフォーカスして行動し、思考を巡らせる。

「まず病気を診るのではなく、人を診るということが大切です。一方でこれを実現するには、病気だけを診るよりも、遥かに多くの時間と労力が必要です。経営的な面を考えれば、病気だけを診て一人ひとりの診療時間を短く、数多くの患者さんを診る方が良いでしょう。でもそれをしてしまうと必ず不幸な患者さんが出てきてしまいます。一人ひとりの患者さんと時間をかけてしっかりと向き合い、心に寄り添い、希望を叶えてあげる。根本は人が人を支え、助け、喜ばせるという思いやりの心です。この大事な芯を前提として、今後色んな仕組みや制度は作られるべきだと、私は思います」

現状においては医療財政、人材不足、医療教育の問題などから、理想と現実のはざまで葛藤しながら仕事を行う医療従事者が大勢いる。「医療だけではありません。介護や福祉の分野で働くスタッフ達も同様です。皆が心身を充実させて、希望をもって、仕事と向き合える仕組みを作っていかなければなりません。オランダ発の訪問看護を行う在宅ケア組織『ビュートゾルフ』の理念に感銘を受けて、オランダの本部まで話を聞きに行ったこともあります」

こう話す東郷理事長は、普段の診療の傍らで、三鷹市内に2023年末に作られた、在宅医療・

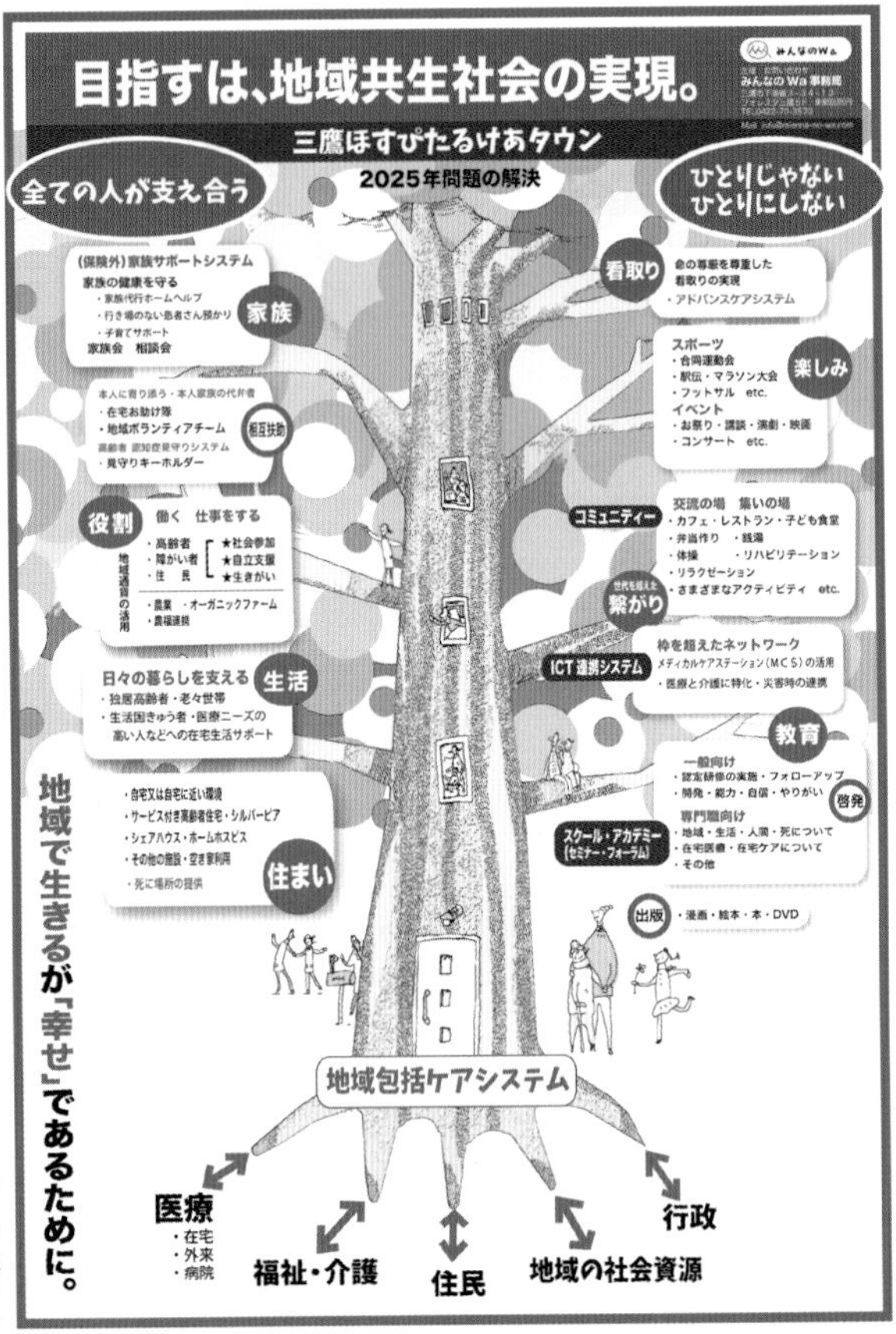

地域包括ケアシステムの研究が患者、スタッフの幸せに繋がる

介護の先進的な研究や最新技術の活用並びに、介護人財の育成と事業者支援を行う組織施設である、「三鷹市福祉Ｌａｂｏどんぐり山」において、「地域包括ケアシステム」の研究にも取り組んでいる。

「医療・介護・福祉スタッフの中には、生活のため、そして組織の方針のために、患者さんが置き去りにされたような、本意ではない仕事も我慢してやっている方々が大勢います。私が生涯をかけて、患者さんも働くスタッフも皆が幸せを感じられる仕組みや制度をこの三鷹の地から生み出し、日本全国、世界に発信していければと考えています」

医療に並々ならぬ情熱を傾ける東郷理事長。60歳。素敵な笑顔と気さくな人柄がとても印象的。今後も理想の社会を目指して精力的に活動していく。

PROFILE

東郷　清児（とうごう・せいじ）

1963年生まれ。鹿児島県出身。

1989年、鹿児島大学医学部卒業。

1992年、東京都立多摩老人医療センター精神科（現、多摩北部医療センター）、武蔵野赤十字病院内科などに勤務する傍ら、武蔵野市内のクリニックに籍を置き、在宅医療に従事。

1999年、武蔵野市内の病院にて在宅診療部部長として勤務。

2006年、在宅療養支援診療所の院長として在宅医療、在宅ホスピスを専門に活動。

2015年、医療法人社団医輝会設立。

INFORMATION

所在地
〒181-0013　東京都三鷹市下連雀3-34-13
フォレスタ三鷹5F
TEL 0422-70-3050
FAX 0422-70-3051

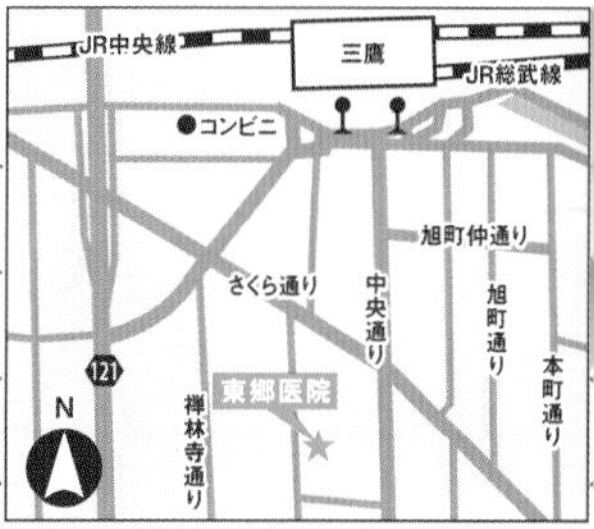

アクセス
JR「三鷹」駅より徒歩5分

設立
2015年

診療科目
訪問内科、訪問歯科

診療時間
◆訪問内科
〈月～金〉9：00～12：00、13：00～18：00
〈休診〉土・日・祝
※在宅療養支援診療所として、24時間365日体制の往診も行う
◆訪問歯科
〈火～金〉9：00～12：00、13：00～18：00
〈休診〉月・土・日・祝

理事長ご挨拶

在宅医療を実践する理由

超超高齢社会に突入した日本は、医療費の高騰に歯止めがきかず、ここ数十年続いてきた医療制度に関する多くの問題を病院に委ねるあり方は限界にさしかかってきています。

人が病んで、あるいは老いて，やがて人生の終末期を精一杯生きていくときに その人やその家族にとって本当に必要な医療とはどのようなものなのか。私たち一人ひとりが安心して穏やかに暮らしていくために、また、心豊かで幸せな人生だったと感じるために医療が果たすべき本当の役割は何なのか。 医療には、新たな課題が突きつけられています。

サン＝テグジュベリの小説『星の王子様』に「大切なものは目には見えない」という有名なセリフがあります。 私は長年在宅医療に携わる中で、医療に最も必要なものは人間同士の〝信頼〟であり、相手を想う〝心〟であることを痛感するようになりました。 近年、国は病院完結型医療から地域完結型医療への変換を図り、その中で在宅医療を強く推し進めています。しかし、どれだけ必死に体裁を整えたところで、問題の本質を見抜けず、対策が中心からずれてしまえば、全ては徒労に終わってしまいます。目に見えない大切なものを見失うことなく、将来見上げる空が悲しみの色に紛れないよう、願わくば今よりも美しく青く輝くように、これからも仲間と共に挑戦を続けていく所存です。

http://togoiin.info/

地元・習志野の基幹病院として地域医療に貢献する

継続性のある医療体制を重視、不断の成長拡大を目指す

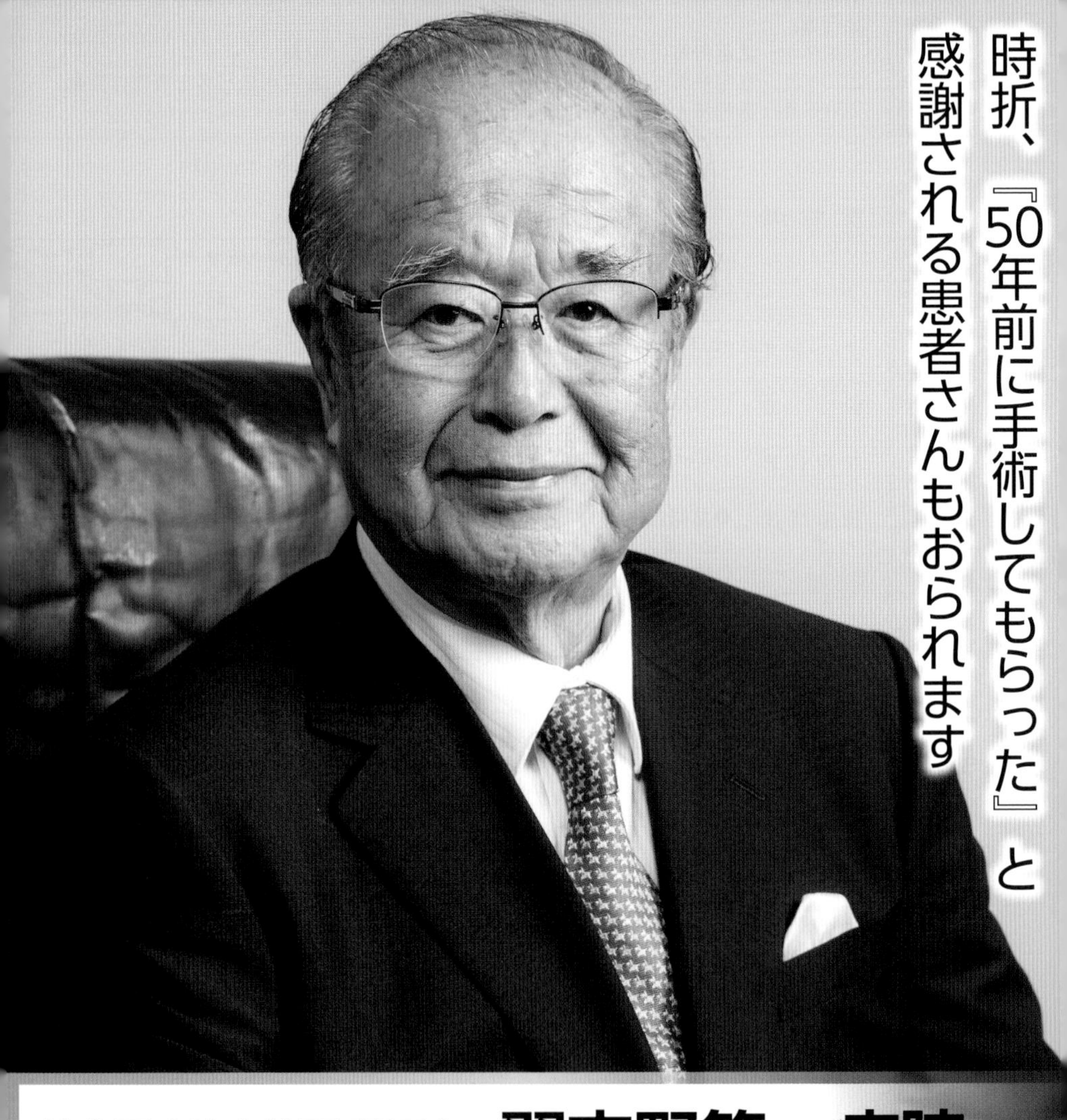

時折、『50年前に手術してもらった』と感謝される患者さんもおられます

社会医療法人社団 菊田会 **習志野第一病院**

理事長 **三橋　稔**

千葉・習志野の地で50年以上にわたり、地域医療に貢献してきた習志野第一病院。三橋稔理事長が耳鼻科の医師だった妻と始めた三橋整形外科耳鼻科病院を前身とし、現在では、整形外科や救急救命、警察医を筆頭に幅広い専門科目を擁する地域の基幹病院にまで成長した。

開業当時は救急をはじめ、充分な医療体制が整っていない状況だった。三橋理事長は、その環境整備に尽力してきた生き証人である。

「医療は、継続性を重視するべき」だと語る三橋理事長。その人生は、習志野において地域医療をいかに持続・発展させていくかという試行錯誤の連続だった。診療科目や病床を拡大するという地道な取り組みを進めるかたわら、医療分野の人材育成や関連組織の要職も務めるなど多忙な日々を過ごしてきた。また一方で、専門の整形外科においては脊柱手術、人工関節の普及に初期から携わるなど、幅広い分野で積極的に活動を続けてきた。2010年には世界で初めて最新式のMRIを稼働させるなど、先進医療技術の導入にも積極的な姿勢だ。

現在も週6回の診察を続けている三橋理事長は現役の医師である。患者を第一に考える医師のあるべき姿を体現している存在だろう。半世紀以上にわたり地域医療界をけん引してきた理事長が思い描く、これからの病院のあるべき理想像とはどのようなものなのだろう。

人生に重要な影響を与えたヨット部での活動ークルーザー航海の人間関係いち早く救急救命に注力した開業当初の治療方針

三橋理事長は医師を目指そうと思ったきっかけについて、「親戚に医療関係者が多かった環境も影響したのかも知れないが、自然の流れで医師になる道を選んだのだと思う」と当時を振り返る。

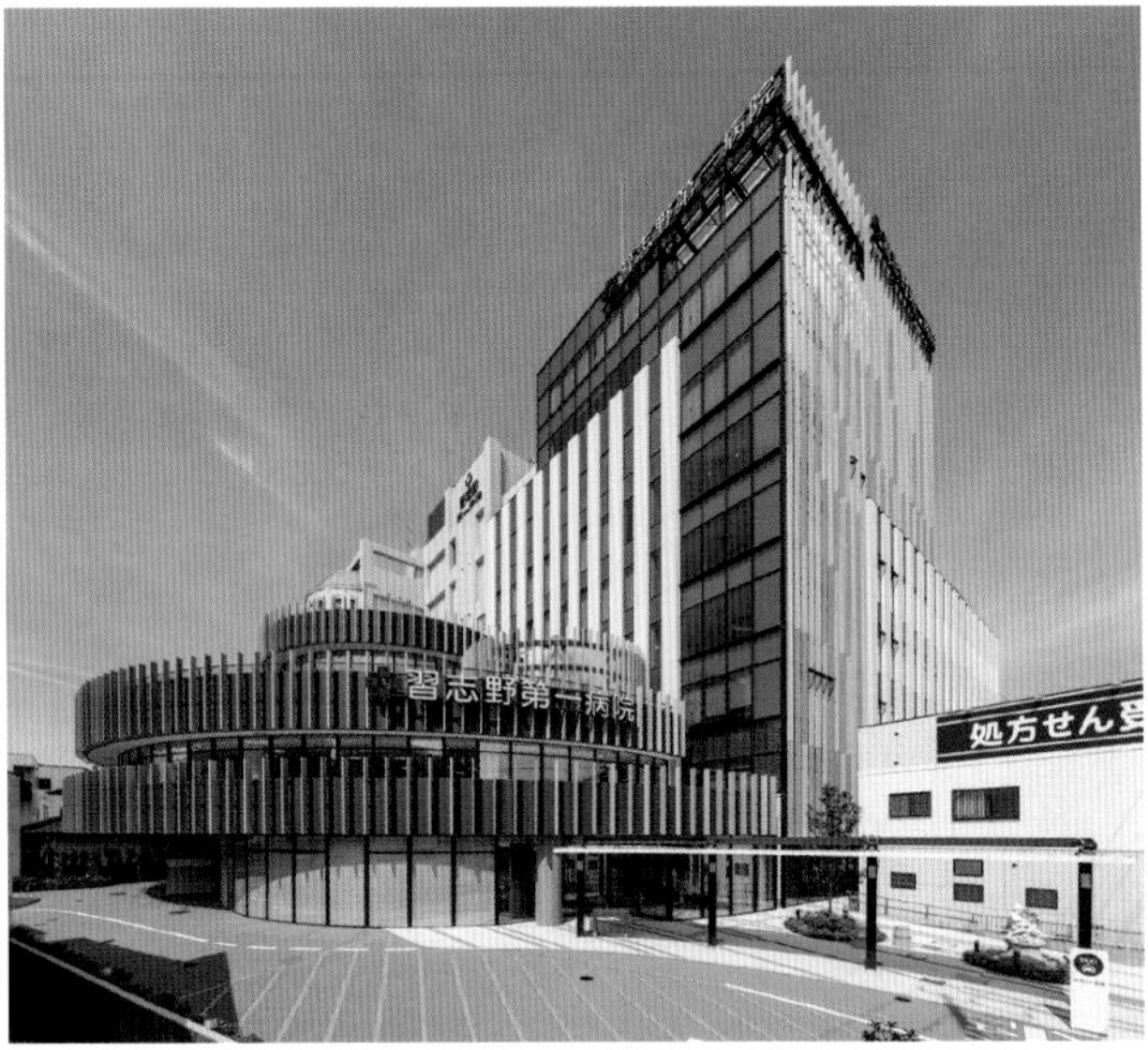

創立50周年を超え、豊富な診療科目で
地域医療に貢献してきた

第二次世界大戦中に地元の国民学校を出た後、千葉大学の整形外科に進学。そこで出会った人たちとの縁が、その後の理事長の運命に影響を与えることになる。

大学ではヨット部に所属し、艇長も務めた。柔道は二段の腕前で、スキーは2級の資格を持つ。典型的なスポーツマンだった。

「私の人生に重要な影響を与えたのは、ヨット部」だと語る三橋理事長。船団を組んで合宿のため千葉港から東京湾を南下し合宿をする竹岡港に向かう途中、強風が吹いて船が2隻転覆し、乗っていた団員が命を落としてしまったことがあった。死生観に大きな影響を与える体験だった。医学部生だった三橋理事長に、人間の生命の尊さを意識させた経験だったのかも知れない。

大学卒業後は研究者になろうと考えていたが、恩師の急逝もありその道を断念、地元で開業する道を選択することになる。1970年、その2年前に耳鼻科医の妻が立ち上げていた三橋耳鼻科を拡大発展させる形で、三橋整形外科耳鼻科病院を開設する。

翌年には千葉県から救急病院としての認定を受ける。現在も同病院で重視している救急救命には、この頃から力を入れていた。「開業当時は近くの沿線で交通事故が起きても、千葉県下では対応できる病院がなく、『急患を受け入れてくれないか』という要請が多かったのです。急な処置を要する外傷を扱える病院が少なかったこともあり、引き受けることにしました」

急患の受け入れは、思わぬ副産物を生み出した。当時の外来診療の開始時間は朝の7時30分。早朝の5～7時ごろは当直医からの引き継ぎのタイミングで、多くの医師が敬遠する時間帯だった。しかし救急対応にはその時間帯も医師が常駐している必要がある。「ならば早朝の7時30分から外来診療をやることにしようと。現場の医師への負担も軽減できますし、一石二鳥です。朝早くから患者を診る病院だということで地元では有名になりました」

付き合いの長い患者には、開院翌年の1971年に、「小学生の息子が風呂に落ちて大やけどをした際、救急対応で三橋理事長の世話になった」と話す者もいる。90歳後半の男性は「適切な処置で一命を取り留めた、息子の命の恩人だ」と今でも感謝している。「時折、『50年前に手術してもらった』と感謝される患者さんもおられます。有難い話なのですが『俺は覚えてないよ』と（笑）」

こうしたエピソードからも、いかに長年にわたって三橋理事長が地域医療に携わってきたかが伺い知れる。

着実に診療科目を拡大、病院として成長を持続 先進医療機器、専門医の体制も積極的に充実させる

同病院は1980年に内科、神経科、外科、形成外科、脳神経外科、皮膚科、気管食道科、理学診療科を増設する。その翌年には、病床数も149床まで拡大。着実に基幹病院としての設備

が充実していく。1984年には現在の習志野第一病院という名前に改称した。

三橋理事長が専門とする整形外科の分野では、人工関節の普及に当初から携わってきた。価格交渉も含めて、厚生省で外資の医療機器メーカーなどとの協議に参加した。「現在は、人工関節部門と脊椎・脊髄部門が大きな柱になっています。人工関節の手術を手掛ける米国製のロボティックアームも導入しました。千葉では2台目の機器です。また、専用機械室を無くし省スペース・省エネ性を強化した『ブリボーＭＲ３５５』は、当病院で世界初稼働しました」

そのほか、骨粗しょう症などの診療もカバーしている。在籍する医師が多く、専門領域を個別に配置し、組織化できるというメリットがある。出身校である千葉大学との連携も、人材確保の上で後押しになっている。「千葉県は全国でも〝医師が少ない〟地域の1つです。そういう背景があるので、地域医療の連携も大事だと考えています」

１９９８年には、第5号棟（検査・管理棟）を増築。２００１年には、第6号棟増築1号棟の改修を実施した。現在の外来は２０２１年竣工の第8号棟である。診療科目は優に25科目を超えるまでに広がり、人間ドックやスポーツ医学などの専門診療科も数種類に拡大している。職員数も３１０名と大所帯になった。

運良く、幸運に過ごせてきた医師人生
周囲の人たちからの助けが病院発展の後押しに

ここまで順調に拡大・発展を遂げてきた習志野第一病院。しかし、陣頭指揮を執ってきた三橋理事長は「運良く医師として、普通に生活してきただけだ」と謙遜する。生涯、子どもを6人授

かったが、そのうち4人が医師の道を選んだ。院長は次男、副院長は三男が務めており、後継者も着実に育っている。「両親が6人の孫の面倒を見てくれたことも大いに助かりました。周囲の助けがあればこそ、病院が発展できたのだと思います」

理事長自身は自然体を強調するが、その人となりが人望を集め、その結果として優秀な人材が集まってきたことも確かだろう。病院創立50周年を記念して作成された「50周年記念誌」を見ると、その一端を垣間見ることができる。

この記念誌は理事長の「預かり知らぬところで副院長が制作した」そうだが、それだけに忖度のない、周囲の人たちの三橋理事長に対する印象や純粋な感謝の念が溢れている。

三橋理事長は令和元年、2018年に瑞宝双光章の叙勲を受けているが、それを記念して「習志野市医師会報228号」に寄稿された一文には以下のような下りがある。「診察室からよく通る声が漏れてきて、時々『ガハハハ』と笑い声も混じって」と。三橋理事長の豪放磊落な人となりを表現した的確な文章ではないだろうか。

今も現役の整形外科医師として診療に当たる 座右の銘は「有求必應」、「困った人がいたら必ず助けなさい」

三橋理事長は90歳を目前にした今でも週6回、整形外科医師として診療に当たっている。ヨットを愛し、あらゆるスポーツをこなした理事長だが、絵画も大好きな趣味の1つである。病院内にも何十枚かその作品が飾られている。絵を描く時間をどこから捻出しているのか不思議に思うが、まさに「忙中閑あり」の言葉通り、時間を有効に使っている証左かも知れない。その

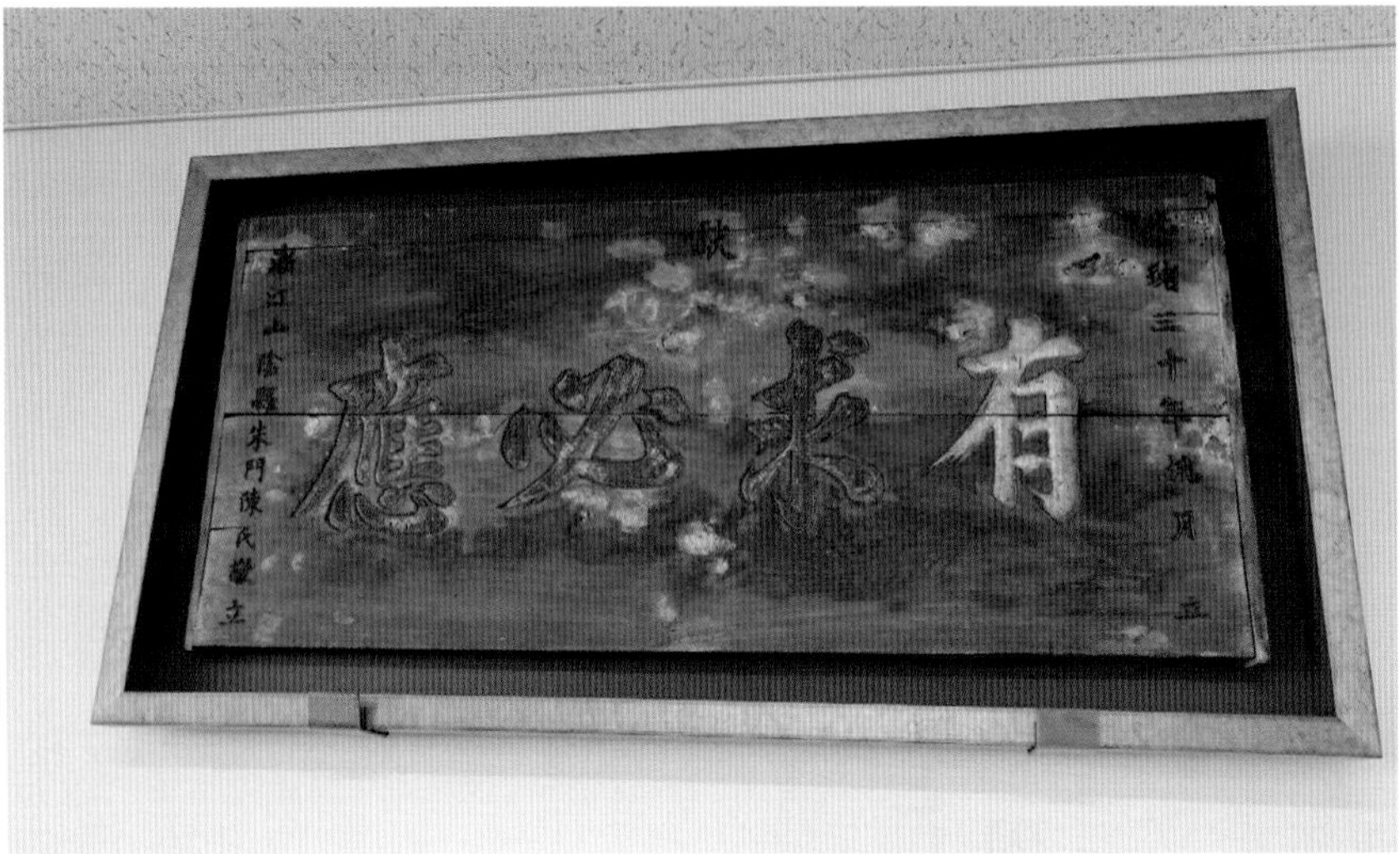

三橋理事長の座右の銘である「有求必應」

旺盛な行動力はどこから湧いてくるのだろう。

地域医療に欠かせない基幹病院として、今もその発展と継続性に全精神を傾注している。社会医療法人にしたのも、個人の所有を目的にしない、国家の持ち物としての病院にする目的があったからだ。

日々心掛けてきたことは「患者の痛み、痒みを取ってあげること」だという理事長。「医師として当然のことを考えてやってきただけだ」と話す。素朴で単純な積み重ねだが、それは医師としての基本姿勢でもあり、だからこそ結果的に大きな成果を生む原動力になったのかも知れない。「患者のことを考えれば、病院は引き継いでくれる者がいないといけない存在だと思います。幸いなことに息子たちが受け継いでくれていますが、これは医師だった女房の影響も大きかったと思います。子どもたちは日々、診療に当たる母親の姿を見て育ちましたから」

座右の銘は「有求必應」（求る者あらば必ず応ず）。中国の故事で、「困った人がいたら必ず助けなさい」という意味である。この４文字が彫られた光緒帝の時代の額が、今も同病院の医局の壁に飾られている。当院の同門会長からこれでやれと命ぜられ、譲ってもらった歴史のある貴重な品だというが、開業当初から積極的に取り組んできた救急救命も、この4文字の銘に相通じるところがある。「なぜ医師を目指したのか定かではない」と話す三橋理事長だが、生来の「人を助けたい、役に立ちたい」という前向きな気質が医師に向いていたのだろう。理事長の本質を的確に言い当てた言葉とも言える。

開業60周年へ向けて、求めるのは「拡大再生産」地域や患者のために病院は安定して大きくなっていく必要がある

開業60周年へ向けて、三橋理事長が同病院に求めることは「拡大再生産」。一旦減らしていた病床数も来年201床に増やす予定だ。国の医療制度の制約もあり、200床を超えると経営上の手間暇も増えるそうだが、患者の利便性を考えての決断だった。「地域や患者さんのことを考えると、病院は安定して大きくなっていく必要があります。職員の福利厚生も大事だし、医学と規模と経済がうまく釣り合っていくよう運営するのは難しいものです」

齢90になり時代が変わった今、昔と異なり、昨今の医療現場が変化してきていると感じている。最新の働き方の〝働き方改革〟はその典型事例だという。「昔は患者のことを最優先するという考え方でした。時間を惜しんで治療に当たるという発想です。……だから、労働時間に制約をかける働き方改革という発想は医療界とバッティングするのではないかと思いますね。患者に助けを求められてきた時に医師が対応できなくなる可能性があると思うからです。時間に余裕を持

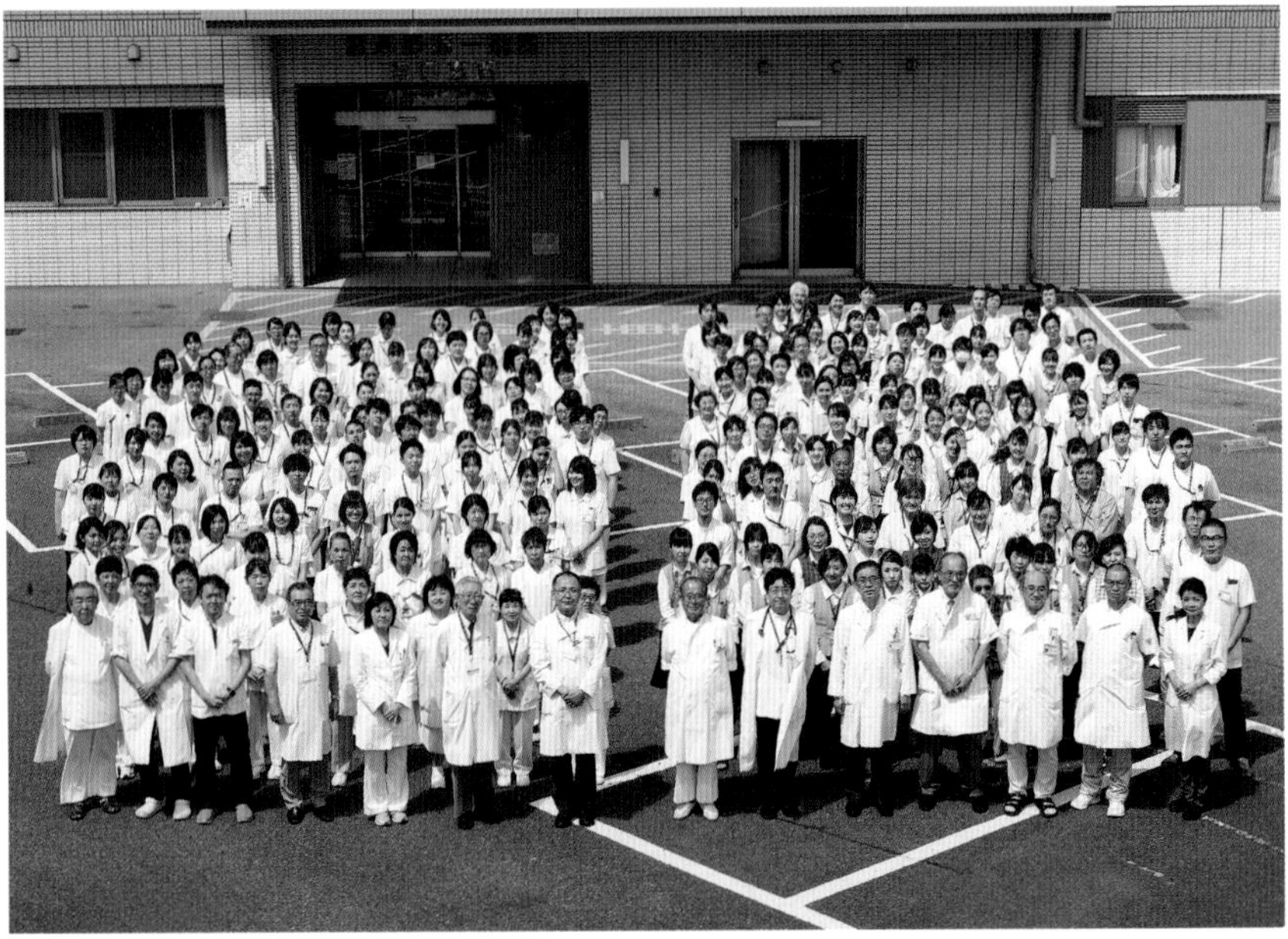

患者の利便性を考え、病床数を増やし拡大していく

ち、絵画を描き、音楽を奏でる趣味を持ち楽しく生きようと思います」

根源的な問い――「生命とは何か？」について深く考えることがあるという三橋理事長。「その本質は〝楽しく生きること〟だと思います。でも、『痛い』『痒い』と苦しむ患者さんを見ていると、複雑な心境になります」

習志野の地域医療を支える基幹病院の1つとして、今後も継続した拡大・発展が必要だと考える三橋理事長。「若手の医師や職員がよくやってくれている」と感謝するが、理事長の「患者を救いたい」という素朴な理念が現場の医師にも浸透しているからこそ、今の病院があるのだろう。三橋理事長は、実は根っからの医師気質なのかも知れない。

社会医療法人社団 菊田会 習志野第一病院

PROFILE

三橋 稔（みつはし・みのる）

1934 年生まれ。
1960 年、千葉大学医学部を卒業。
1965 年、同大学大学院を卒業。同年、千葉大学医学部文部教官助手。
1967 年、千葉大学講師、千葉市立葛城園園長。
1969 年、千葉大学医学部文部教官講師。
1970 年、三橋整形外科耳鼻科病院を開設、院長に就任。
1971 年、医療法人社団菊田会を設立、理事長を兼任。
2011 年、千葉大学整形外科同門会長。
2016 年、理事長に就任。

【所属・活動】
1967 年、千葉県社会保険診療報酬支払基金審査委員。
1981 年、千葉県社会保険診療報酬支払基金専任審査委員。
同年、日本整形外科評議委員。

INFORMATION

所在地	〒 275-0016　千葉県習志野市津田沼 5-5-25 TEL 047-454-1511
アクセス	京成線「京成津田沼」駅下車 南口より徒歩 3 分 JR 総武線「津田沼」駅下車 南口より 9 番バス乗り場（京成バス） ［津 62］幕張本郷駅行き ［津 65］京成大久保駅南口行き 「市役所前 = 病院前」下車 JR 京葉線「新習志野」駅下車 ハッピーバス 海浜ルート京成津田沼駅行き 「習志野第一病院前」下車 ハッピーバス 「習志野第一病院前」下車
設立	1970 年
診療内容	整形外科、外科・消化器内科、耳鼻咽喉科、形成外科・皮膚科、循環器科、内科、美容外科、脳神経外科、婦人科、脊椎・脊髄外科チーム、歯科・歯科口腔外科、リハビリテーション科、臨床検査科
診療時間	〈月～土〉7：30 ～ 12：00、14：00 ～ 17：00 〈休診日〉日・祝
理念	我々は力を合わせて、人類の幸福のため、医学・医療を通し、全力を挙げて尽くします。

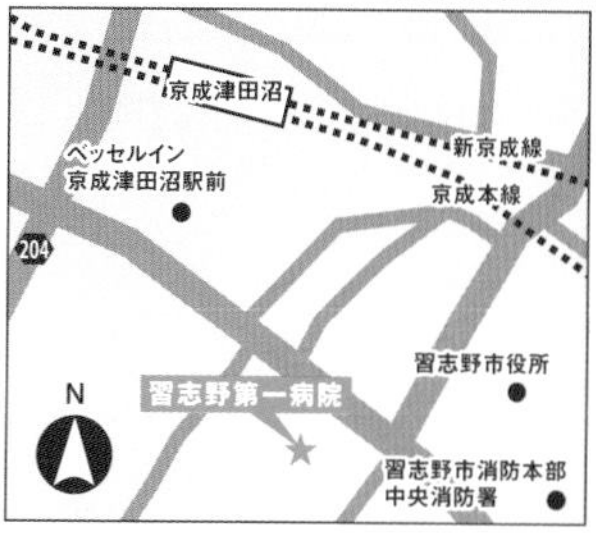

http://www.naraichi.or.jp/

多くの偉大な師から教えを受けた学術的な視点を持つ血液内科医

隣人愛と全人医療を掲げ地域包括ケアに努める

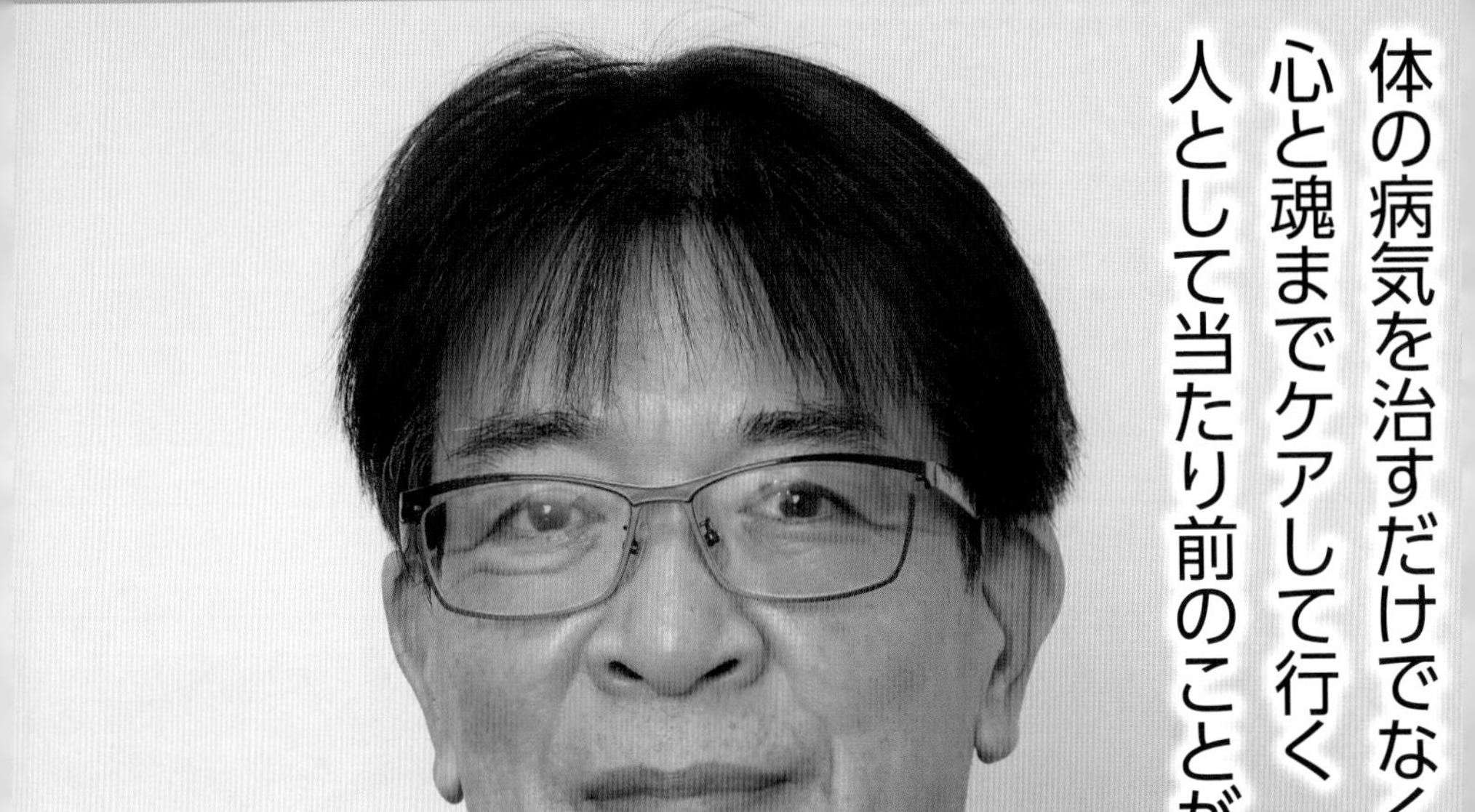

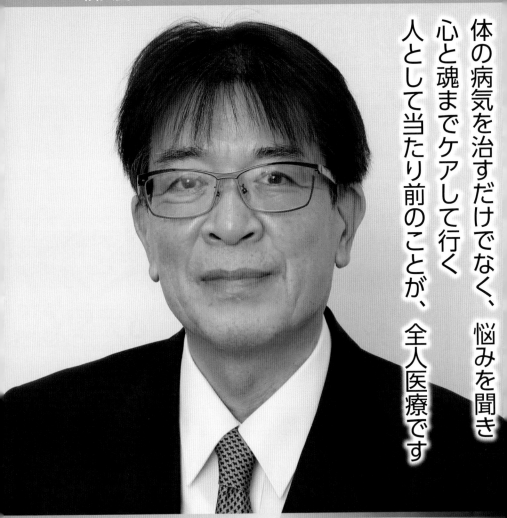

体の病気を治すだけでなく、 悩みを聞き
心と魂までケアして行く
人として当たり前のことが、 全人医療です

一般財団法人日本バプテスト連盟医療団 **日本バプテスト病院**

理事長・院長 **尼川　龍一**

『揺り籠から墓場まで』

これを病院として体現し、胎生期から終末期まで診療が出来る体制を有しているのが、銀閣寺に程近い風光明媚な土地柄に位置する日本バプテスト病院だ。

1955年、日本バプテスト病院は、米国南部バプテスト諸教会の献金により作られた日本バプテスト連盟により設立された。初代院長は駐在陸軍の米国人軍医で、当時は職員全員がクリスチャン。現在も敷地内に牧師室とチャペルを備え、イエスキリストの隣人愛に基づく基本理念『全人医療』を掲げている。

現理事長は血液内科の権威、尼川龍一医師。臨床・研究共に数多の研鑽を積み医療の発展に寄与していながら、その経歴と実績をひけらかさない謙虚な尼川理事長にお話を伺った。

最後の砦『断らない病院』
消化器センター、周産期医療、ホスピスを柱に地域医療を支える

日本バプテスト病院は『断らない病院』を謳う。コロナ患者の診療拒否があった時期も多くの患者を受け入れ、京都府・京都市から「コロナ診療の最後の砦」と言われるほどに評価が高い。多く有する診療科目の中で柱となっているのは消化器センター、周産期医療、ホスピス。そして、尼川理事長の専門である血液内科が準じる。

創立以来、周産期医療に力を入れ、地域周産期母子医療センターに認定されている同院は、『京都で生まれた全ての赤ちゃんが等しく十分な医療を受けられるように』をモットーに医療を提供。重症児の治療では訪問診療も行うなど意欲的に取り組んでいる。

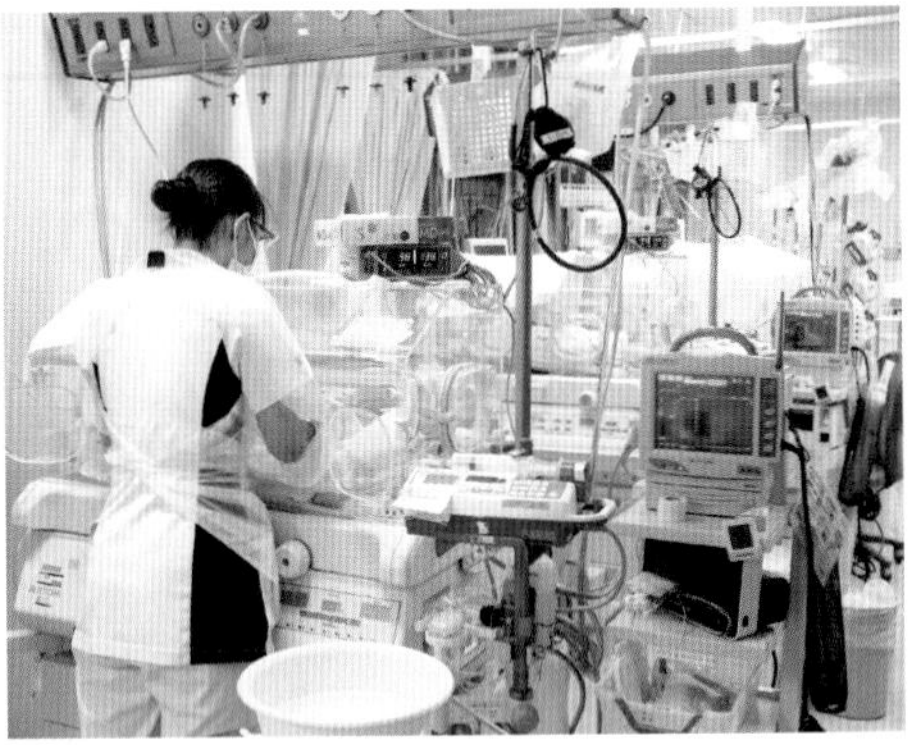

京都府下で最初に認可され、年間約150例の新生児管理を行っている同院のNICU

以前、京都府は新生児の死亡率が高く、周産期医療の成績が悪かった。そのため同院は、NICU（新生児集中治療管理室）を保有する病院から医師を招聘。1995年には京都府で初めてNICUの認可を受け9床を設えた。加えて、京都市内に数台しかないNICU用の救急車も所持。地域貢献のため、NICU用救急車と医師を貸し出し、他院から他院へと新生児を搬送する三角搬送を行う。大阪、滋賀、兵庫まで搬送する例もあるなどその貢献は大きい。

現在は少子化が進み、京都府全体のNICUを用いる症例は減少傾向。経営面でも厳しい分野だが、高齢出産によるハイリスク分娩の数は増えており未だNICUの価値は高い。同院は京都に生まれる新しい命を想い維持を続けていく。

同じく1995年に終末期患者の痛みや症状を緩和する、ホスピスの認可も京都府下で最初に受けている。同院のホスピスで特徴的なのは、チーム医療としても欠かせない位置にいる牧師（チャプレン）の存在。患者だけでなく職員の悩みも聞き人々の心を癒している。「クリスチャンに限らず、仏教徒や無宗教の方も心に抱えているものを牧師にお話しされています」

また、尼川理事長は「悪性リンパ腫を患い一般病棟に入院されたお婆さんがいました。ホスピスにはその方のご主人が先に入院されていたのです」と、ホスピスでの印象的なエピソードを語る。血液疾患患者が一般病棟からホスピス病棟へ移る例は少なかったが、「最期は夫婦でホスピスの同じ部屋に移り、ベッドを並べて1週間ほど2人で過ごしてもらえました。奥さんが先に逝かれましたが、その時も2人で手を繋いで。最期に大切な人と一緒に居ていただけてよかった」という。最期まで患者の心に寄り添う、尼川理事長の姿勢が伺えた。

地域の要となった血液内科　その道を選ぶまで
先代理事長 北堅吉医師との出会い

尼川理事長と先代理事長である北堅吉医師の専門科目は、感染制御のノウハウや看護師の手技、充実した設備など、全てにおいて高いレベルが必要になる血液内科。同院は京都・乙訓二次医療圏における血液疾患入院患者の約6％が入院する地域の要の1つである。

白血病、悪性リンパ腫などの治療では免疫力が弱くなるため感染症になり易く、計6室の無菌室は常にフル稼働。無菌室は尼川理事長が赴任した際、北医師から号令を受け造設した。尼川理事長赴任による血液内科の充実を期待してのことだ。では、これほど強い期待を受けるに至るまで、尼川理事長はどのような人生を辿ってきたのだろうか。

体が弱かった尼川少年。体調を崩した際は父の車に揺られ、大阪市浪速区にある自宅から離れた隣の市の信頼できる医師のところまで通っていた。

「先生はテキパキと診察し体を楽にしてくれ、佇まいも格好良い。幼いながらその仕事ぶりに憧れました」

1982年京都大学医学部を卒業、附属病院の第一内科で研修医として勤務する。そこで出会ったのが大学院生の頃の先代理事長、北医師だ。当時の北医師は研究が忙しい中でも夜中の呼び出しに応え、患者に対応する臨床に熱心な青年。「特別可愛がってもらいました。お世話になった先生の中でも、特に親身になってくれたのが北先生。面倒見が良く、熱心に指導してくれました」

1980年前後の血液疾患領域は、大きな進歩の時代。血液細胞に発現する様々な分子をモノクローナル抗体で検出する技術の確立や、リンパ球に複数のタイプが存在することが明らかに。加えて、白血病や悪性リンパ腫におけるがん遺伝子の変異や発現量も解析が可能となるなど、他分野に先立ち幾つかのブレイクスルーがあった。
尼川理事長はその進歩の過程を目の当たりにした経験や、北医師の魅力から血液内科を志望する。

たくさんの恩師の元で知識と技術を深める研究や臨床、論文執筆に明け暮れた学びの日々

血液内科には様々な病態の患者が訪れる。総合的な能力が必要であるため、尼川理事長は静岡病院の循環器内科で研修を受けることにした。1983年当時、そこには異型狭心症が冠動脈攣縮により起こることを世界に先駆けて既に証明していた泰江弘文医師（後の熊本大学教授）が在籍。「小さな現象も見逃さず原因を究明するため、作業仮説を立てる方でした。泰江先生からは、臨床医や研究者にとって科学的好奇心が大切であることを学んだのです」

尼川理事長は在籍した3年間で200例に及ぶ心臓カテーテル検査を担当。1週間程CCUに泊まり込み心筋梗塞患者のケアをするなど多くの経験を積む。これらは血液内科でも対応する場合がある疾患。後の大きな糧となった。

1986年には京都大学の福原資郎医師（後の関西医科大学教授）の勧誘を受け、大学院生として悪性リンパ腫の研究に従事した。福原医師は米シカゴ大学で、慢性骨髄性白血病に特異的な染色体異常であるフィラデルフィア染色体すなわちt（9：22）転座を発見したJanet Rowley教授に師事。濾胞性リンパ腫に特異的な染色体異常であるt（14：18）転座を発見し、14q32転座型腫瘍の概念を提唱したリンパ腫の染色体分析における大家である。福原医師の指導を受けて、尼川理事長は悪性リンパ腫について計3つの英文論文を発表するなど精力的に取り組んだ。

大学院時代の後半は、京大医化学第一講座に学内留学し、後年、免疫チェックポイント阻害薬〝オプジーボ〟でノーベル生理学・医学賞を受賞することになる本庶佑教授に師事。ヒトRBPJK遺伝子のゲノム構造を明らかにした。

「お世話になったのは、隣の研究グループが免疫チェックポイントに関わるPD－1分子のクローニングをしている頃でした。それが10年の時を経て、オプジーボの開発に繋がった。その経緯を想うと感慨深いものがあります」

ここで学んだものに『本庶教授の6C』がある。6Cとは、好奇心（Curiosity）を大切に、勇気（Courage）を持って、困難な問題に挑戦し（Challenge）、必ずできるという確信（Confidence）を持ち、全精力を集中（Concentration）させ、諦めずに継続（Continuation）すること。

「中でも印象的なものは、折に触れてスタッフに伝えています。チャレンジし、集中すること。そうして継続すれば、そのプロジェクトは花咲くことがあるよ、と」

1992年には、カナダ・トロントのオンタリオ癌研究所に留学。T細胞受容体β鎖をクローニングした功績を持ち、当時ノックアウトマウスの作成で世界をリードしていたTak・W・Mak教授に師事する。長年正体が謎であった分子、ホジキンリンパ腫に特異的に発現するCD30の機能を特定するため、CD30ノックアウトマウスを作成した。

ノックアウトマウスは特定の遺伝子を無効化した遺伝子組み換えマウス。削除された遺伝子の機能を推定するための重要な役割を持つ。この研究によって、CD30は胸腺におけるT細胞のネガティブセレクションを促進する分子であることが判明。尼川理事長が研究結果を記した論文は、ライフサイエンス分野で世界最高峰の学術雑

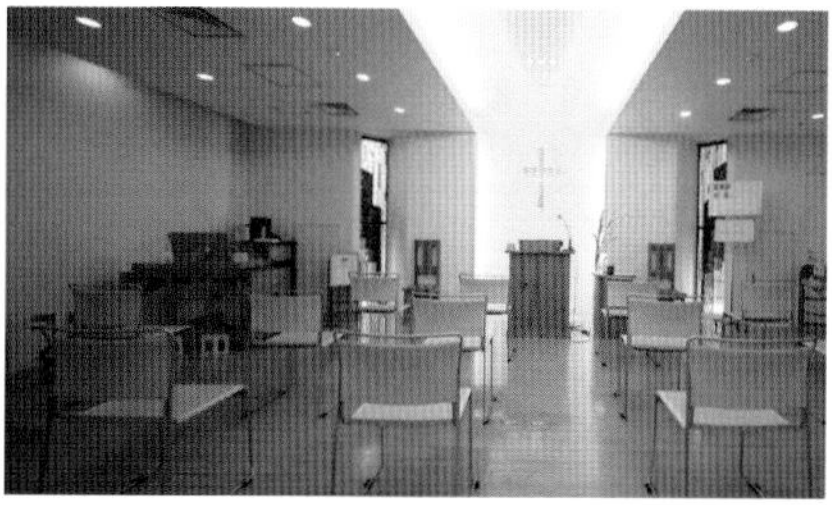

礼拝と朝礼が行われる病棟3階のチャペル
職員だけでなく患者も礼拝に参加している

誌と誉れ高い『セル』に掲載されている。（Cell・1996 84（4）：551－62）

留学から戻る際には、本庶教授から基礎医学研究分野における選択可能な複数のポジションを提供されたが、尼川理事長は「臨床は外せない」と考え現場へ戻った。学術的な世界にいる研究者は、科学的思考力に富み臨床医としても活躍が期待できる。ガイドラインはあっても、複雑な病状であれば検査や治療の方法について綿密に検討する必要があるためだ。

「臨床や病院運営の場でも今まで教えられたことは無駄になっていません。問題があった時に『あの先生ならどう考えどう対処するか』を如実に思い浮かべることができますから」

1998年、関西医科大学第一内科へ赴任。血液疾患の診療に従事する傍ら、6名の大学院生の学位論文を指導。その過程で様々な炎症性疾患の発症における共通基盤「ヒト末梢血樹状細胞のリクルートモデル」を提唱した。また、ベーチェット病にアダカラム（血球細胞除去用浄化器）による白血球除去が有用であることを臨床の場で実証している。

そして2011年。北医師から「日本バプテスト病院へ来ないか」と連絡を受ける。

「北先生のことが大好きで尊敬していましたので、二つ返事で承諾しました。そうして、30年ぶりに一緒に働かせていただくことになったのです」

2015年には副理事長兼院長に就任。北医師の逝去に伴って2019年には理事長に就任する。尼川理事長の医師人生の初めに出会った北医師。その最後に、時間を共にできたことには運命的なものが感じられた。

日本バプテスト病院を4つの柱で〝隣人愛〟に溢れる病院へ
「優しくて親身になってくれる、居心地の良い素敵な病院」

院長として初めて行った仕事は、看護管理部発行の会報『ともしび』の執筆。そこへ病院運営の4つの柱を記載した。1つ目に医療安全、2つ目に地域包括ケアを見据えたベッドコントロール、3つ目は接遇の向上だ。

当時、患者から厳しい叱責を受けるほど態度の悪いスタッフもいたという。そのため、キリスト教の病院だというのにできていなかった隣人愛を、接遇で表そうという試みだ。これについて、外部の専門家に接遇を採点してもらい、フィードバックを受けるという改善策も行っている。

4つ目は職場環境の整備。設備投資に加え、職員同士のコミュニケーション不良を正すべく挨拶から指導した。職員同士が尊重しあう心を持たなければ、患者にも良い接遇はできないためだ。

取り組みの甲斐あって病院評価は上がり、患者からも賞賛の声が増えた。医療関係者からも「優しくて親身になってくれる、居心地の良い素敵な病院」などの賛辞の声が届くようになっている。

〝からだと、こころと、たましい〟全てをケアする
医療・介護・福祉の総合力で地域包括ケア構築の道を開く

同医療団はバプテスト老人保健施設、バプテスト居宅介護支援事業所、訪問看護ステーションしおんも運営。地域と連携して地域完結型の医療介護に注力する。

2019年、尼川理事長は急性期病棟の1つを地域包括ケア病棟に転換。ケアミックス型へ移行した。入院を長引かせず60日間の徹底したリハビリを行い、在宅医療へ繋ぐことを目標とする。「超高齢、少子、人口減少社会にどう対応していくか。医療団の持つ医療・介護・福祉の総合力で地域包括ケアシステム構築の道を開くことに貢献したい」という同院の展望に繋がるものだ。

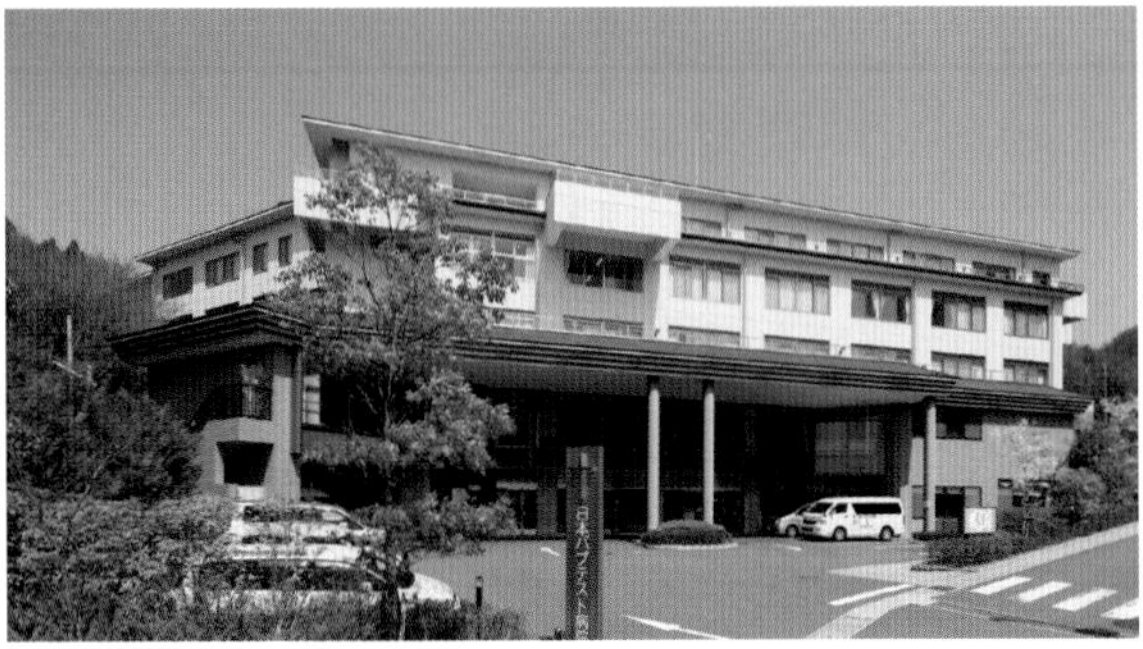

イエス・キリストの隣人愛と全人医療を掲げ、患者を支えている

「治し支える医療を念頭に置いて治療に当たり、多職種チームワークによる介護支援を迅速に行っています。多くの優秀なドクターやナース、スタッフがいますので、彼らの日々の働きに感謝の気持ちを持ち続け、彼らの努力を裏切らないようにしたいですね」

人間ドック部門にも力を入れている。超高齢社会にあっては、生活習慣病やがんの『予防医療』による健康寿命の延伸も重要な課題であるからだ。「胎生期の頃から目に見えない不具合が蓄積されていきます。年を取ってからケアを始めるのではなく、若い頃からケアを継続することが大切です」

また、老化の研究が進んでおり「数十年後には老化の進行を抑えられるようになっているかもしれません」という。超高齢化社会において、老化を抑えられるようになれば、更なる健康寿命の延伸に繋がるはずだ。

患者は家族や医療者に対し辛く当たることもある。これに対し尼川理事長は「誰でも病を得ると不安になり、辛く当たりたくなるのも当然のこと」と理解を示す。

「基本理念にあるように、人間は〝からだと、こころと、たましい〟からなる存在。体の病気を治すだけでなく、悩みを聞き心と魂までケアして行く、人として当たり前のことが、全人医療です」

尼川理事長は師事してきた偉大な医師や研究者の教えを生かし、体の病気は勿論、心の不安感を取り除くことも大切に、心理的な苦痛や魂の領域にまで寄り添い続けていく。

PROFILE

尼川　龍一（あまかわ・りゅういち）

1957年、大阪府で生まれる。

1982年、京都大学医学部　卒業。京都大学医学部附属病院で内科研修。

1983年、静岡市立静岡病院。

1986年、京都大学医学部附属病院第一内科（現　血液・腫瘍内科）。

1991年、京都大学大学院　修了。

1992年、京都大学医学部第一内科研究生　修了。カナダ Ontario Cancer Institute　留学。

1996年、天理よろず相談所病院。

1998年、関西医科大学第一内科助手・講師。

2000年、関西医科大学第一内科助教授。

2006年、関西医科大学附属滝井病院血液・呼吸器・膠原病内科部長、感染対策室長。

2007年、関西医科大学第一内科准教授。

　　　関西医科大学附属滝井病院血液・呼吸器・膠原病内科病院教授。

2011年4月、日本バプテスト病院副院長　着任。

2015年9月、日本バプテスト病院病院長。

2019年9月、日本バプテスト連盟医療団理事長（病院長兼任）。

【所属・活動】
日本血液学会功労会員、日本リンパ網内系学会評議員、
日本血液疾患免疫療法学会功労会員。
日本内科学会、日本免疫学会、日本癌学会。第115回近畿血液学地方会　学会長。

INFORMATION

所在地	〒606-8273 京都市左京区北白川山ノ元町47 TEL 075-781-5191（代表） FAX 075-702-8412（診療関係） 075-701-9996（総務関係）
アクセス	京阪電車「出町柳」駅下車、市バス3系統（北白川仕伏町行き）終点「北白川仕伏町」停留所より徒歩約2分 地下鉄烏丸線「今出川」駅よりタクシーで約15分 無料シャトルバスも運行

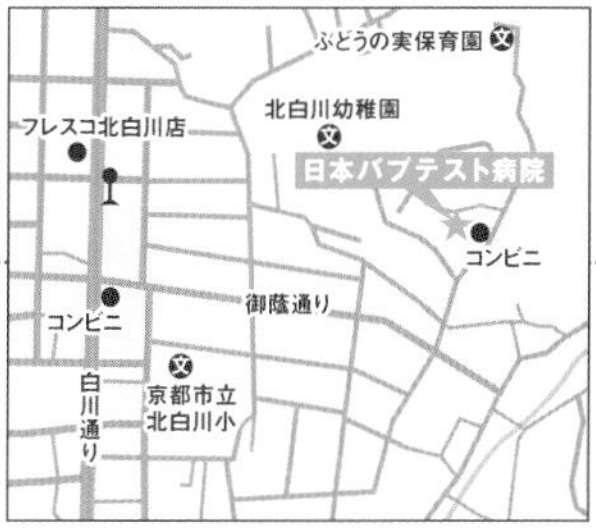

設立	1955年
診療科目	内科、呼吸器内科、消化器内科、循環器内科、神経内科、血液内科、糖尿病内科、小児科、外科、整形外科、泌尿器科、産婦人科、リハビリテーション科、放射線科、麻酔科、人間ドック、腎臓内科、脳神経外科、皮膚科（入院診療のみ） 〈特殊外来〉 ホスピス外来、乳腺外来（マンモグラフィー検診認定施設）、小児科発達外来、小児科ワクチン（一部自費）、セカンドオピニオン外来（自費）、母乳外来（自費）、助産師外来（自費）、禁煙外来、渡航外来
診療時間	〈月～金〉8：30～12：00　〈土〉8：30～11：00 〈休診日〉日・祝・年末年始
基本理念	日本バプテスト病院の基本理念は全人医療です。 人間は「からだと、こころと、たましい」からなる全人格的な存在です。 当病院は、イエス・キリストの隣人愛に基づき、全職員がよいチームワークを保ち、専門的知識と技術を活かして、全人医療の業に専念します

https://www.jbh.or.jp/

おわりに

季節の移り変わりと共に、感染症もまた移り変わっていきます。代表的な感染病といえば、やはりインフルエンザやノロウイルス等が挙げられるでしょう。コロナウイルスの猛威もまだまだ続きます。歴史的に見てもペストやスペイン風邪の流行があったように、感染症というものは、いつ何時感染拡大が起きようともおかしな話ではありません。私たち人間が生きていく上で、その魔の手から完全に逃れることはできないでしょう。

近年、日本において流行の兆しを見せている「劇症型溶血性レンサ球菌感染症」をご存じでしょうか。原因菌である「A群溶結性レンサ球菌」は「人食いバクテリア」の名でも呼ばれることがあります。感染すると発熱や悪寒、四肢の疼痛から始まり、最悪の場合は肺や腎臓、肝臓が機能不全に陥るといった重篤な症状が特徴です。

傷口や粘膜から原因菌が体内に侵入することで罹患するこの感染症の致死率は、恐ろしいことに30％超。国立感染症研究所によると、国内で初めて感染者が報告された1992年以降、2023年には全国で941人という過去最多の患者報告数が記録されました。2024年となった現在も、感染が拡大傾向にあります。

このように日々の感染症の流行状況は目まぐるしく移り変わります。この先、いつ新たな感染症が発生するのかといった具体的な予測も難しいでしょう。

ですが、幸いにも日本には、本書にご登場いただいたドクターたちを始めとした、レベルの高い医療を提供する医師が存在します。

「不安なことがあればなんでも相談してください」といったスタンスの開業医も年々増えてきました。尽きることのない健康や体にまつわる悩みに寄り添ってくれる、いわばその地域の健康相談窓口というわけです。

特に近年は超高齢化社会、そして迫る2025年問題に対処すべく、地域医療の重要性がクローズアップされています。今や医師とは疾患を治療するだけの存在でなく、患者の生活をトータルにサポートしてくれる頼もしいパートナーへと変わりつつあります。

本書が、読者の皆様と健康を支えてくれる生涯のパートナーとなり得るような、素晴らしいドクターとの出会いの一助となりましたら幸いです。

2024年4月

株式会社　産　經　ア　ド　ス

産經新聞生活情報センター

表参道総合医療クリニック

院長
田中　聡

〒150-0001
東京都渋谷区神宮前5-46-16　イル・チェントロ・セレーノ1F
TEL 03-6805-0328

https://www.omotesando-amc.jp/

南砺市民病院

院長
清水　幸裕

〒932-0211　富山県南砺市井波938
TEL 0763-82-1475　FAX 0763-82-1853

https://shiminhp.city.nanto.toyama.jp/www/index.jsp

日比谷公園前歯科医院

院長
乙丸　貴史

〒100-0011
東京都千代田区内幸町2-2-2　富国生命ビル 地下1F
TEL 050-1807-9329
0120-598-843（入れ歯治療専門電話番号）

https://hibiya-parkfront.com/

医療法人甲翔会　かい内科クリニック

院長
甲斐　達也

〒589-0023　大阪府大阪狭山市大野台6-1-3
TEL 072-366-1366　FAX 072-366-1367

https://kai-clinic.net/

医療法人社団　森迫脳神経外科

理事長・院長
森迫　敏貴

〒665-0816　兵庫県宝塚市平井5-1-8
TEL 0797-82-1116　FAX 0797-89-0444

http://www.morisako.org/

医療法人虹樹会　おおえ乳腺クリニック

理事長・院長
大江　信哉

〒624-0906　京都府舞鶴市倉谷向ノ丁1904-10
TEL 0773-75-3320　FAX 0773-75-3317

https://www.nyusen.jp/

医療法人ＹＯＴＨ　しろやま歯科

院長
大久保　拓馬

〒508-0101　岐阜県中津川市苗木字柳ノ木4900-8
TEL 0573-67-7777

https://shiroyamashika.com

よりこクリニックPanipani Oneness Okazaki

院長
小林　頼子

〒444-0075　愛知県岡崎市伊賀町南郷中44-2
TEL 0564-83-6000　FAX 0564-83-6100

https://yorikoclinic.com/ • https://yorikoclinic.org/

ヨコハマヒーリングデンタル

院長
小泉　嘉津海

〒225-0015
横浜市青葉区荏田北3-3-1　イングレッソエダ1-D
TEL 045-915-8284

https://yokohamahealing.com/

たいら内科・消化器内科クリニック

院長
平良　薫

〒520-2152　滋賀県大津市月輪3-33-1
月輪メディカルモール1F（マックスバリュ大津月輪店隣接）
TEL 077-548-6371　FAX 077-548-6372

https://taira-cl.jp/

医療法人昭仁会 いさか整形外科

院長
井阪　昭彦

〒564-0041　大阪府吹田市泉町5-11-12　リーサイド豊津212
TEL 06-6330-1515
06-6330-1530（リハビリの予約及び予約変更用）

https://www.isaka-seikei.jp

医療法人社団光翔会 しべつ眼科

院長
下内　昭人

〒095-0014　北海道士別市東4条3-1-4
TEL 0165-22-1000　予約用　TEL 050-5526-7020

https://shibetsu-ganka.com/

医療法人社団弘健会 菅原医院

院長
菅原　正弘

〒177-0041　東京都練馬区石神井町3-9-16
TEL 03-3996-3016　FAX 03-3996-4316

https://www.sugawara.or.jp/

医療法人社団のびた

理事長
本田　真美

〈みくりキッズくりにっく〉
〒158-0093　東京都世田谷区上野毛2-22-14　B棟
TEL 03-3701-1010　FAX 03-3701-1011

https://www.micri.jp/

医療法人社団惟心会

理事長
吉田　健一

〈りんかい月島クリニック〉
〒104-0052　東京都中央区月島1-13-6　ウェルネス月島3F
TEL 050-1720-3538

〈りんかい豊洲クリニック〉
〒135-0061　東京都江東区豊洲4-4-26　NYビル1F
TEL 050-1808-7639

https://ishinkai.org/

〈株式会社フェアワーク〉
本社
〒104-0052　東京都中央区月島1-13-6　ウェルネス月島4F
豊洲オフィス
〒135-0061　東京都江東区豊洲4-4-26　NYビル5F
〈オンライン社内診療所 Fair Clinic（フェアクリニック）〉

https://fairclinic.online/

プラム四谷歯科クリニック

院長
安豊(李)昌弘

〒160-0004 東京都新宿区四谷2-4-1　ACN四谷ビル1F
TEL 03-3355-3718　FAX 03-3355-3719

https://plum-dc.com/

医療法人社団創雅会　銀座アイグラッドクリニック

理事長・院長
乾　雅人

〒104-0061
東京都中央区銀座3-11-16　VORT銀座イースト3F
TEL 03-6264-7550　FAX 03-6264-7551

https://ginza-iglad.com/

西新宿整形外科クリニック

院長
沼倉　裕堅

〒160-0023 東京都新宿区西新宿7-21-3　西新宿大京ビル7F
TEL 0120-962-992

https://www.ns-seikeigeka.com/

医療法人社団医輝会 東郷医院

理事長・院長
東郷　清児

〒181-0013 東京都三鷹市下連雀3-34-13 フォレスタ三鷹5F
TEL 0422-70-3050　FAX 0422-70-3051

http://togoiin.info/

社会医療法人社団 菊田会 習志野第一病院

理事長
三橋　稔

〒275-0016　千葉県習志野市津田沼5-5-25
TEL 047-454-1511

http://www.naraichi.or.jp/

一般財団法人日本バプテスト連盟医療団 日本バプテスト病院

理事長・院長
尼川　龍一

〒606-8273　京都市左京区北白川山ノ元町47
TEL 075-781-5191（代表）
FAX 075-702-8412（診療関係）075-701-9996（総務関係）

https://www.jbh.or.jp/

信頼《しんらい》の主治医《しゅじい》

明日《あす》の医療《いりょう》を支《ささ》える信頼《しんらい》のドクター

2024年版《ねんばん》

発行日　令和６年４月30日　初版第一刷発行

編著・発行　株式会社 ぎょうけい新聞社
〒531-0071　大阪市北区中津１丁目11-8
中津旭ビル３F

企画　株式会社産經アドス
産經新聞生活情報センター

発売　図書出版 浪速社
〒637-0006　奈良県五條市岡口１丁目9-58
Tel. 090-5643-8940　Fax. 0747-23-0621

印刷・製本　株式会社 ディーネット

ISBN978-4-88854-567-9